Familia Profesional de Sanidad
Módulo transversal

Anatomofisiología y patología básicas

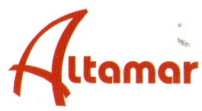

Altamar

Las actividades/ejercicios que se plantean en este libro se deben realizar en un cuaderno de trabajo y no en el libro.

Anatomofisiología y patología básicas

© 2019, Arturo Ortega Pérez

© 2019, ALTAMAR, S.L.
Av. Fabregada, 69-73
08907 Hospitalet de Llobregat

ISBN: 978-84-17872-00-7
Depósito Legal: B 7908-2019

Diseño de cubierta:	**Oriol Miró Genovart**
Fotografía de cubierta:	**Pierre Acobas on Unsplash**
Diseño de interiores:	**Oriol Miró Genovart**
Fotografías:	**Depositphoto, Bigstockphoto, Fondo Altamar**
Ilustraciones:	**Joaquín Romero Regueiro, Marta Freixas, Roger Pibernat, Forma Disseny**
Maquetación:	**Cristina Payà Sanson**
Impreso en:	**IMAGO**

Impreso en China – *Printed in China*

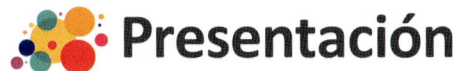

Presentación

El conocimiento sobre la constitución del cuerpo humano, su funcionamiento y las enfermedades que contrae es básico para cualquier profesional que trabaje en el ámbito de la salud. Esta es la razón por la cual los currículums educativos de la familia sanitaria incorporan estos contenidos.

En este libro se desarrollan los contenidos mencionados, organizados de la manera siguiente:

- En las UNIDADES DIDÁCTICAS 1 y 2 se hace una aproximación general a la constitución del organismo humano y a cómo están dispuestos en él los diferentes órganos, aparatos y sistemas.

- La UNIDAD DIDÁCTICA 3 profundiza en el estudio de la enfermedad. Se describen los conceptos que la definen: causas, manifestaciones, diagnóstico, clínica, tratamiento y pronóstico.

- El resto de unidades didácticas, de la 4 la 12, se destinan al estudio específico de cada uno de los diferentes aparatos y sistemas. En cada unidad didáctica, los contenidos se abordarán en tres partes diferenciadas:
  - Una primera parte, dedicada a la **anatomía** o descripción del aparato o sistema en cuestión.
  - Un segundo bloque, destinado a la **fisiología** o funcionamiento del aparato o sistema citado.
  - Una tercera parte, de **patología**, donde se definen las enfermedades más importantes o habituales del aparato o sistema trabajado.

Con el estudio de estos contenidos y la realización de las actividades que los acompañan, esperamos que adquiráis y consolidéis los conocimientos necesarios para desarrollar con éxito vuestra futura tarea profesional en el campo de la sanidad.

¡Este libro tiene mucho más de lo que parece!

Puedes acceder a recursos multimedia usando una aplicación de Realidad Aumentada.

¿Cómo puedo acceder a estos recursos?

1 Me descargo la aplicación *Altamar RA*

 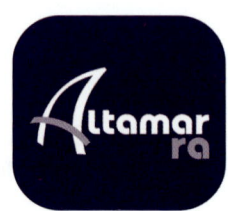

2 Accedo con mi usuario o...

me registro si tengo un perfil o...

entro sin registro para poder informarme.

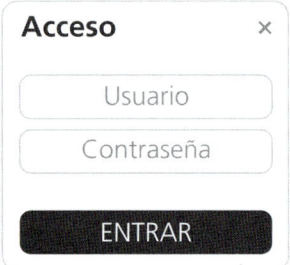

¿Y cómo activo mi libro?

3 Voy a la sección «Catálogo» de la aplicación y determino la familia y el ciclo que me interesa.

4 Selecciono el carrito del libro que quiero activar y sigo el proceso de compra en iTunes o Play Store (en función de mi dispositivo).

5 Cuando se active el libro aparecerán la cámara y el menú debajo de la cubierta.

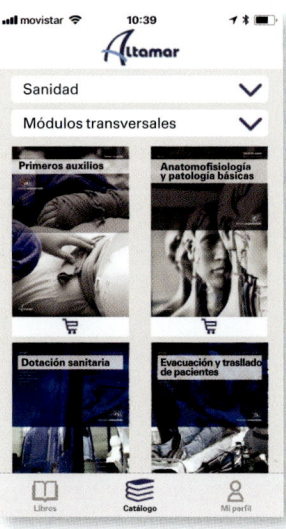 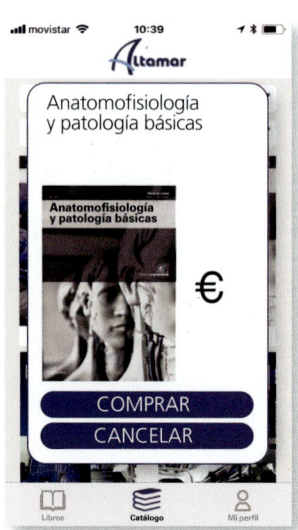 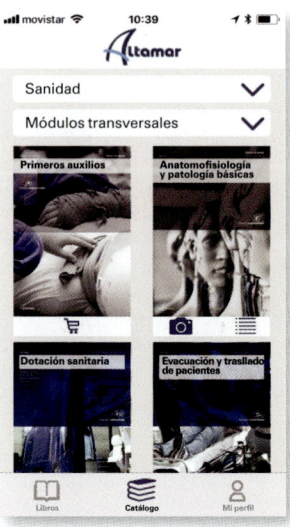

¿Qué tipos de recursos de Realidad Aumentada puedo encontrar en el libro?

Video o animación

Interactivo

Mini-video

¿Cómo utilizo la aplicación?

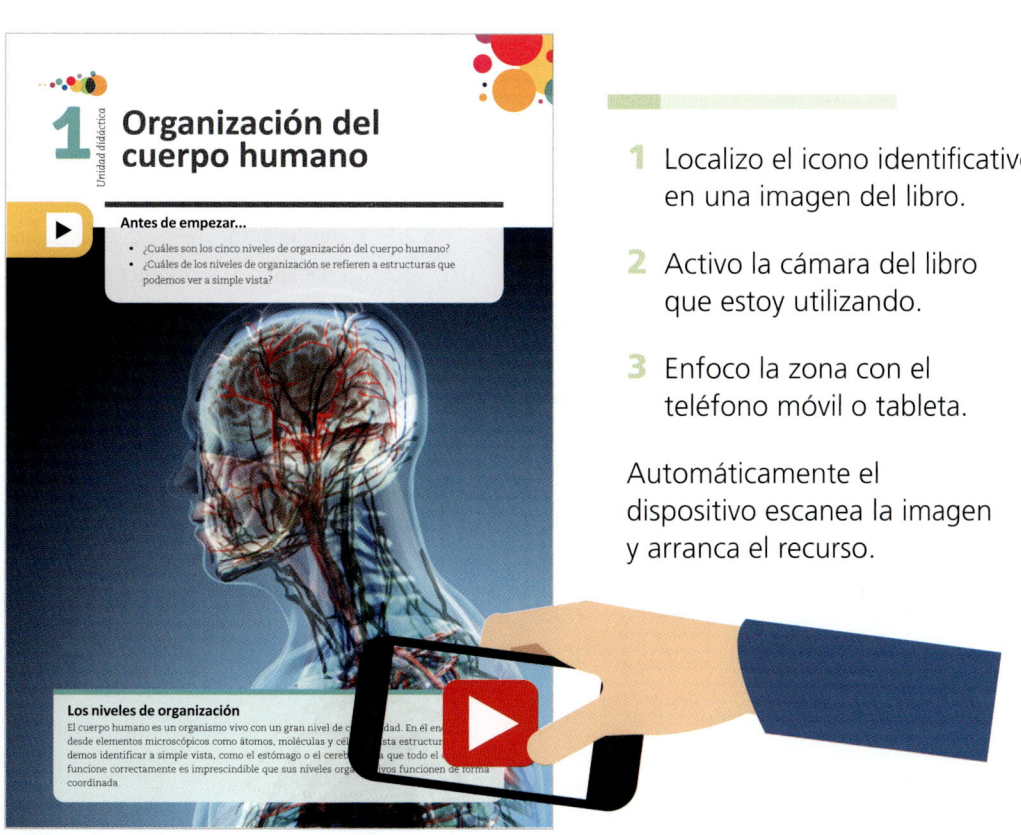

1 Localizo el icono identificativo en una imagen del libro.

2 Activo la cámara del libro que estoy utilizando.

3 Enfoco la zona con el teléfono móvil o tableta.

Automáticamente el dispositivo escanea la imagen y arranca el recurso.

¡Disfruta de la experiencia!

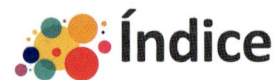
Índice

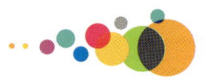

1
Unidad didáctica

Organización del cuerpo humano

▶ **Antes de empezar...**

- ¿Cuáles son los cinco niveles de organización del cuerpo humano?
- ¿Cuáles de los niveles de organización se refieren a estructuras que podemos ver a simple vista?

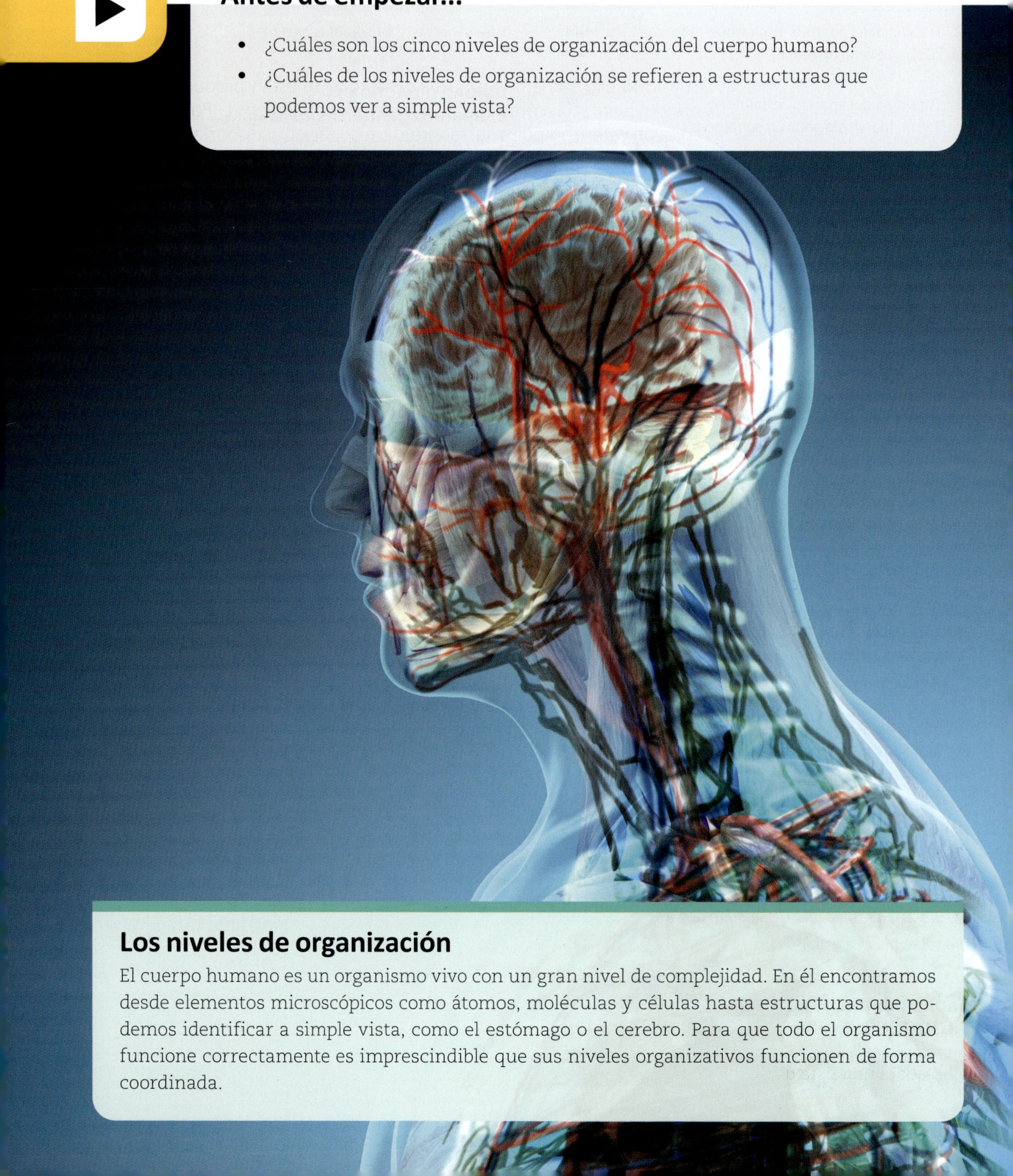

Los niveles de organización

El cuerpo humano es un organismo vivo con un gran nivel de complejidad. En él encontramos desde elementos microscópicos como átomos, moléculas y células hasta estructuras que podemos identificar a simple vista, como el estómago o el cerebro. Para que todo el organismo funcione correctamente es imprescindible que sus niveles organizativos funcionen de forma coordinada.

1.1. La complejidad del organismo humano

Estar sentados leyendo puede parecer una actividad muy simple, pero no lo es en absoluto. Los órganos de la visión deben captar las imágenes y transmitirlas al cerebro, este debe captar la información e interpretarla basándose en aprendizajes previos.

Además, deberemos sujetar el libro, pasar las páginas, mantener la cabeza erguida y posiblemente iremos realizando cambios de posición de vez en cuando.

Si a todo ello sumamos las actividades que se están produciendo en segundo plano, la complejidad aumenta enormemente. Por ejemplo, el corazón late e impulsa la sangre, la respiración va aportando oxígeno, el organismo controla la temperatura ambiente y si es necesario activa mecanismos para compensarla (sudor, vasodilatación o vasoconstricción, temblores, etc.), los órganos de la audición van captando e interpretando los sonidos ambientales, quizás estemos aún digiriendo el desayuno, etc.

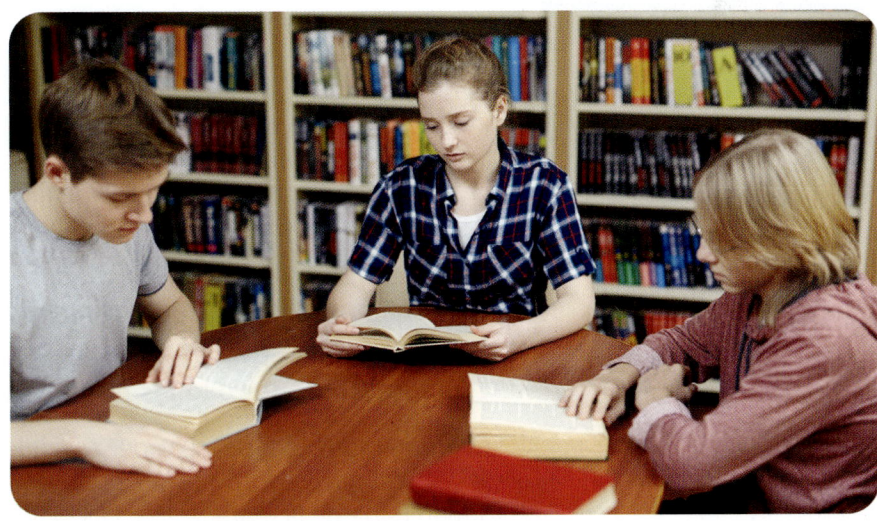

Fig. 1.1.
El cuerpo humano realiza muchas actividades distintas de forma constante.

Todas estas actividades, voluntarias e involuntarias, que desarrolla de forma simultánea nuestro organismo requieren de:

- **Especialización**, para que se puedan llevar a cabo funciones muy diversas.

- **Coordinación**, para que el organismo funcione de manera organizada y eficiente.

Todo esto es posible gracias a la interacción de distintas estructuras, con mecanismos de acción muy diversos. A lo largo de este módulo estudiaremos las principales características de estas estructuras y mecanismos; pero para comenzar, veamos los niveles de organización que podemos identificar en el cuerpo humano: *nivel atómico*, *nivel molecular*, *nivel celular*, *nivel anatómico* y *nivel organismo vivo o completo*.

Actividades

1. Elabora una lista de actividades que tu cuerpo realiza mientras duermes.

1.2. Los niveles atómico y molecular

Las partículas más elementales de los seres vivos son sustancias químicas: los *átomos* y las *moléculas*. Estas partículas las encontramos formando parte de estructuras más complejas, y también de forma aislada, con funciones propias en el organismo.

1.2.1. El nivel atómico

El **átomo** es la partícula más pequeña de un *elemento químico* que mantiene sus propiedades químicas.

Para saber lo que es un elemento químico es necesario conocer la estructura básica del átomo. Los átomos constan de:

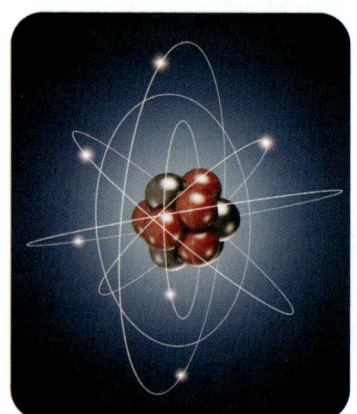

Fig. 1.2.
Los átomos están formados por un núcleo rodeado por una nube de electrones.

- Un **núcleo**. En él encontramos:

  - **Protones**, que son partículas de carga eléctrica positiva. Los átomos que tienen el mismo número de protones son un mismo **elemento químico**.

  - **Neutrones**, que son partículas sin carga eléctrica.

- Una **nube de electrones** que rodea al núcleo. La tendencia es que haya tantos electrones como protones, para que el átomo sea neutro. Pero algunos átomos pueden ganar o perder electrones, con lo que quedan cargados eléctricamente:

  - Si pierden algún electrón quedan cargados positivamente y se denominan **cationes** o **iones positivos**.

  - Si ganan algún electrón quedan cargados negativamente y se denominan **aniones** o **iones negativos**.

Los elementos químicos se ordenan en la tabla periódica de los elementos. Aproximadamente un tercio de los elementos de la tabla periódica forman parte de la materia viva: calcio, hierro, fósforo, sodio, potasio, etc.

Los átomos forman parte de estructuras más complejas, con funciones reguladoras o estructurales. Pero encontramos también átomos cargados eléctricamente (iones) que tienen funciones propias, muy importantes para el organismo vivo. Por ejemplo, el ion calcio (Ca^{2+}) participa en los mecanismos de coagulación de la sangre y además actúa como señal para el control de diferentes procesos, como la contracción muscular o algunas secreciones glandulares.

Fig. 1.3.
El átomo de calcio tiene 20 electrones alrededor de su núcleo. Cuando pierde los dos que están situados en la órbita más externa se convierte en un ion calcio, con dos cargas positivas (Ca^{2+}).

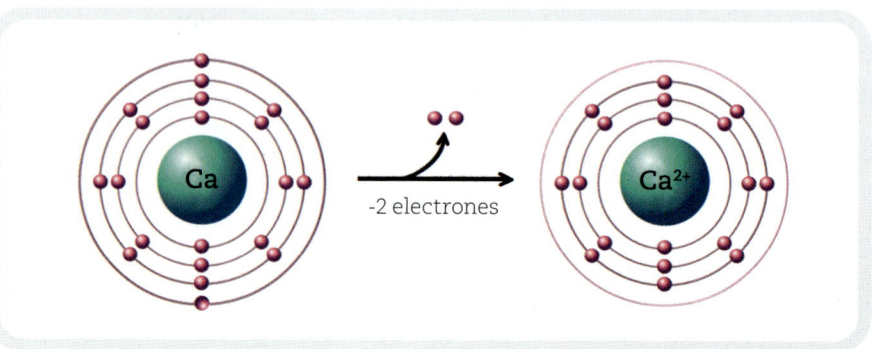

-2 electrones

1.2.2. El nivel molecular

Los átomos tienden a unirse para conseguir una configuración más estable y forman *moléculas*.

> Una **molécula** es una partícula formada por un conjunto de átomos unidos por enlaces.

La molécula es la partícula más pequeña que presenta todas las propiedades físicas y químicas de la sustancia. Las moléculas, al igual que los átomos, pueden ganar o perder electrones y formar iones.

El organismo humano contiene una gran variedad de moléculas, tanto orgánicas (con base de carbono) como inorgánicas:

- **Moléculas inorgánicas**. Entre ellas destacan el agua y diversas sales minerales (las sales son compuestos formados por la unión de un ion positivo y otro negativo).

- **Moléculas orgánicas**. Hay una gran variedad de moléculas orgánicas en el cuerpo humano. Entre ellas destacan especialmente las proteicas y las lipídicas.

Al igual que ocurre con los átomos, encontramos moléculas que forman parte de estructuras más complejas, pero también otras que tienen entidad y funciones propias. La siguiente tabla recoge algunos ejemplos de moléculas con actividad propia en el organismo:

¡Tenlo *en cuenta!*

Si tomamos, por ejemplo, un cristal de sal de común (cloruro de sodio, NaCl) y lo vamos dividiendo en partículas cada vez más pequeñas al final podremos obtener una molécula de NaCl, que es la partícula más pequeña que tiene las propiedades físicas y químicas de la sal común. Si la fraccionamos más ya no tendremos sal, sino un átomo de sodio y otro de cloro.

Moléculas inorgánicas	Agua (H_2O)	Aproximadamente el 65% del cuerpo humano es agua.
	Ácido clorhídrico (HCl)	Secretado por las células del estómago.
	Iones bicarbonato (HCO_3^-)	Secretados por las células del estómago.
	Sales biliares	Se sintetizan en el hígado y forman parte de la bilis.
Moléculas orgánicas	Hemoglobina	Transporta el oxígeno por la sangre.
	Neurotransmisores	Transmite el impulso nervioso de una neurona a otra.
	Hormonas	Actúan como mensajeros químicos.
	Enzimas digestivas	Catalizan reacciones químicas (metabolismo).
	Citocinas	Forman parte de la respuesta inmunitaria.
	Inmunoglobulinas (anticuerpos)	Forman parte del sistema inmunitario.
	Factores de coagulación	Participan en los mecanismos de coagulación.
	Urea	Se expulsa con la orina.

Actividades

2. Explica el significado de: *átomo, elemento químico, ion* y *molécula.*

3. Pon un ejemplo de átomo y otro de molécula que tengan funciones propias en el organismo.

4. El agua es una sustancia muy común en nuestro entorno y que forma parte de nuestro organismo. Responde en relación con ella:

   a) ¿Qué tipo de partícula química es?

   b) ¿Qué elementos químicos forman parte de ella?

   c) ¿Es una molécula orgánica?

1.3. El nivel celular

El nivel celular del ser humano está formado por **células** y por la **matriz** o **medio extracelular** (MEC), que es el medio que las rodea.

1.3.1. Las células

> Las **células** son la estructura más pequeña que realiza las funciones vitales: relación, nutrición y reproducción.

La presencia de funciones vitales indica que se trata de un nivel biótico, es decir, con «vida».

Las células humanas son **células eucariotas**, es decir, con núcleo. Existen, como veremos en el próximo apartado, muchos tipos celulares distintos dependiendo de la función en que se hayan especializado las células. Pero, de forma general, tienen una estructura básica formada por una *membrana plasmática*, un *citoplasma* y un *núcleo*.

Documento 1.1

La microbiota

Las últimas estimaciones dicen que el cuerpo humano tiene alrededor de 37,2 billones de células humanas. Lo que es menos conocido es que además tiene sobre 100 billones de células bacterianas (el triple que de células humanas). Las bacterias del organismo humano se localizan en la piel y en las mucosas (ojos, oídos externos, tracto respiratorio superior, tracto digestivo y parte del tracto genitourinario). La presencia de bacterias en estas zonas no solo no provoca procesos patológicos, sino que en muchos casos cumple funciones beneficiosas para el organismo completo. Hay, en cambio, otras zonas del organismo en que no hay ningún tipo de bacteria de forma natural, y si las hay suponen un riesgo para la salud. Es el caso de: cerebro, pulmones, corazón, hígado, riñones, páncreas, vesícula, uréteres, músculos o sangre.

» La membrana plasmática

> La **membrana plasmática**, **celular** o **citoplasmática** es la envoltura externa que delimita a la célula.

Es una capa delgada que separa a la célula del exterior y que está formada básicamente por:

- Una **bicapa lipídica**. Está formada por lípidos que tienen un extremo hidrófobo y otro hidrófilo. Puesto que tanto el medio intracelular como el extracelular son acuosos, las moléculas lipídicas se sitúan formando una doble capa, con los extremos hidrófilos orientados hacia los medios acuosos y los extremos hidrófobos en el interior.

- **Proteínas**. Se sitúan en la bicapa; algunas la atraviesan, mientas que otras se ubican en su cara interna.

- **Colesterol**. Las moléculas de colesterol se localizan entre los lípidos de la bicapa. Representan casi la cuarta parte de todos los lípidos de la membrana.

Algunos lípidos y proteínas de la membrana presentan cadenas de carbohidratos; las moléculas resultantes se denominan glucolípidos y glucoproteínas. Estas cadenas se sitúan hacia el exterior de la membrana, sobresaliendo de ella y formando una especie de cubierta externa llamada **glucocálix**.

¡*Tenlo en cuenta!*

Las proteínas de la membrana plasmática son muchos menos numerosas que los lípidos, pero como son más voluminosas suponen una mayor proporción en peso. Las hay con distintas funciones: facilitar el transporte de sustancias a través de la membrana, actuar como receptores para hormonas u otras sustancias, etc.

Fig. 1.4.
Principales componentes de las membranas plasmáticas.

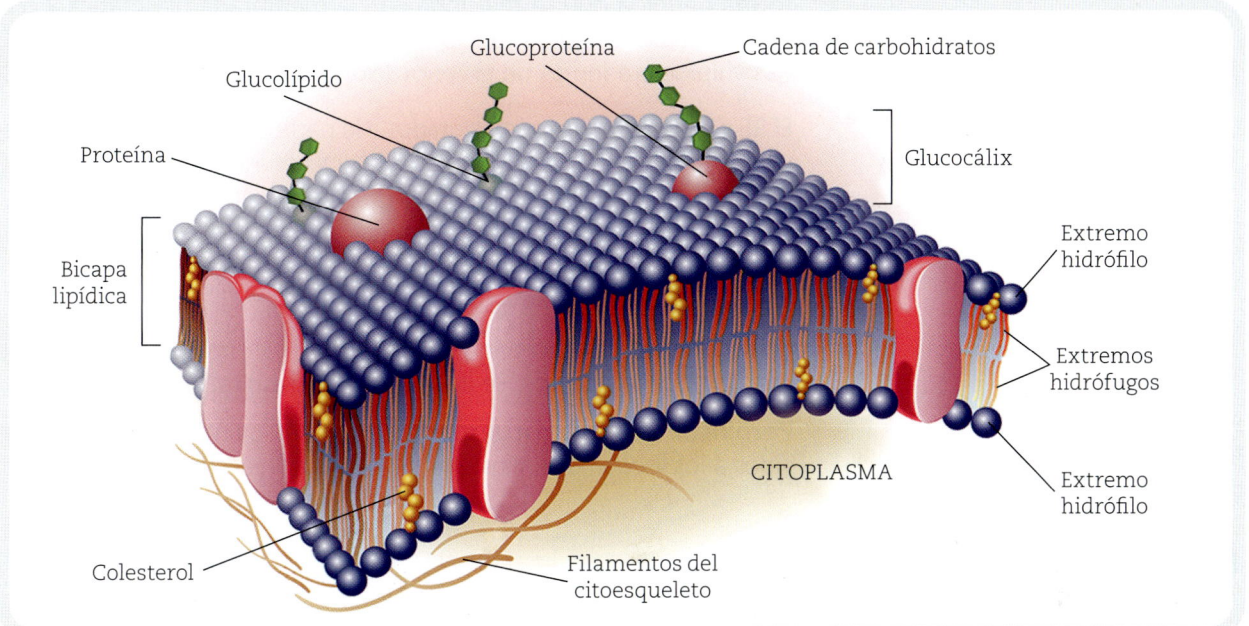

»» El citoplasma

El **citoplasma** es el material contenido entre las membranas plasmática y nuclear.

Está formado por: *matriz citoplasmática*, *orgánulos* y *citoesqueleto*. En ocasiones tiene también *inclusiones* y puede presentar además proyecciones hacia el exterior, denominadas *cilios*.

› Matriz citoplasmática, citosol o hialoplasma

Es un medio líquido formado por agua, iones y distintas biomoléculas. En él están los orgánulos, el citoesqueleto y, cuando las hay, las inclusiones.

¡*Tenlo en cuenta!*

La concentración de iones en la matriz citoplasmática es muy distinta a la que existe en el medio extracelular. Por ejemplo, la matriz tiene una concentración de potasio muy alta en comparación con la que hay en el exterior de la célula y, en cambio, la de sodio y calcio es mucho más baja. Estas diferencias permiten que se mantenga un gradiente de solutos y la polaridad eléctrica de la membrana plasmática.

❯ Orgánulos

Se encuentran suspendidos en la matriz citoplasmática. Podemos distinguir entre: *ribosomas*, *sistema de endomembranas* y *orgánulos energéticos*.

- **Ribosomas**. Están formados por proteínas y ácido ribonucleico (ARN). Su función es la síntesis de proteínas.

- **Sistema de endomembranas**, que incluye:
  - El **aparato de Golgi**. Es un sistema de membranas con aspecto de sacos apilados. Sus funciones básicas son la modificación, transporte y secreción de proteínas.

  - El **retículo endoplásmico (RE)**. Es un sistema de membranas sin forma definida que se relaciona con la membrana plasmática y con el aparato de Golgi. Su función fundamental es la síntesis de proteínas y lípidos, además de la renovación de las membranas celulares.

    El RE puede tener ribosomas unidos a la parte externa de sus membranas, entonces se llama RE rugoso; si no los tiene se le denomina RE liso.

  - Los **lisosomas**. Son vesículas que contienen enzimas digestivos, que se utilizan para la digestión intracelular.

- **Orgánulos energéticos**:
  - **Mitocondrias**. Son orgánulos alargados, con un doble sistema de membranas, en los que se lleva a cabo la respiración celular.

  - **Peroxisomas** o **microcuerpos**. Son orgánulos membranosos parecidos a los lisosomas en los que tienen lugar reacciones de oxidación.

Fig. 1.5.
Principales estructuras de la célula eucariota.

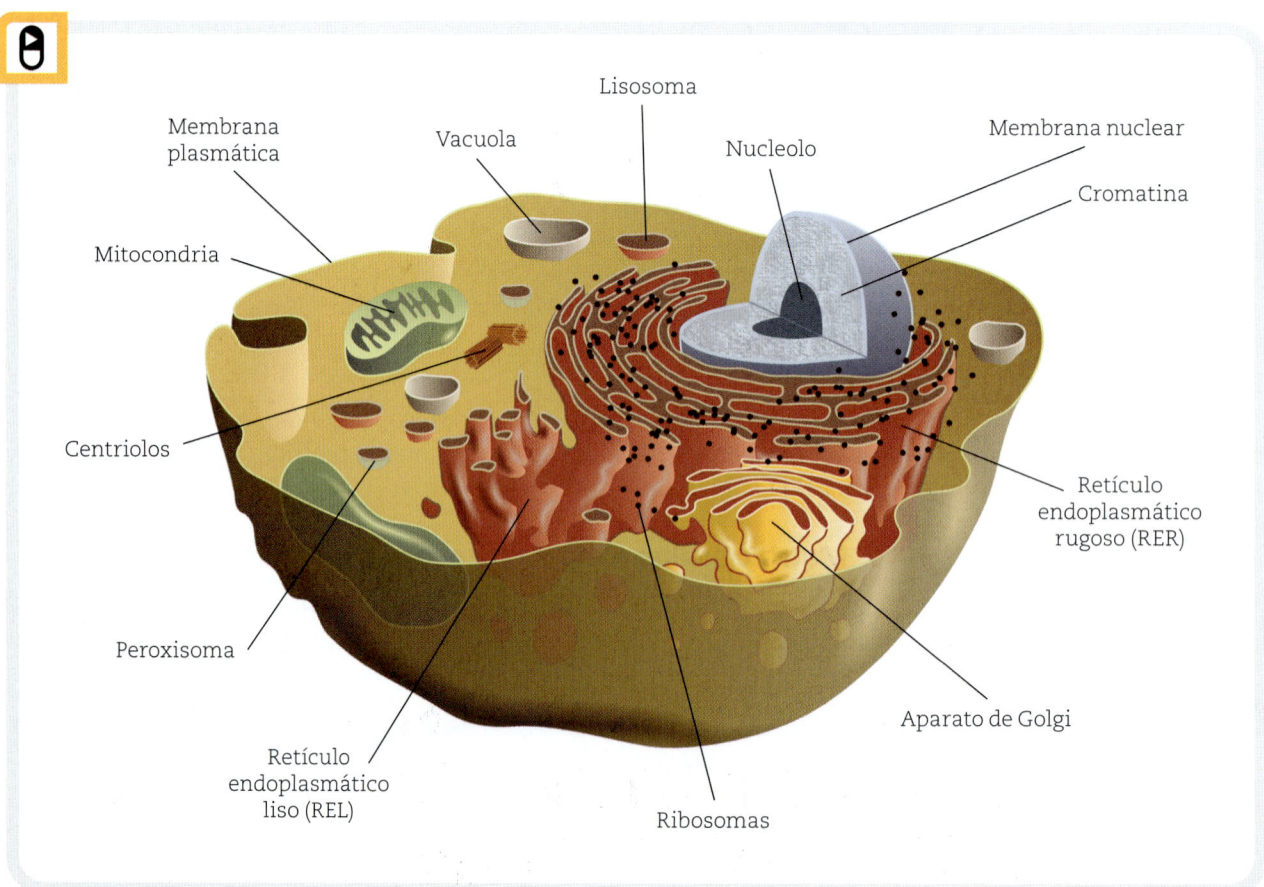

❯ Inclusiones

Son acúmulos de ciertas sustancias que se pueden localizar en el citoplasma. Algunos ejemplos son:

- **Inclusiones lipídicas**. Puesto que el citosol es un medio acuoso, las moléculas lipídicas presentes en él se agrupan y forman inclusiones.

- **Inclusiones de glucógeno**, en células musculares y hepáticas. El glucógeno es una molécula de reserva de glucosa (energía).

- **Inclusiones cristalinas**. Son acúmulos de sustancias cristalinas, generalmente proteicas.

- **Pigmentos**, como la hemoglobina o la melanina.

❯ Citoesqueleto

Es una red de tubos y filamentos que determina la forma de la célula, la posición y el desplazamiento de orgánulos, así como el movimiento y la división celulares.

Está formado por: *filamentos intermedios, microfilamentos* y *microtúbulos*. También contiene proteínas accesorias, vinculadas a los distintos tipos de filamentos y túbulos.

- Los **filamentos intermedios** son fibras proteicas muy resistentes a las tensiones mecánicas. Son abundantes en las células epiteliales, musculares y nerviosas.

- Los **microfilamentos** son fibras formadas por moléculas de actina, una proteína globular. Estos filamentos son responsables de la contracción muscular.

- Los **microtúbulos** son tubos huecos formados por tubulina, una proteína globular. Forman estructuras como axones, cilios y flagelos.

  Además, algunos microtúbulos se organizan para formar los **centriolos**, que son dos estructuras de forma aproximadamente cilíndrica; cada una de ellas está formada por nueve tripletes de microtúbulos distribuidos en círculo. Los centriolos intervienen en la división celular.

Fig. 1.6.
Disposición de los componentes del citoesqueleto en el citoplasma.

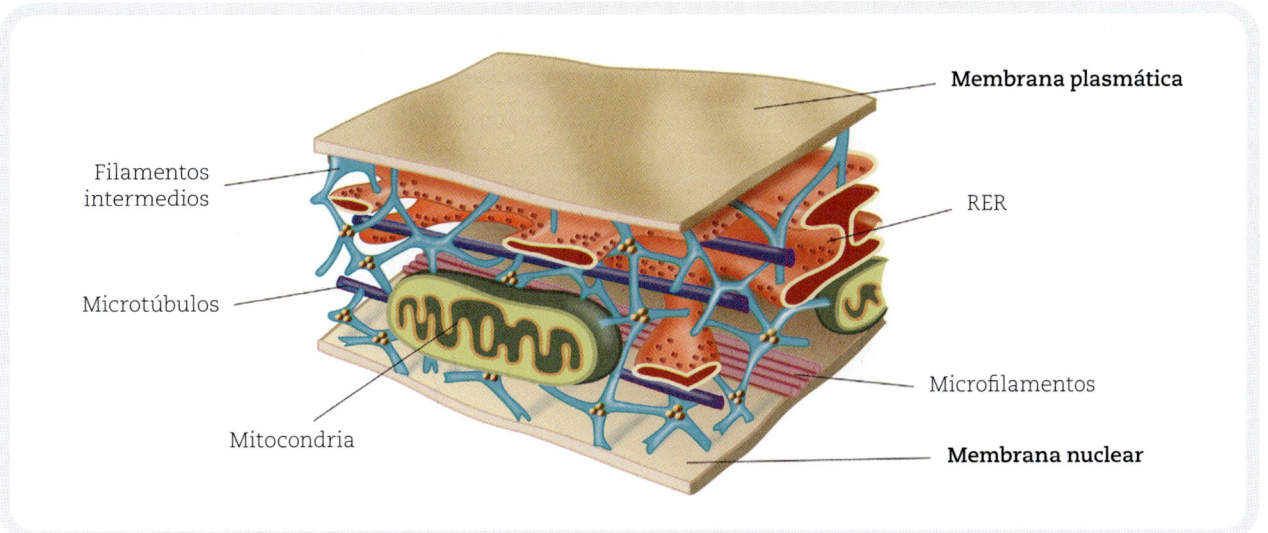

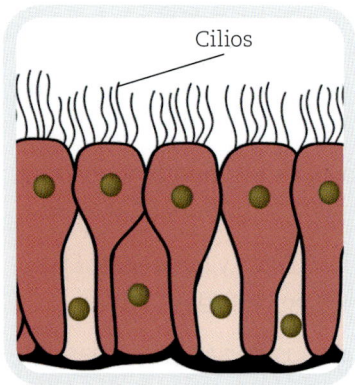

Fig. 1.7.
Células ciliadas.

❯ Cilios

Son pequeñas proyecciones citoplasmáticas en forma de pelos que sobresalen de la superficie de la célula.

Los cilios de las células humanas tienen como función principal la protección. Los encontramos en la luz de ciertos conductos, como las vías respiratorias o las trompas uterinas, donde facilitan la progresión y eliminación de cuerpos extraños.

*¡**Tenlo** en cuenta!*

Existe una estructura celular que encontramos en distintos tipos de células bacterianas: los **flagelos**.

Los flagelos son proyecciones parecidas a los cilios, pero mucho más largas y que se presentan en menor cantidad (generalmente uno por célula, aunque algunas bacterias tienen más de uno). Su función es proporcionar movilidad a la célula.

En el caso de los seres humanos, encontramos también un tipo celular que tiene flagelo: los espermatozoides.

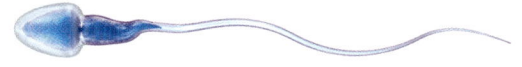

❯❯ El núcleo

El núcleo está delimitado por la **membrana nuclear**, que dispone de diversos poros. La zona interior de denomina **nucleoplasma**, **matriz nuclear** o **carioplasma**.

En el nucleoplasma se localiza la **cromatina**, que es el ADN de la célula asociado con proteínas, formando una estructura alargada y compactada. Cuando la célula se va a dividir, el ADN se replica y va aumentando la compactación de la cromatina, hasta formar los **cromosomas**.

También encontramos en la matriz entre una y cinco estructuras esféricas que se denominan **nucleolos**. En ellos tienen lugar procesos relacionados con la generación de ribosomas.

*¡**Tenlo** en cuenta!*

Los cromosomas de las células humanas se organizan formando pares. Los dos cromosomas de cada par se denominan cromosomas homólogos.

El número de cromosomas es característico de cada especie. Las células somáticas (las que no son gametos) de los seres humanos tienen 46 cromosomas, agrupados en 23 pares de cromosomas.

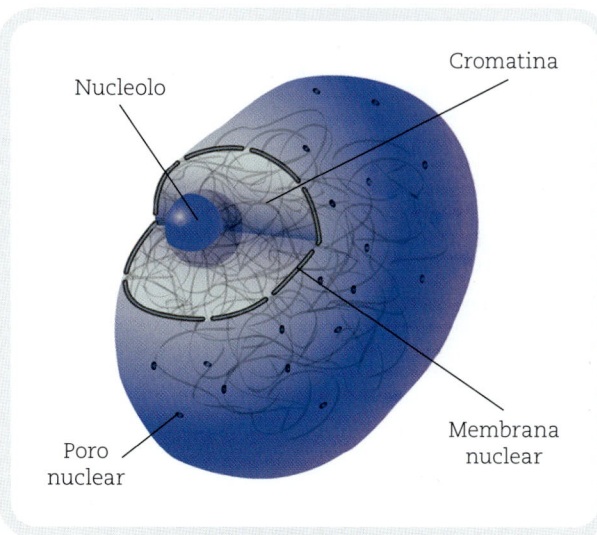

Fig. 1.8.
Principales estructuras del núcleo de una célula humana.

1.3.2. Las funciones vitales de las células

Las células, como hemos mencionado, desarrollan las tres funciones que definen a los seres vivos: *nutrición*, *relación* y *reproducción*.

❯❯ Función de nutrición

Las células necesitan reponer estructuras, sintetizar sustancias y excretarlas, crear vacuolas para captar sustancias externas, etc. Para conseguirlo, deben disponer de nutrientes y oxígeno.

Los nutrientes se trasforman en las sustancias químicas que cada célula necesita mediante reacciones bioquímicas que tienen lugar en el citoplasma (**metabolismo**). Y mediante procesos oxidativos, la célula obtiene la energía necesaria; estos procesos oxidativos se denominan **respiración celular** y tienen lugar en las mitocondrias.

❯❯ Función de relación

Una célula puede detectar y responder a una serie de estímulos externos, como la concentración de alguna sustancia, el pH o la temperatura, siempre con el objetivo de la propia supervivencia.

❯❯ Función de reproducción

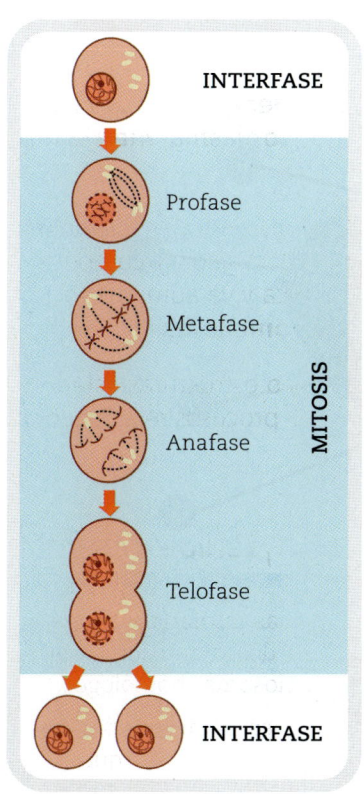

Fig. 1.9.
La división celular.

La **reproducción** es el mecanismo por el cual los seres vivos crean otros seres vivos como ellos. La reproducción celular se produce mediante *mitosis*.

La **mitosis** es un tipo de reproducción asexual en el cual una célula se divide en dos células hijas, que tienen la misma información genética y características que tenía la célula madre.

Antes de comenzar la división se produce una replicación del material genético (ADN) y una condensación de los cromosomas, se sintetizan proteínas y se forman los centrosomas; esta etapa se denomina **interfase**. Posteriormente se inicia la división celular (**mitosis**), que se desarrolla en cuatro fases:

a) **Profase**. Los centrosomas son los centriolos con una serie de microtúbulos asociados. En esta fase, se desplazan hacia los polos y los microtúbulos asociados a ellos comienzan a anclarse a los cromosomas. La membrana nuclear se rompe.

b) **Metafase**. El empaquetamiento de los cromosomas es máximo y se los puede ver alineados en el centro de la célula.

c) **Anafase**. Comienza con la separación de cada cromosoma en sus dos cromátidas, que se desplazan hacia polos opuestos guiadas por los microtúbulos.

d) **Telofase**. Se forman las nuevas membranas nucleares. La célula se va estrechando en su zona central y los orgánulos se van repartiendo. Cuando el estrechamiento es máximo, se completan las dos membranas plasmáticas y se obtienen dos células.

1.3.3. La matriz extracelular

En el nivel celular incluimos el medio o *matriz extracelular* (MEC), que es el medio en el que están las células.

La matriz extracelular está formada por:

- **Proteínas fibrosas**. Muchas de ellas con función estructural y de soporte, como el colágeno o la elastina.

- **Sustancia fundamental**. Tiene consistencia de gel y es el medio que engloba a las proteínas fibrosas.

Este medio provee a las células de nutrientes, recibe sus sustancias de desecho, sirve de zona de comunicación entre células, etc.

En algunos casos, además de las funciones relativas a la supervivencia celular, la matriz extracelular desempeña un papel estructural destacado a nivel del organismo completo. Así, por ejemplo, los cartílagos o los huesos contienen células, pero su estructura y características físicas se deben al medio que envuelve a esas células.

En el próximo apartado estudiaremos los distintos tejidos del cuerpo humano y veremos la especial importancia de la matriz extracelular en algunos de ellos.

Actividades

5. Di cómo se denominan las estructuras señaladas en la imagen siguiente:

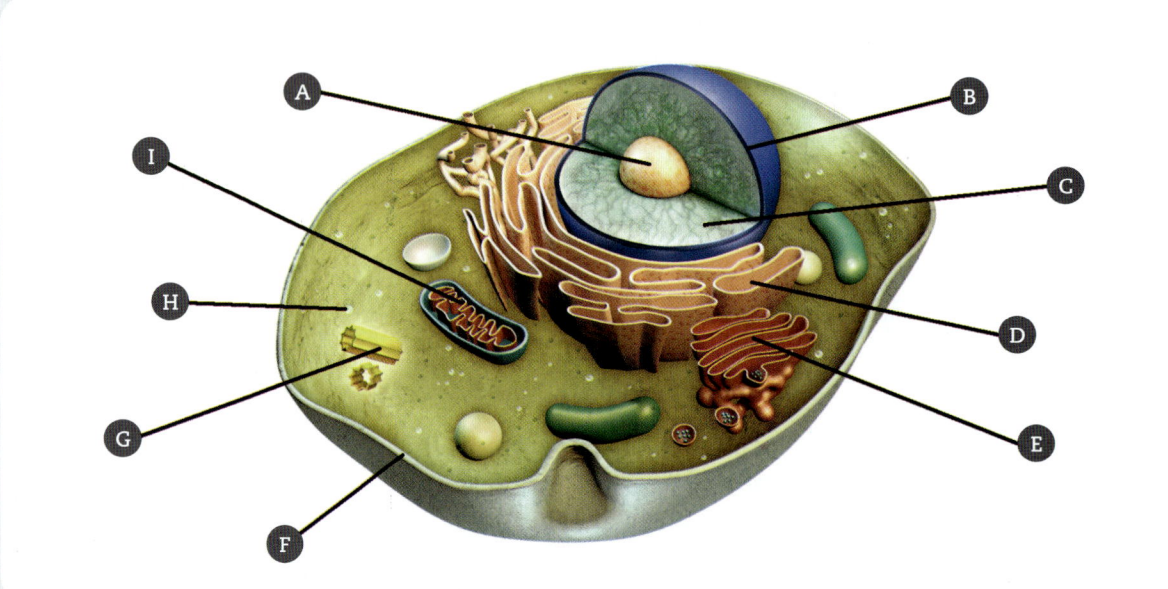

6. Elabora un esquema que muestre las partes de la célula eucariota y los componentes básicos de cada una de ellas.

7. Cita los orgánulos del sistema de endomembranas y explica cuáles son sus funciones básicas.

8. ¿Qué son los centriolos? ¿Dónde se localizan?

9. Explica que son los cilios y describe su función en las células humanas.

10. Explica qué es la matriz extracelular y cuál es su composición básica.

11. Di qué es la mitosis y explica qué ocurre con el material genético en este proceso.

1.4. El nivel anatómico

En el nivel anatómico se incluyen estructuras que podemos identificar visualmente: *tejidos*, órganos, *sistemas* y *aparatos*.

1.4.1. Los tejidos

Las células humanas se especializan para desarrollar sus funciones en el organismo vivo. Así, encontramos células especializadas en la transmisión de impulsos nerviosos, en la síntesis y secreción de enzimas, en el almacenamiento de grasa, etc.

> El conjunto formado por todas las células con un mismo tipo de especialización se denomina **tejido**.

En el organismo humano encontramos diversos tejidos: *epitelial*, *conectivo*, *muscular* y *nervioso*.

›› Tejido epitelial

Está formado por **células epiteliales**, que están muy unidas y no presentan matriz extracelular entre ellas. Los epitelios presentan en su zona más interna una membrana basal, sin células, que les sirve de soporte, entre otras funciones.

Distinguimos dos tipos principales de tejido epitelial: *tejido epitelial de revestimiento* y *tejido epitelial glandular.*

› Tejido epitelial de revestimiento

El tejido epitelial de revestimiento tapiza todas las superficies del cuerpo, tanto externas (piel y mucosas externas) como internas (cavidades y tubos).

Existen diversos tipos de epitelio de revestimiento, dependiendo del número de capas de células que los formen y de la forma que tengan esas células.

La forma y disposición de las células estarán condicionadas por la función que deba desempeñar ese epitelio concreto. Por ejemplo, el epitelio de los alveolos pulmonares tiene una sola capa de células planas, para facilitar el intercambio gaseoso, o el epitelio de los bronquios tiene células ciliadas para retener partículas extrañas y facilitar su expulsión.

Fig. 1.10.
Algunos tipos de epitelios.

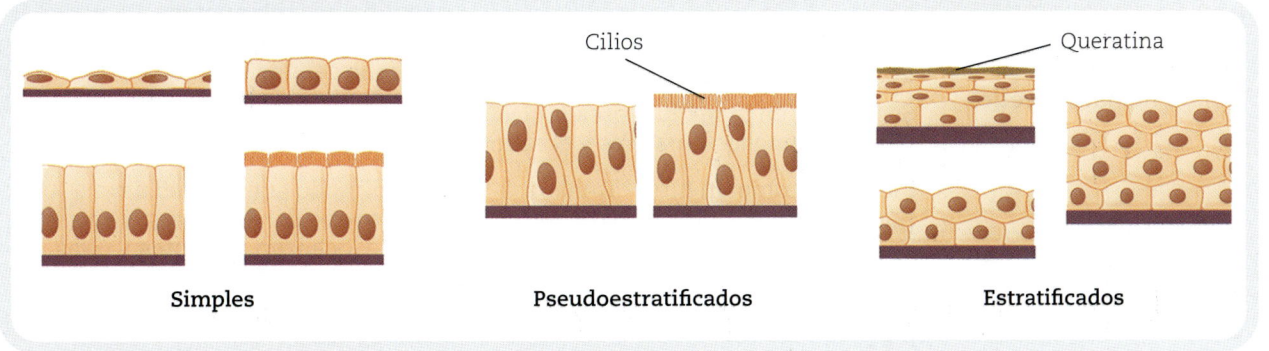

Simples   Pseudoestratificados   Estratificados

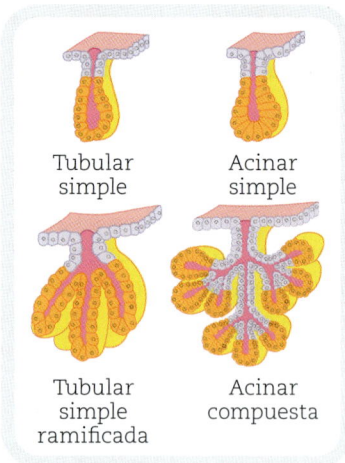

Tubular simple

Acinar simple

Tubular simple ramificada

Acinar compuesta

Fig. 1.11.
Algunas formas en que se pueden organizar las glándulas.

> **Tejido epitelial glandular**

Las células que forman parte de los epitelios glandulares tienen función secretora. En algunos casos estas células se agrupan para formar estructuras anatómicas que se denominan **glándulas**.

Las células secretoras que forman las glándulas se pueden organizar de distintas formas (Fig. 1.11), y se pueden clasificar en *exocrinas* y *endocrinas*, teniendo en cuenta el lugar en el que vierten la secreción.

- **Exocrinas**: vierten distintas sustancias al medio externo. Algunos ejemplos son las glándulas sudoríparas, las lagrimales o las salivares.

- **Endocrinas**: sintetizan hormonas y las vierten a la sangre. La glándula tiroidea, la pituitaria o la suprarrenal son ejemplos de este tipo de glándulas.

>> Tejido conectivo

Está formado por células especializadas y abundante matriz extracelular (MEC). El tipo celular característico de este tejido es el **fibroblasto**, que sintetiza MEC y que puede diferenciarse en otros tipos celulares más especializados.

Distinguimos entre distintos tipos de tejido conectivo. La tabla siguiente muestra sus características más destacadas:

Tipos de tejido conectivo	Características/localización	Estructura
Tejido conjuntivo	Es un tejido de soporte y relleno.	No presenta células ni componentes específicos.
Tejido cartilaginoso	Forma los cartílagos. Tiene resistencia al estiramiento y a la compresión.	El 95% de este tejido es MEC (en gran parte, colágeno) y el 5% restante, células denominadas **condrocitos**.
Tejido óseo	Forma los huesos. Tiene una gran rigidez y dureza	Contiene dos tipos celulares básicos, los **osteoblastos** y los **osteoclastos**, y abundante MEC con colágeno y fosfato cálcico en forma de cristales.
Tejido adiposo	Actúa como reserva energética, aunque también tiene funciones de protección mecánica y aislamiento térmico.	Las células propias de este tejido son los **adipocitos**, que son células que presentan una gran gota de grasa en su citoplasma.
Tejido sanguíneo	La sangre es un tejido que permite el transporte de sustancias en el organismo.	La MEC es líquida (el plasma) y en ella se encuentran diversas células sanguíneas (**eritrocitos** y **leucocitos**), además de fragmentos celulares denominados **plaquetas**.
Tejido hematopoyético	Es el tejido responsable de la producción de células sanguíneas. Se localiza en la médula ósea roja, el bazo, los ganglios linfáticos y el timo.	Contiene células madre con capacidad de división y de diferenciación.
Tejido linfático	Funciona como un filtro diseñado para atrapar sustancias extrañas. Se localiza en los órganos linfáticos (timo, bazo y ganglios linfáticos) y formando parte de la mucosa de algunos órganos.	Está formado por una red de células reticulares y fibras, y entre ellas se localizan **linfocitos** y unas células especializadas del sistema inmunitario denominadas **células dendríticas**.

>> Tejido muscular

El tejido muscular está formado por unas células especializadas con capacidad contráctil denominadas **miocitos**.

Los miocitos contienen fibras de actina y miosina, que tienen la capacidad de acortar su longitud cuando son sometidas a un estímulo. Según las características de sus miocitos, el tejido muscular se divide en tres tipos:

- **Tejido muscular estriado**. Permite movimientos voluntarios. Músculos como el bíceps braquial, el cuádriceps o el deltoides son músculos formados por tejido muscular estriado.

- **Tejido muscular liso**. Es responsable de los movimientos involuntarios. Algunos ejemplos son los músculos que forman parte de conductos como el intestino o las arterias.

- **Tejido muscular cardiaco**. Tiene movimiento involuntario y forma el corazón.

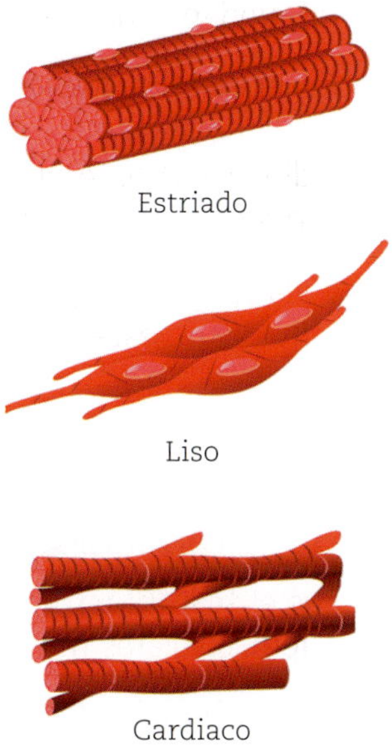

>> Tejido nervioso

Está formado por células especializadas en la recepción y trasmisión de información mediante impulsos nerviosos, denominadas **neuronas**. Contiene además otros tipos celulares (**células de la neuroglia**), que proporcionan soporte a las neuronas.

En la estructura de las neuronas distinguimos tres partes:

- **Cuerpo celular** o **soma**. Contiene el núcleo y la mayor parte de los orgánulos. De él salen las dendritas y el axón.

- **Dendritas**. Son prolongaciones celulares cortas y ramificadas que constituyen el canal de entrada de los estímulos.

- **Axón**. Es una prolongación larga que conduce el impulso hacia la siguiente neurona. En su extremo hay unas vesículas cargadas con neurotransmisores; para que se produzca la transmisión, las vesículas liberan los neurotransmisores y la neurona siguiente los capta a través de sus dendritas.

  Para aislar al axón e impedir que la corriente eléctrica que circula por él se disperse, el axón está envuelto por una lipoproteína aislante denominada **mielina**. La mielina es sintetizada por unas células que envuelven el axón, denominadas células de Schwann.

Fig. 1.12.
Tipos de tejido muscular.

Estriado

Liso

Cardiaco

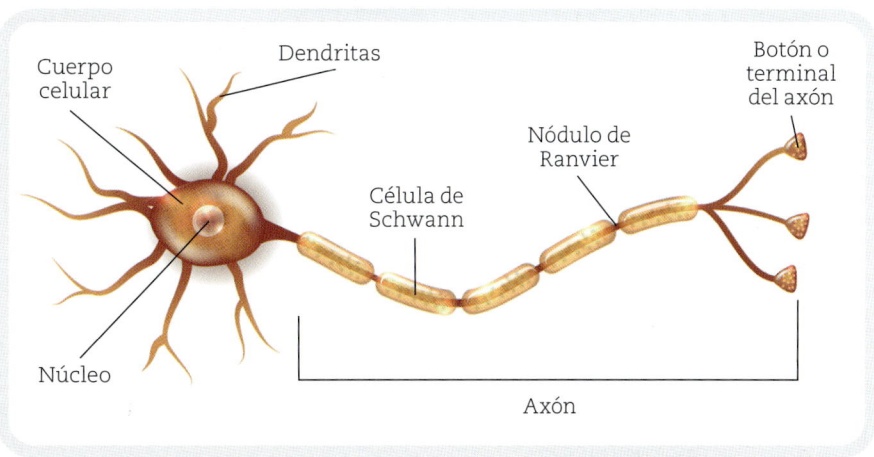

Cuerpo celular

Dendritas

Botón o terminal del axón

Nódulo de Ranvier

Célula de Schwann

Núcleo

Axón

Fig. 1.13.
Partes de una neurona.

1.4.2. **Los órganos**

> Los **órganos** son conjuntos de tejidos anatómicamente identificables y que desempeñan una función específica.

En todos los órganos encontramos diversos tejidos: un epitelio que lo recubre, vasos y nervios que lo irrigan e inervan, tejido conectivo, etc.

Algunos ejemplos de órganos son el corazón, el hígado, la piel, la glándula tiroides, el fémur, el deltoides, etc.

1.4.3. **Los sistemas**

> Un **sistema** es la agrupación de órganos formados por los mismos tipos de tejidos, para desarrollar una determinada función fisiológica.

En el organismo humano identificamos distintos sistemas:

- Sistema nervioso.
- Sistema muscular.
- Sistema óseo.
- Sistema circulatorio.

- Sistema endocrino u hormonal.
- Sistema linfático.
- Sistema inmunitario.
- Sistema tegumentario (piel).

1.4.4. **Los aparatos**

> Los **aparatos** son conjuntos de órganos de tejidos diferentes, que actúan coordinadamente para cumplir alguna función fisiológica.

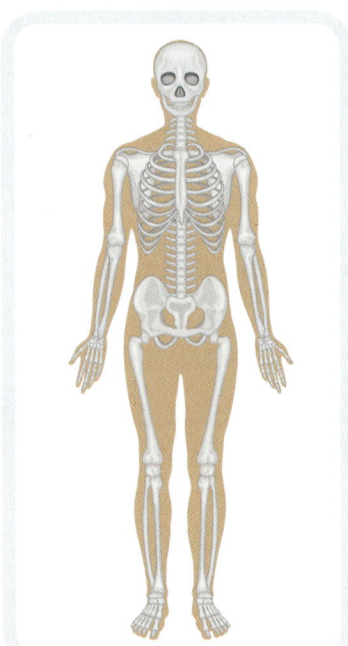

Fig. 1.14.
Todos los componentes de un sistema están formados por el mismo tipo de tejido.

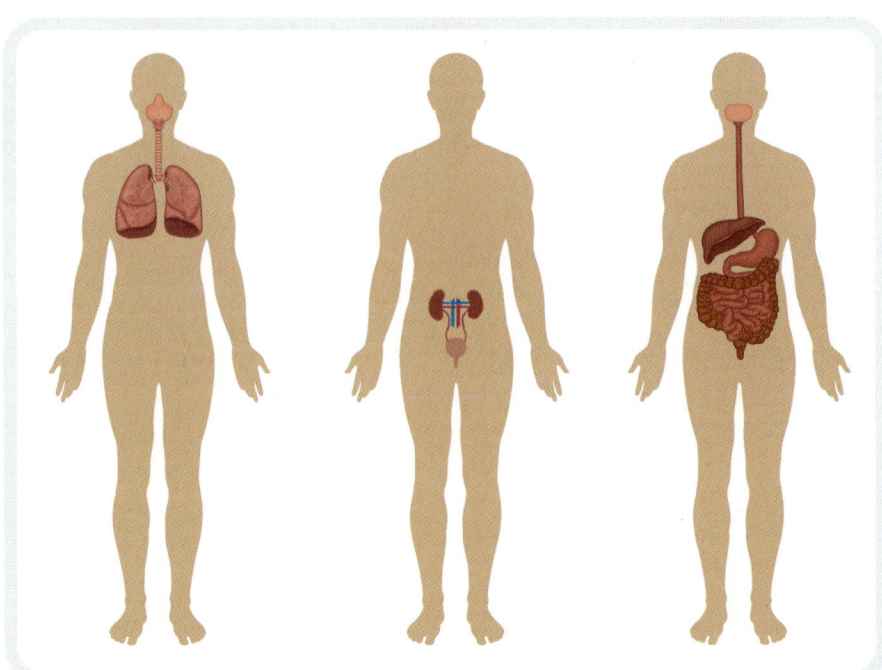

Fig. 1.15.
Los aparatos están compuestos por estructuras formadas por distintos tipos de tejidos.

Podemos citar:

- Aparato respiratorio.
- Aparato digestivo.
- Aparato cardiovascular.
- Aparato locomotor.
- Aparato urinario.
- Aparato reproductor.

Así como en los sistemas encontramos siempre la misma estructura básica (músculo, nervio, etc.), en los aparatos identificamos estructuras muy diferenciadas (por ejemplo, en el digestivo: dientes, lengua, estómago, intestino delgado, etc.).

Actividades

12. ¿Qué función tienen los epitelios de revestimiento? ¿Dónde se localizan?

13. ¿Qué diferencias hay entre una glándula endocrina y una glándula exocrina? ¿Qué tipo de tejido las forma?

14. Cita los tipos de tejido conectivo que conoces y explica qué tienen todos ellos en común.

15. ¿Qué funciones tiene el tejido adiposo? Di cómo se denomina el tipo celular propio de este tejido y explica qué característica morfológica tienen estas células.

16. ¿Qué es un miocito? Explica sus principales características.

17. ¿Qué tipos de músculos definimos, según las características de sus células? ¿Cómo es el movimiento que proporciona cada uno de ellos?

18. Explica a través de qué estructuras recibe y transmite impulsos nerviosos la neurona.

19. Di qué tipo de tejido forma cada una de las siguientes estructuras:

a) Glándula parótida.

b) Nervio óptico.

c) Cartílago.

d) Tibia.

e) Arteria radial.

f) Piel.

g) Corazón.

h) Deltoides.

20. Nombra los tipos celulares característicos de los siguientes tejidos:

a) Tejido adiposo.

b) Tejido óseo.

c) Tejido cartilaginoso.

d) Tejido sanguíneo.

e) Tejido muscular.

f) Tejido nervioso.

21. Define *órgano* y pon cinco ejemplos de órganos humanos.

22. Explica qué diferencias hay entre un órgano, un sistema y un aparato.

23. Di, para cada uno de los siguientes casos, si lo denominamos sistema o aparato:

a) Tegumentario.

b) Vascular.

c) Nervioso.

d) Digestivo.

e) Óseo.

f) Reproductor.

g) Muscular.

h) Locomotor.

1.5. El nivel organismo vivo

El último nivel de organización del cuerpo humano es el del organismo vivo o completo, que integra y coordina todos los anteriores.

1.5.1. La homeostasia

El organismo vivo debe proporcionar a todas sus células un entorno que les permita subsistir y desempeñar sus funciones, y que les aporte el oxígeno y los nutrientes que necesitan.

Así, debe mantener una temperatura corporal adecuada para sus células, proporcionales un suministro suficiente de oxígeno, tener glucosa en circulación para puedan disponer de ella cuando la necesiten, eliminar sustancias de desecho que puedan tener un efecto nocivo, etc.

> La **homeostasia** es el conjunto de mecanismos que el organismo utiliza para mantener el equilibrio de su medio interno.

Todos los sistemas y aparatos del organismo participan para que el medio interno del organismo vivo se mantenga en equilibrio, aunque haya cambios en el medio externo. Cuando se produce algún desequilibrio, se activan mecanismos para compensarlo: incrementar la frecuencia respiratoria, reducir la emisión de orina, recurrir a sustancias de reserva que el organismo tiene almacenadas, incrementar la sudoración, etc.

1.5.2. Funciones vitales del organismo vivo

A nivel del organismo vivo volvemos a identificar las funciones vitales que hemos mencionado al hablar de las células, pero desde una perspectiva distinta.

➤➤ Nutrición

Fig. 1.16.
Procesos de nutrición en el organismo.

El organismo vivo debe proporcionar a todas y cada una de sus células el oxígeno y los nutrientes que necesitan. Para conseguirlo es necesaria la participación de distintos aparatos y sistemas:

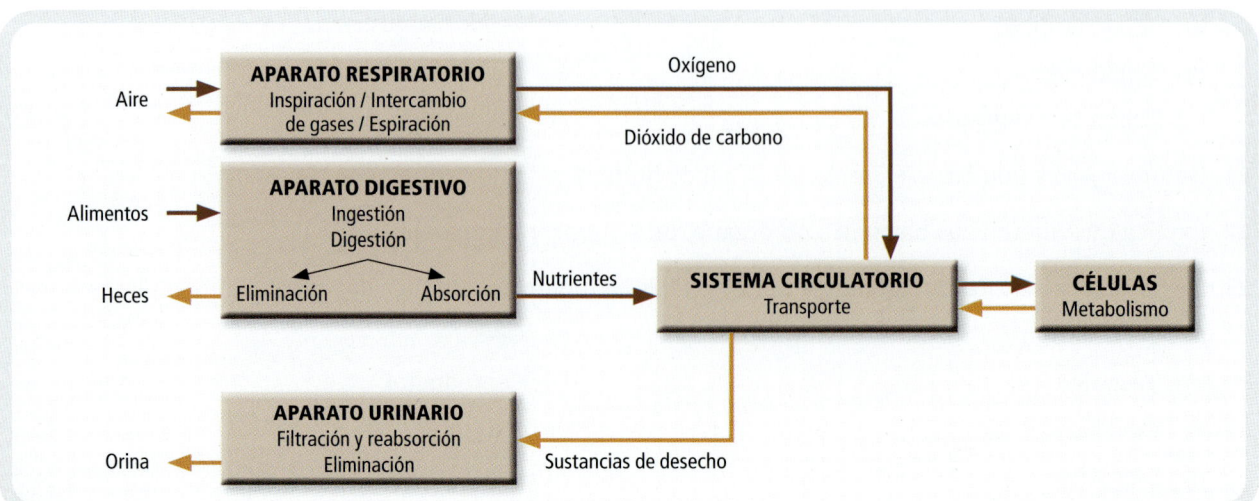

- **Aparato digestivo**. Realiza la digestión, que es el proceso por el cual se toman y digieren alimentos para obtener nutrientes que el organismo podrá absorber y utilizar. Los materiales no digeridos se expulsan del organismo en forma de heces.

- **Aparato respiratorio**. Mediante la respiración, el organismo toma aire para obtener de él el oxígeno que necesita; en el mismo proceso expulsa el dióxido de carbono que se forma en las células.

- **Aparato cardiovascular**. La circulación transporta los nutrientes y el oxígeno hacia cada una de las células, y las sustancias y gases de desecho hacia las zonas de expulsión.

- **Aparato urinario**. Es un sistema de filtrado de la sangre para retirar de ella las sustancias de desecho del metabolismo celular, que se expulsan formando parte de la orina.

» Relación

El organismo vivo puede detectar una gran variedad de estímulos, tanto internos como externos, y responder a todos ellos. La gama de estímulos y respuestas en el organismo vivo va mucho más allá de la supervivencia que, como hemos explicado, es el único objetivo de la relación a nivel celular.

Fig. 1.17.
Procesos de relación en el organismo.

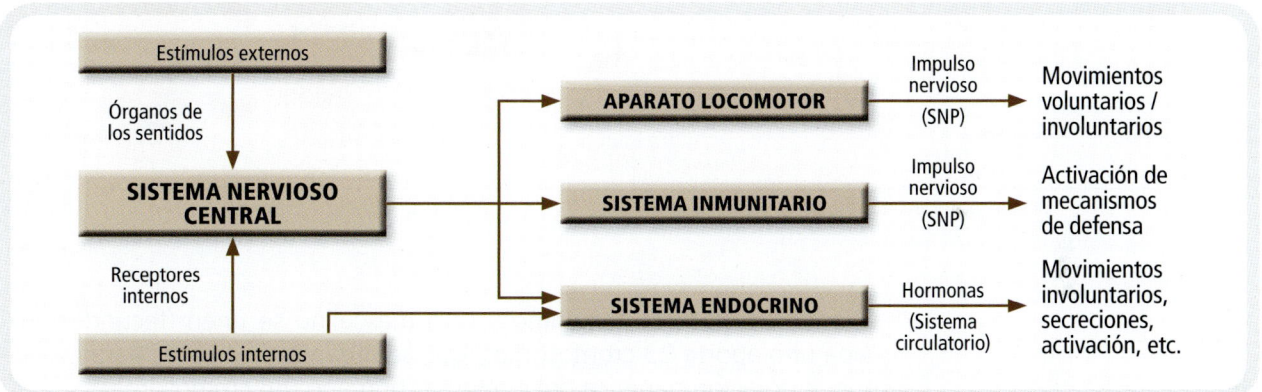

Esta es una función muy compleja que requiere la participación de distintos sistemas y aparatos del organismo:

- **Órganos de los sentidos**. Captan estímulos externos (luz, ondas sonoras, etc.) mediante células receptoras especializadas, que los transforman en impulsos nerviosos.

- **Sistema nervioso**. Permite la circulación de los impulsos nerviosos (información) entre los receptores y el sistema nervioso central, y la transmisión de las respuestas desde este hacia las estructuras que deben ejecutarlas. Dispone de distintos tipos de receptores capaces de captar estímulos muy diversos.

- **Aparato cardiovascular**. Las hormonas son mensajeros químicos sintetizados en las glándulas endocrinas como respuesta a ciertos estímulos. El sistema cardiovascular transporta esos mensajeros.

- **Sistema inmunitario**. En ocasiones el estímulo captado es la presencia de un agente extraño que puede poner en riesgo la salud o la integridad del organismo. En este caso la respuesta es la activación del sistema inmunitario.

❯❯ Reproducción

La reproducción del organismo vivo es una reproducción sexual. En este caso intervienen las dotaciones genéticas de dos progenitores y para que el nuevo organismo tenga los mismos cromosomas que sus progenitores, es necesario que cada progenitor aporte la mitad del total.

Esto se consigue mediante un proceso denominado **meiosis**, durante el cual una célula humana con 46 cromosomas agrupados en 23 pares (diploide) se divide para formar cuatro células con 23 cromosomas cada una (haploides). Estas células se denominan **gametos** (óvulos y espermatozoides).

Fig. 1.18.
Esquema de la meiosis.

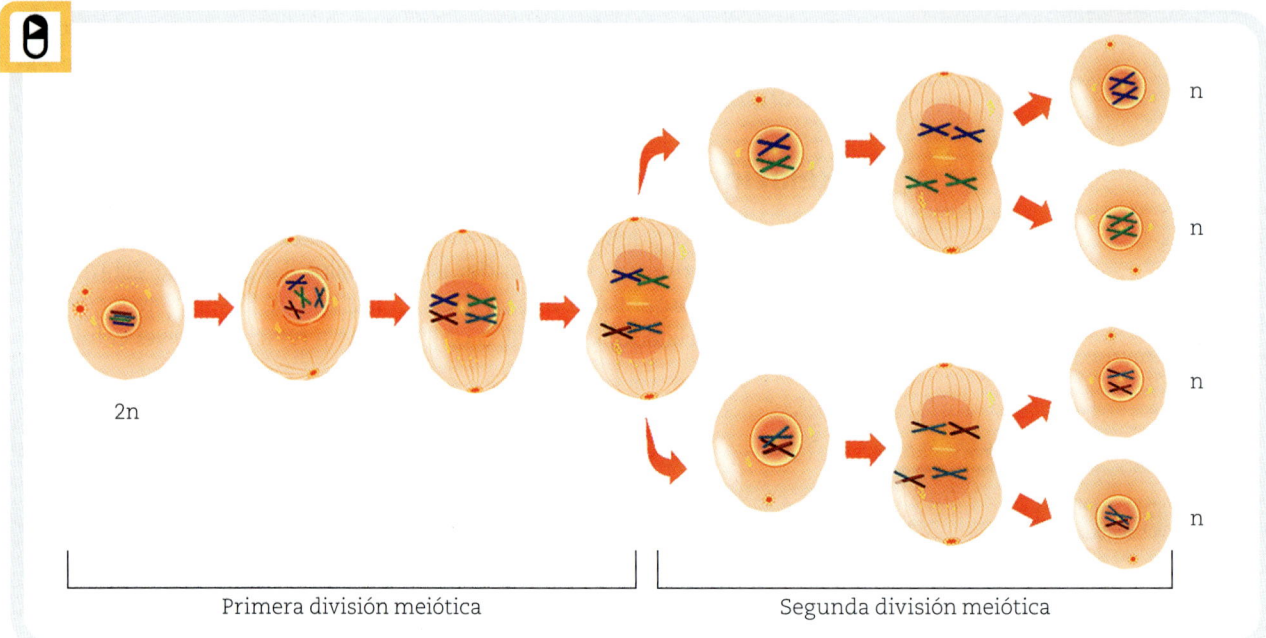

Primera división meiótica · Segunda división meiótica

Cuando un gameto femenino y otro masculino se unen (fecundación), cada uno aporta 23 cromosomas, que se organizan en pares para conseguir la dotación genética del nuevo ser humano (46 cromosomas).

¡Tenlo *en cuenta!*

En la meiosis se pasa de una célula diploide ($2n$ cromosomas) a cuatro células haploides (gametos, con n cromosomas); en la fecundación se unen dos gametos con n cromosomas para dar lugar a un zigoto $2n$. Las múltiples combinaciones génicas que se pueden crear en estos procesos potencian la diversidad genética de las poblaciones.

Actividades

24. Cita los niveles de organización del cuerpo humano y pon tres ejemplos para cada uno de los niveles.

25. Explica qué es la homeostasia.

26. Cita y describe brevemente las funciones fisiológicas distintas que se desarrollan en el organismo humano para satisfacer sus necesidades de nutrición.

27. Explica qué tienen en común y en qué se diferencian la función de relación de una célula y la de un ser humano.

28. Explica las principales diferencias que hay entre los procesos de mitosis y meiosis.

*Para **saber más***

El tejido conectivo

El tejido conectivo proporciona apoyo estructural a muchas partes diferentes del cuerpo, como la piel, los ojos y el corazón. Es como un «pegamento celular» que da forma a partes de su cuerpo y ayuda a mantenerlas fuertes. También ayuda a algunos de los tejidos a hacer su trabajo. Está formado por muchos tipos de proteínas. El cartílago y la grasa son tipos de tejido conectivo.

Existen más de 200 trastornos que afectan el tejido conectivo. Hay de diferentes tipos:

- Trastornos genéticos, como el síndrome de Ehlers-Danlos, el síndrome de Marfan y la osteogénesis imperfecta.

- Enfermedades autoinmunitarias, como el lupus y la esclerodermia.

- Cáncer, como algunos tipos de sarcoma del tejido blando.

Cada trastorno tiene sus propios síntomas y requiere diferentes tratamientos.

Fuente: Instituto Nacional de Artritis y Enfermedades Musculoesqueléticas y de la Piel (NIH), en *medlineplus.gov*

- En parejas, ampliad vuestra información sobre los tipos de tejido conjuntivo y las funciones que cumple en el organismo humano.

- A continuación, buscad información sobre cada una de las enfermedades que se citan en el texto anterior. Buscad a qué tipo de tejido conectivo afectan, en qué consisten y cómo se manifiestan.

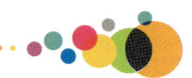

2
Unidad didáctica

El estudio del cuerpo humano

Antes de empezar...

- ¿Qué estudian la anatomía y la fisiología?
- ¿Cómo ayuda la topografía corporal a la realización de estos estudios?

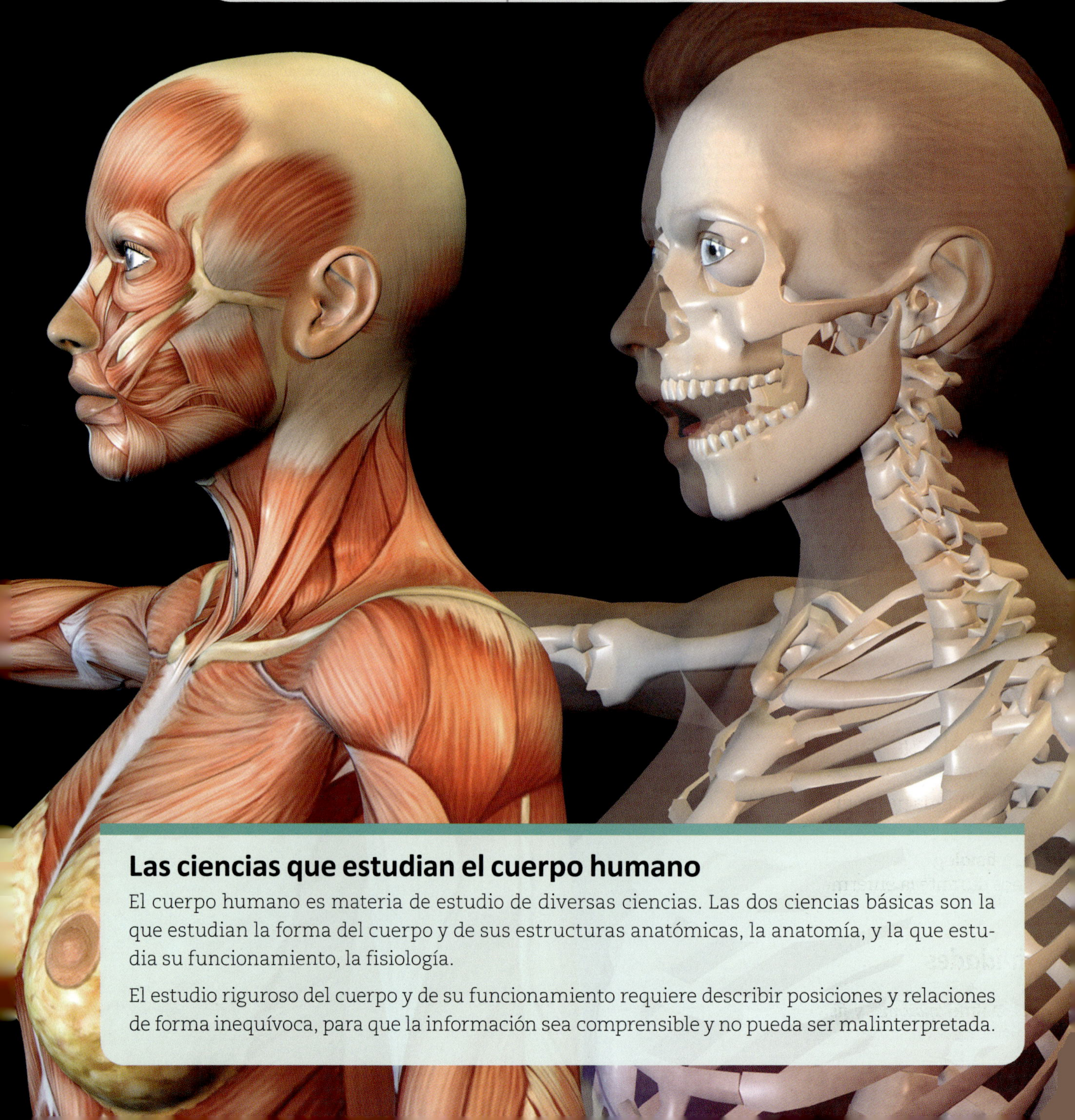

Las ciencias que estudian el cuerpo humano

El cuerpo humano es materia de estudio de diversas ciencias. Las dos ciencias básicas son la que estudian la forma del cuerpo y de sus estructuras anatómicas, la anatomía, y la que estudia su funcionamiento, la fisiología.

El estudio riguroso del cuerpo y de su funcionamiento requiere describir posiciones y relaciones de forma inequívoca, para que la información sea comprensible y no pueda ser malinterpretada.

2.1. La anatomía y la fisiología

El estudio del cuerpo humano y de las alteraciones y enfermedades que lo afectan debe comenzar con dos disciplinas básicas: la *anatomía* y la *fisiología*.

2.1.1. La anatomía

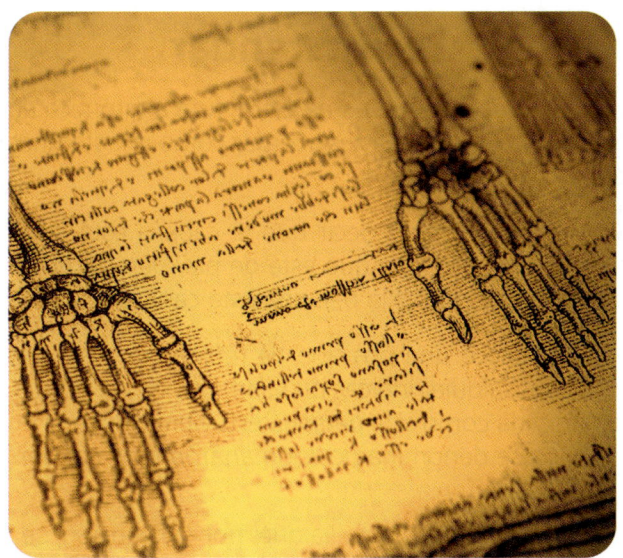

La **anatomía humana** es la rama de la ciencia que tiene por objeto el estudio de la estructura del cuerpo humano y sus componentes.

El estudio de las estructuras anatómicas exige no solo describirlas adecuadamente, sino también saber ubicarlas en el organismo y conocer su relación con otras estructuras.

Las descripciones anatómicas deben ser precisas y comprensibles, para garantizar que cualquier profesional que las oiga o las lea las interprete correctamente, de forma inequívoca. Para conseguirlo, se utiliza una terminología específica, relativa a la *topografía corporal*. En el próximo apartado estudiaremos esta terminología.

Fig. 2.1.
El estudio de la anatomía humana es una disciplina que se practica desde hace siglos.

2.1.2. La fisiología

El estudio del cuerpo humano es incompleto si solo describimos las estructuras que lo forman. Es necesario saber también cómo funcionan y se coordinan estas estructuras.

La **fisiología humana** es la rama de la ciencia que se dedica al estudio de las funciones de los órganos y aparatos del cuerpo humano por separado y en su conjunto.

Así, por ejemplo, la anatomía describe las estructuras que forman el aparato digestivo y su localización en el cuerpo, mientras que la fisiología explica los procesos que tienen lugar en este aparato para cumplir su función: insalivación, deglución, movimientos peristálticos en el esófago, digestión en el estómago, etc. A lo largo de este módulo estudiaremos la fisiología de los principales aparatos y sistemas del organismo.

¡*Tenlo* en cuenta!

La **anatomía patológica** estudia los cambios macroscópicos y microscópicos que causa la enfermedad en la estructura de los órganos.

La **fisiología patológica** o **fisiopatología** estudia las alteraciones del funcionamiento de los distintos órganos durante la enfermedad.

Actividades

1. Define *anatomía* y *fisiología*.

2.2. La topografía corporal

La topografía corporal nos proporciona las herramientas necesarias para describir de forma precisa e inequívoca las estructuras anatómicas y las relaciones que hay entre ellas. Establece *posición anatómica estándar* y describe *ejes y planos* en el cuerpo, lo cual permite describir localizaciones y orientaciones de forma sistematizada e inequívoca.

2.2.1. Posición anatómica estándar

El primer paso para describir la ubicación de una estructura anatómica en el cuerpo o su relación con otras estructuras es acordar cómo imaginamos que está colocado el cuerpo.

Pensemos, por ejemplo, que es correcto decir que la cabeza está en la parte superior del cuerpo de una persona que está de pie, pero también lo es decir que está en la parte inferior si la persona está cabeza abajo.

Para evitar equívocos, se establece una posición de referencia. Mientras no nos indiquen lo contrario, cualquier indicación sobre posiciones o localizaciones debemos interpretarla como si la persona estuviera colocada en la posición de referencia, que se denomina *posición anatómica estándar*.

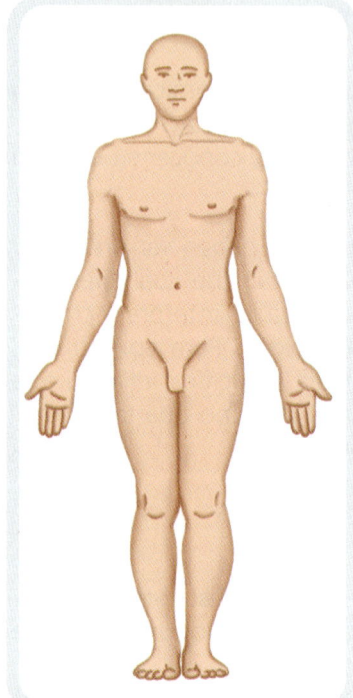

Fig. 2.2.
Posición anatómica estándar.

> La **posición anatómica estándar** es aquella que, por convención, se aplica para el estudio anatómico del cuerpo humano.

En posición anatómica estándar, la persona se encuentra de pie con los brazos extendidos a lo largo del cuerpo, con las palmas de las manos vueltas hacia delante y los pies también dirigidos hacia delante.

Volviendo al ejemplo de la cabeza: aplicando este convencionalismo, entendemos que la cabeza está siempre en la zona superior del cuerpo, independientemente de la posición que adopte la persona.

2.2.2. Ejes y planos de referencia

Partiendo de la posición anatómica se establece un *sistema de ejes y planos de referencia*.

> El **sistema de ejes y planos de referencia** es una herramienta para describir localizaciones y orientaciones de estructuras anatómicas de forma sistematizada e inequívoca.

Los ejes anatómicos son «líneas» imaginarias que cruzan el cuerpo; los planos son «láminas» imaginarias.

- Los **ejes anatómicos** son:
  - **Eje vertical**. Es una «línea» imaginaria perpendicular al suelo.
  - **Eje sagital**. Es una «línea» imaginaria paralela al suelo, que va de delante a atrás.
  - **Eje transversal**. Es una «línea» imaginaria paralela al suelo, que va de un lateral al otro.

- Los **planos de referencia** son:

  - **Plano frontal**. Es una «lámina» imaginaria vertical que atraviesa al cuerpo de lado a lado.

  - **Plano sagital**. Es una «lámina» imaginaria vertical que atraviesa al cuerpo de delante a atrás.

  - **Plano transversal**. Es una «lámina» imaginaria horizontal que atraviesa al cuerpo en horizontal.

Fig. 2.3.
Planos corporales.

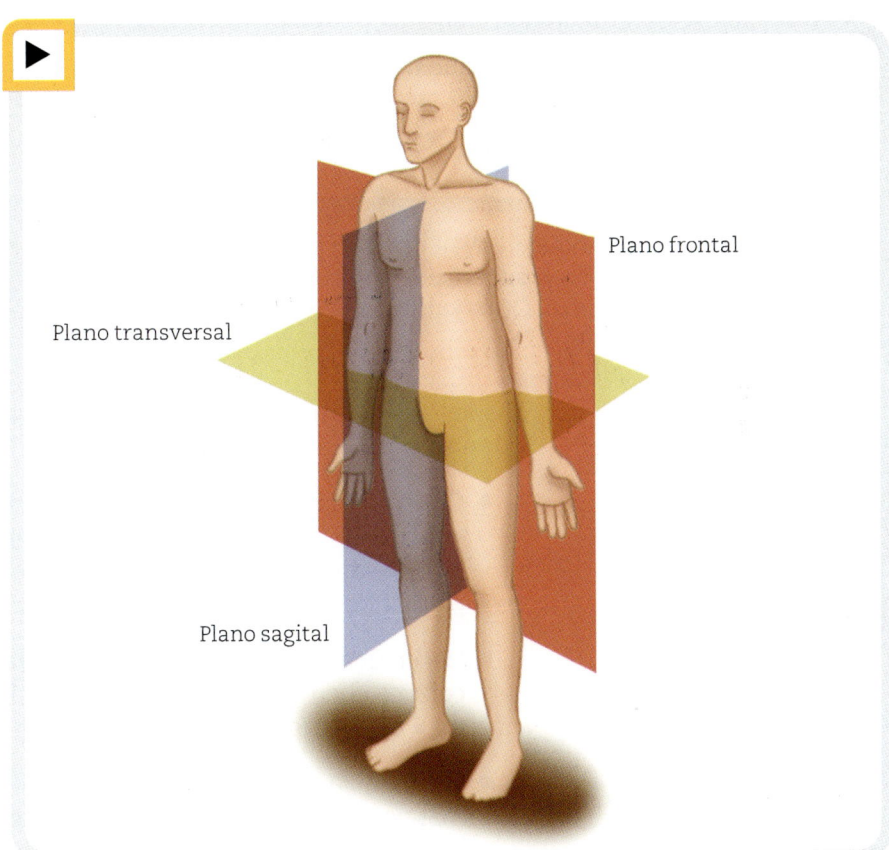

2.2.3. Los términos de posición

A partir de la posición anatómica y teniendo en cuenta los ejes y planos de referencia, podemos describir la ubicación de partes u órganos del cuerpo, y la relación de unos con otros.

Denominaciones siguiendo la dirección del eje		
Eje vertical	Superior, craneal o cefálica	Hacia la zona superior de la «línea».
	Inferior o caudal	Hacia la zona inferior de la «línea».
	Proximal	Hacia la zona superior, en una extremidad.
	Distal	Hacia la zona inferior, en una extremidad.
Eje sagital	Posterior o dorsal	Hacia la zona posterior de la «línea».
	Anterior o ventral	Hacia la zona anterior de la «línea».
Eje transversal	Lateral izquierda	Hacia la zona izquierda de la «línea».
	Lateral derecha	Hacia la zona derecha de la «línea».

Zonas en que el plano divide al cuerpo		
Plano frontal	**Anterior o ventral**	En la zona «delantera» del cuerpo.
	Posterior o dorsal	En la zona «trasera» del cuerpo.
Plano sagital	**Lateral izquierda**	En la zona lateral izquierda del cuerpo.
	Lateral derecha	En la zona lateral derecha del cuerpo.
	Medial o interna	En la línea media del cuerpo.
Plano transversal	**Superior, craneal o cefálica**	En la zona más próxima a la cabeza.
	Inferior o caudal	En la zona más alejada de la cabeza.

. . . .
¡*Tenlo* en cuenta!

Además de los términos que derivan directamente de los planos y ejes corporales, también se utilizan otros. Un ejemplo es la pareja **superficial y profundo**, que identifican lo cerca o lejos que está una estructura de la superficie del cuerpo. Otro ejemplo es la pareja **palmar y plantar**, que se utilizan en manos y pies.

Todos estos términos se aplican de forma muy habitual, con finalidades diversas. Por ejemplo:

- Concretar la **ubicación** de una estructura anatómica o de una lesión: «la columna vertebral es medial», «el brazo derecho está situado en la zona lateral derecha del cuerpo» o «la herida se localiza en la zona palmar de la mano derecha».

- Hacer una **descripción comparativa**: «el estómago tiene posición cefálica con respecto al intestino», «el estómago es ventral al diafragma» o «el esófago es dorsal a la tráquea y el corazón».

- Describir la **dirección y el sentido de ciertos movimientos**: «el masaje en la pierna se debe aplicar comenzando desde la zona distal y avanzando hacia la proximal» o «en el colon descendente el quilo avanza en dirección caudal».

. . . .
Actividades

2. ¿Por qué se define una posición anatómica estándar? ¿Qué utilidad tiene?

3. Relaciona cada plano de referencia con las dos partes en que divide el cuerpo:
   - Planos: *transversal, frontal, sagital.*
   - Partes en que divide el cuerpo: *ventral y dorsal, derecha e izquierda, craneal y caudal.*

4. Cita un órgano o una parte del cuerpo que sea, respecto del estómago:
   a) Cefálico.
   b) Caudal.
   c) Dorsal.
   d) Medial.
   e) Lateral izquierdo.
   f) Superficial.

5. Copia las siguientes frases. Al hacerlo, corrige las que sean falsas para que pasen a ser verdaderas:
   a) El codo es distal a la muñeca.
   b) La columna vertebral es caudal a los pulmones.
   c) El esternón está en posición medial.
   d) Los pulmones están en posición anterior con relación a los intestinos.

2.3. Posiciones y movimientos del cuerpo

En algunos casos es necesario saber nombrar de forma correcta las *posiciones* del cuerpo y sus *movimientos*.

2.3.1. Las posiciones del cuerpo

El cuerpo se puede colocar en muchas posiciones distintas. Algunas de ellas reciben una denominación concreta, ya que se utilizan de forma habitual.

Algunas de las aplicaciones son la denominación de posiciones para realizar exploraciones clínicas o pruebas diagnósticas, de posiciones indicadas o contraindicadas para personas que sufren ciertas patologías, etc.

Las posiciones corporales más habituales son las siguientes:

Posición	Descripción	Imagen
Bipedestación	De pie	
Sedestación	Sentada	
Decúbito supino		
Decúbito prono	Tumbada	
Decúbito lateral (derecho o izquierdo)		

Hay además otras posiciones; la tabla siguiente recoge algunas de las más comunes.

Posición	Descripción	Imagen
Semiprona o **de Sims**	Posición intermedia entre el decúbito prono y el lateral. El tronco se estabiliza apoyándolo sobre almohadones o sobre sus extremidades.	
Semisentada o **de Fowler**	En decúbito supino, pero con el tronco y la cabeza elevados unos 45°.	
Semi-Fowler	En decúbito supino, pero con el tronco y la cabeza elevados unos 30° y las piernas inclinadas unos 30° hacia abajo.	
Trendelenburg	En decúbito supino, pero con las extremidades inferiores elevadas unos 30°.	
Trendelenburg invertido o **Morestin**	En decúbito supino sobre un plano inclinado unos 30°, con la zona cefálica más elevada que la zona caudal.	
Fetal	En decúbito lateral, con la columna y las rodillas flexionadas.	

2.3.2. El movimiento del cuerpo

Los términos más habituales para expresar movimientos del cuerpo son los que recoge la tabla siguiente.

Movimiento	Significado	Ejemplo
Flexión	Disminuir el ángulo formado por una articulación.	Flexión y extensión del codo.
Extensión	Aumentar el ángulo formado por dos o más huesos.	
Abducción	Alejamiento de una extremidad del eje del cuerpo.	Abducción y aducción del hombro.
Aducción	Acercamiento de una extremidad hacia el eje del cuerpo.	

Movimiento	Significado		Ejemplo
Supinación	Girar el antebrazo hacia arriba.	Supinación y pronación del antebrazo.	
Pronación	Girar el antebrazo hacia abajo.		
Rotación	Giro alrededor de su propio eje.	Rotación del brazo.	
Circunducción	Movimiento de cono alrededor de su propio eje.	Circunducción del brazo.	

Actividades

6. Describe cómo estará una persona que se encuentra en posición de:

   a) Decúbito supino.

   b) Decúbito prono.

   c) Decúbito lateral derecho.

   d) Sedestación.

   e) Sims.

   f) Fowler.

7. Di cómo se denominan los movimientos siguientes:

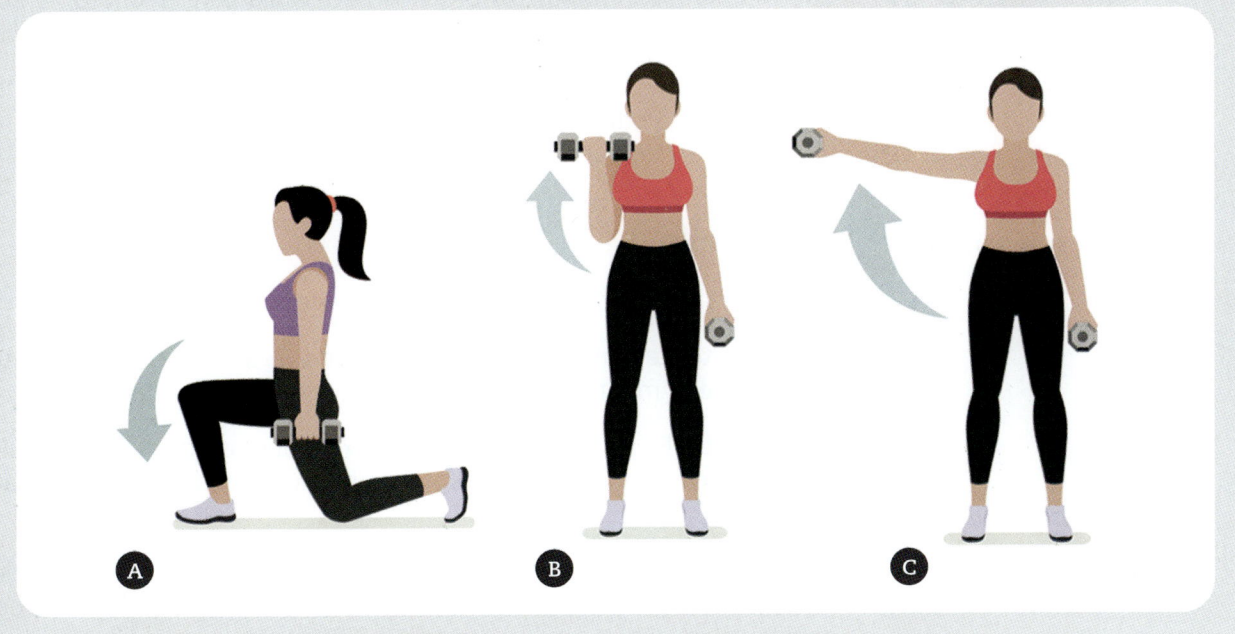

A   B   C

2.4. Anatomía descriptiva

El estudio de la anatomía se puede realizar desde dos perspectivas:

- **Por sistemas y aparatos**. Por ejemplo, describir todas las estructuras que forman el aparato digestivo o el sistema inmunológico, aunque estén ubicadas en distintas zonas del cuerpo.

- **Por regiones anatómicas**. Por ejemplo, describir todas las estructuras anatómicas que encontramos en una determinada región anatómica: en la cara, en el tórax, etc.

En las próximas unidades estudiaremos la anatomía del cuerpo humano por sistemas y aparatos, pero antes es interesante que hagamos una primera aproximación aplicando la anatomía regional. Para hacerlo, partimos de las tres regiones básicas del cuerpo humano: *cabeza*, *tronco* y *extremidades*.

2.4.1. La cabeza

La subdividimos en tres zonas: *cráneo*, *cara* y *cuello*.

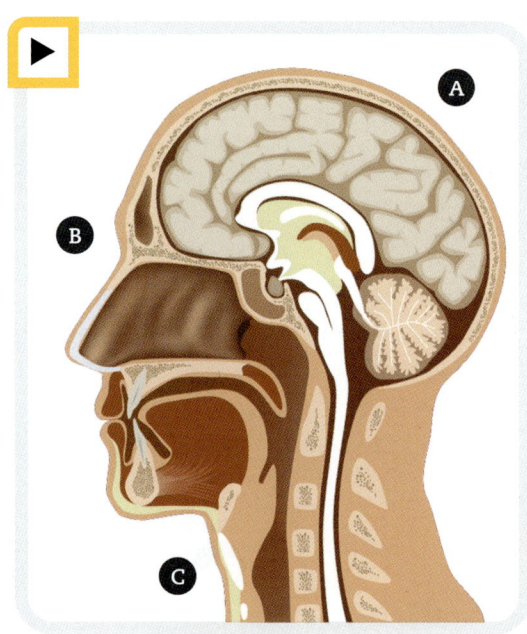

Fig. 2.4.
La cabeza, con el cráneo (a),
la cara (b) y el cuello (c).

>> El cráneo

El cráneo está en la zona posterior de la cabeza. Está formado por una cubierta ósea, en cuyo interior hay una cavidad: la **cavidad craneal.**

En esta cavidad se localiza el encéfalo, que es el principal centro nervioso del organismo y que controla prácticamente todas sus funciones.

>> La cara

La cara está en la parte anterior de la cabeza. En ella encontramos los órganos necesarios para el olfato, la audición, la visión y el gusto. También el inicio de los tubos digestivo y respiratorio.

Podemos identificar distintas regiones en ella: nasal, frontal, mandibular, etc.

>> El cuello

El cuello es una estructura de *soporte* y *tránsito*.

- **Soporte**. La zona cervical de la columna vertebral y una musculatura potente lo mantienen erguido y le permiten sostener la cabeza.

- **Tránsito**. En su interior hay diversos «conductos» que llevan impulsos nerviosos, sangre, alimentos y aire (nervios, arterias, venas, esófago, laringe).

En esta zona se localizan las glándulas endocrinas tiroidea y paratiroideas, y también el aparato fonador, gracias al cual el ser humano puede hablar.

2.4.2. El tronco

En la zona anterior del tronco diferenciamos entre *t*órax y *abdomen*. La zona posterior es el *dorso*.

➤➤ El tórax

Es la zona anterior craneal del tronco, protegido por las costillas y delimitado caudalmente por el diafragma.

En él podemos distinguir varias regiones:

- **Clavicular derecha e izquierda**. Están en la mitad superior del tórax, a derecha e izquierda (a la altura de las clavículas).

- **Costal derecha e izquierda**. Están en la mitad inferior del tórax, a derecha e izquierda (a la altura de las costillas).

- **Esternal**. Está en la zona media, donde se localiza el esternón.

En el interior del tórax está la **cavidad torácica**, en la cual se alojan los pulmones y el corazón. La zona en la que se localiza el corazón se denomina **mediastino** y en ella encontramos también la tráquea, el esófago y los grandes vasos que entran y salen del corazón.

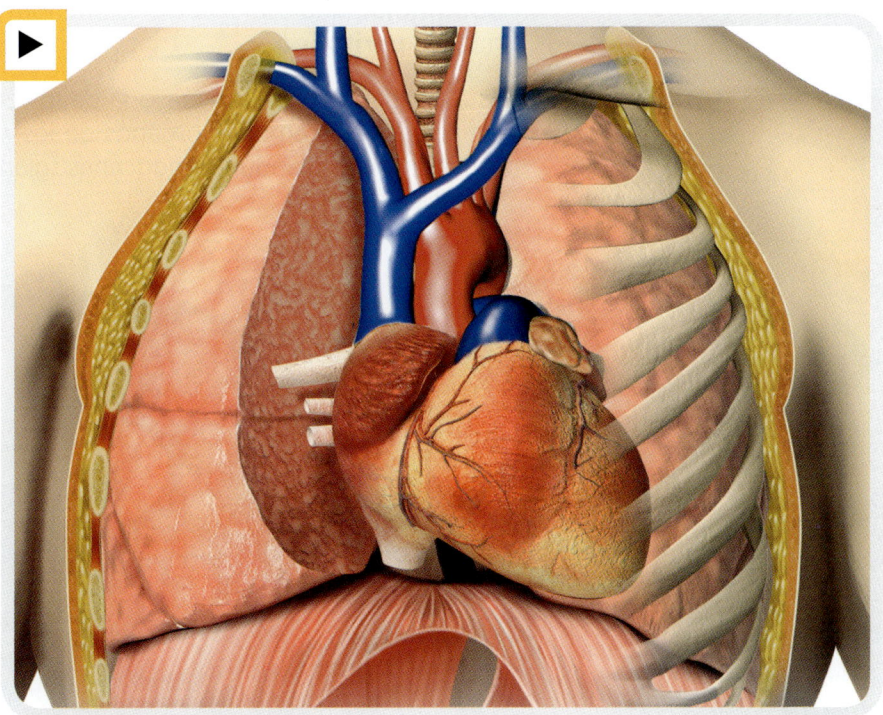

Fig. 2.5.
La cavidad torácica.

➤➤ El abdomen

Es la zona anterior caudal del tronco. Se divide en distintas regiones; los dos sistemas que se usan más a menudo para hacerlo son el modelo de *cuatro cuadrantes* y el modelo *de nueve áreas*.

- **Modelo de los cuatro cuadrantes**. Los cuadrantes se crean mediante la intersección de los ejes transversal y sagital, con el ombligo en el punto de intersección. Se obtienen los cuadrantes superior e inferior derechos y superior e inferior izquierdos.

- **Modelo de las nueve áreas**. Divide el abdomen en las nueve áreas que podemos ver en la siguiente imagen: hipocondrios derecho (a) e izquierdo (b), epigastrio (c), flancos derecho (d) e izquierdo (e), umbilical (f), fosas ilíacas derecha (g) e izquierda (h) e hipogastrio (i).

Fig. 2.6.
Modelos de los cuatro cuadrantes (A) y de las nueve áreas (B).

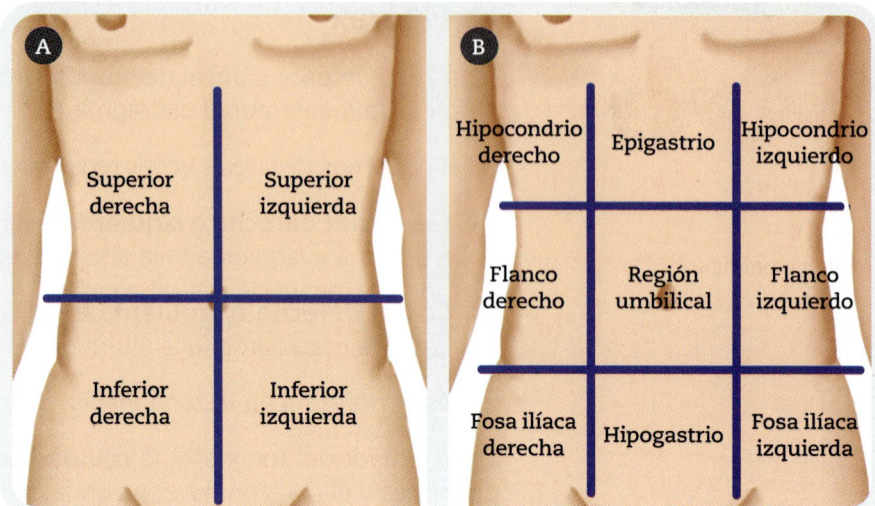

El abdomen está formado por una capa muscular que delimita la **cavidad abdominal**, que está recubierta interiormente por una membrana denominada **peritoneo**.

Esta cavidad contiene la mayoría de los órganos digestivos y sus glándulas anexas, así como los órganos de los aparatos urinario y reproductor. También tiene glándulas endocrinas (glándulas suprarrenales) y órganos linfoides (bazo).

Fig. 2.7.
La cavidad abdominal.

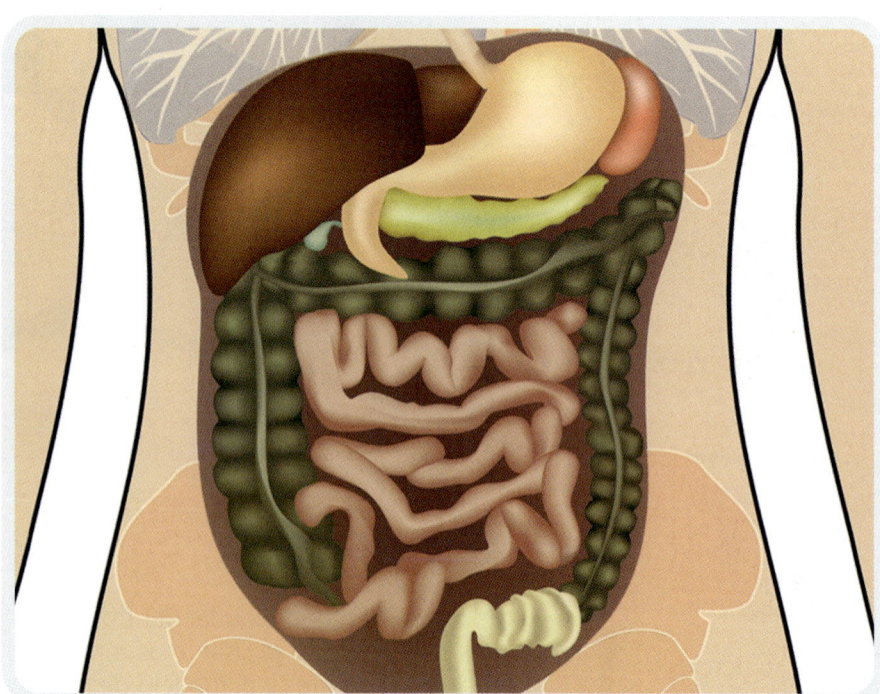

¡**Tenlo** *en cuenta!*

La cavidad abdominal es la única cavidad que no tiene un recubrimiento óseo de protección que delimite la cavidad.

Podemos dividir la cavidad abdominal de dos formas distintas, según el criterio que apliquemos: *cavidad abdominal y cavidad pélvica*, o bien *cavidad intraperitoneal y cavidad extraperitoneal*.

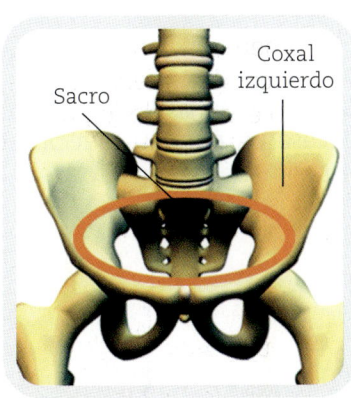

Fig. 2.8.
Cintura pélvica.

> **Cavidad abdominal y cavidad pélvica**

La cintura pélvica está delimitada por los coxales derecho e izquierdo y el sacro. Permite establecer una diferenciación entre:

- **Cavidad abdominal**. Es la zona de la cavidad abdominal craneal a la cintura pélvica. Contiene las vísceras digestivas y sus glándulas anexas: estómago, intestinos, hígado y páncreas.

- **Cavidad pélvica**. Es la zona de la cavidad abdominal distal a la cintura pélvica. Contiene parte del colon, el recto y la vejiga urinaria. En las mujeres, también el útero y la vagina, y en los hombres, la próstata.

> **Cavidad intraperitoneal y cavidad extraperitoneal**

El peritoneo envuelve la cavidad abdominal, pero en la zona dorsal queda un espacio entre esta membrana y la pared muscular, que se denomina cavidad extraperitoneal. En esta cavidad se ubican varias vísceras.

Teniendo esto en cuenta podemos distinguir entre:

- **Cavidad intraperitoneal**. Es la parte de la cavidad abdominal que está envuelta por el peritoneo. Se localiza en la zona ventral de la cavidad.

  En esta cavidad se localizan el estómago y parte de los intestinos, el hígado, el bazo, una pequeña parte del páncreas y los ovarios.

- **Cavidad extraperitoneal**. Es la cavidad que queda entre el peritoneo y la pared muscular del abdomen, en la zona dorsal de la cavidad abdominal.

  En ella están parte de los intestinos y del páncreas, los riñones, la vejiga urinaria y el útero. También están fuera del peritoneo los grandes vasos que hay en esta zona: vena cava inferior y arteria aorta.

» El dorso

Es la zona posterior del tronco, donde podemos distinguir varias regiones:

- **Escapular derecha e izquierda**. Están en zona superior del dorso, a derecha e izquierda (a la altura de las escápulas).

- **Costal derecha e izquierda**. Están en la zona media-baja del dorso, a derecha e izquierda (a la altura de las costillas).

- **Lumbar**. Está en la zona caudal media del torso, a la altura de las vértebras lumbares.

En esta zona se localiza la mayor parte de la columna vertebral, que delimita la **cavidad vertebral**. En esta cavidad se aloja la médula espinal.

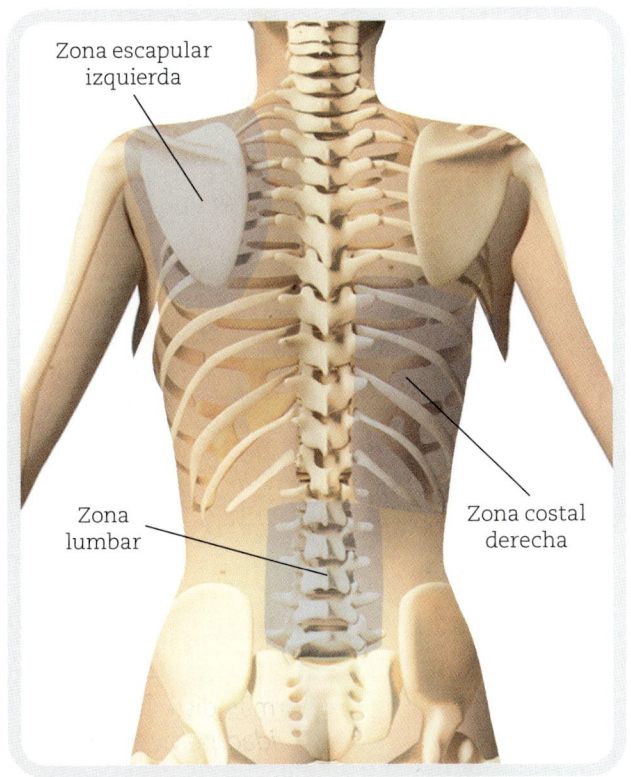

Fig. 2.9.
Zonas del torso.

2.4.3. Las extremidades

En las extremidades encontramos estructuras musculares y óseas, con los vasos sanguíneos y linfáticos y los nervios necesarios para su funcionamiento. No contienen vísceras y su función está limitada a aspectos relacionados con la movilidad.

›› Extremidades superiores

En ellas distinguimos varias regiones:

- **Brazo** o **región braquial**. Es la zona comprendida entre el hombro (o región deltoidea) y el codo.

- **Antebrazo** o **región antebraquial**. Es la zona comprendida entre el codo y la muñeca (o región del carpo).

- **Mano**, con los **dedos.** Es la zona más distal. La parte superior es dorsal y la inferior, palmar.

- **Dedos.**

›› Extremidades inferiores

En ellas distinguimos varias regiones:

- **Muslo** o **región femoral**. Es la zona comprendida entre la articulación coxofemoral (ingle) y la rodilla.

- **Pierna**. Es la zona comprendida entre la rodilla y el tobillo.

- **Pie**, con los **dedos.** Es la zona más distal. La parte superior es dorsal y la inferior, plantar.

En la parte posterior proximal de la extremidad se localiza la región **glútea**.

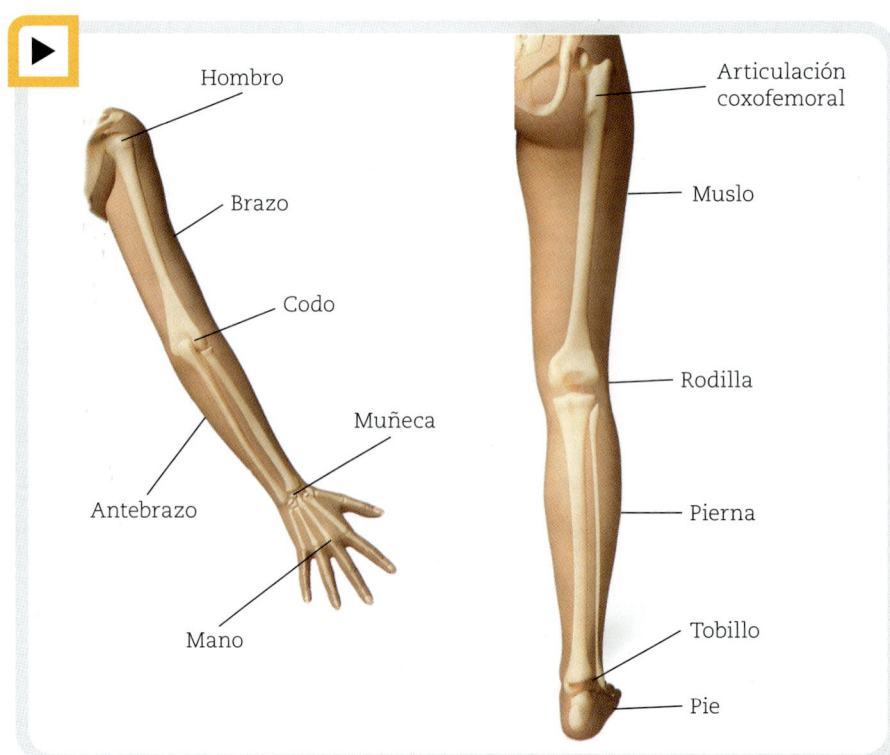

Fig. 2.10.
Principales regiones de las extremidades superiores e inferiores.

Actividades

8. Di el nombre de las regiones marcadas en la imagen siguiente:

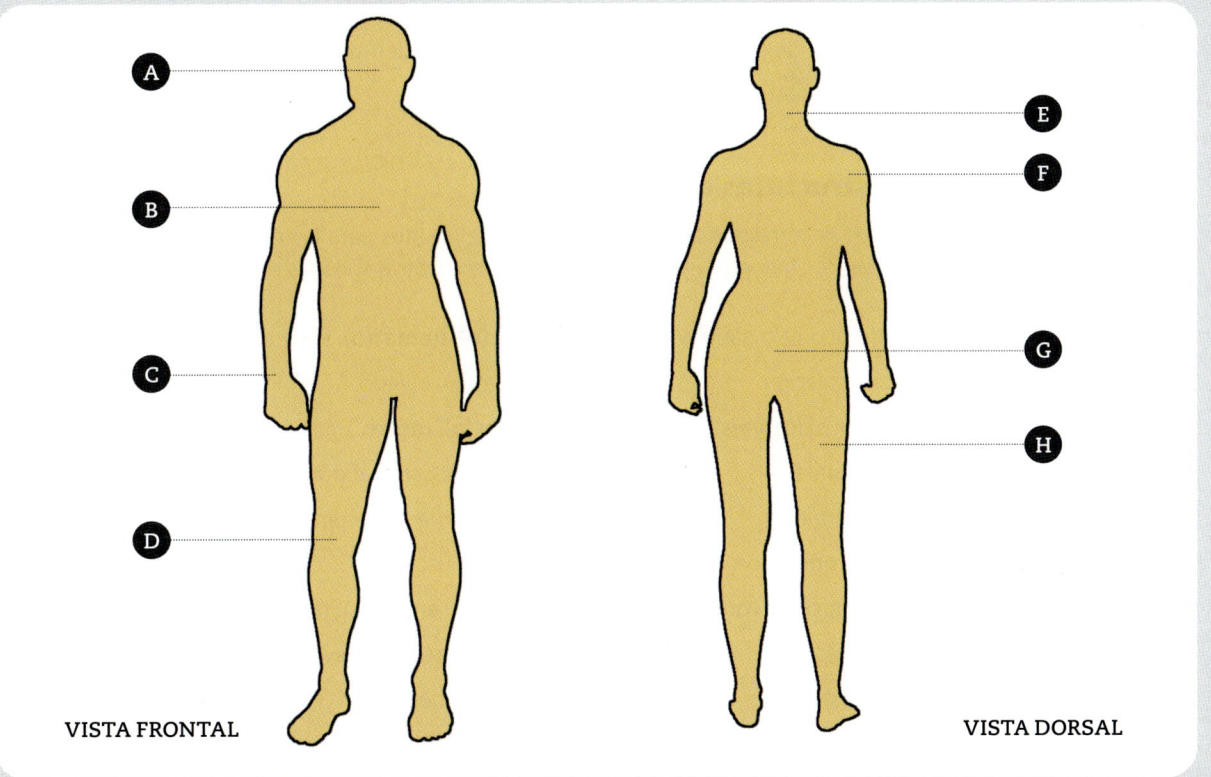

VISTA FRONTAL   VISTA DORSAL

9. Describe la ubicación de las siguientes regiones corporales, aplicando la terminología de la topografía corporal:

a) Clavicular derecha.

b) Esternal.

c) Flanco izquierdo.

d) Escapular izquierda.

e) Antebraquial.

f) Lumbar.

10. Nombra las cavidades del cuerpo humano destacadas en la siguiente imagen e indica cuáles son las estructuras anatómicas más destacadas que encontramos en cada una de ellas.

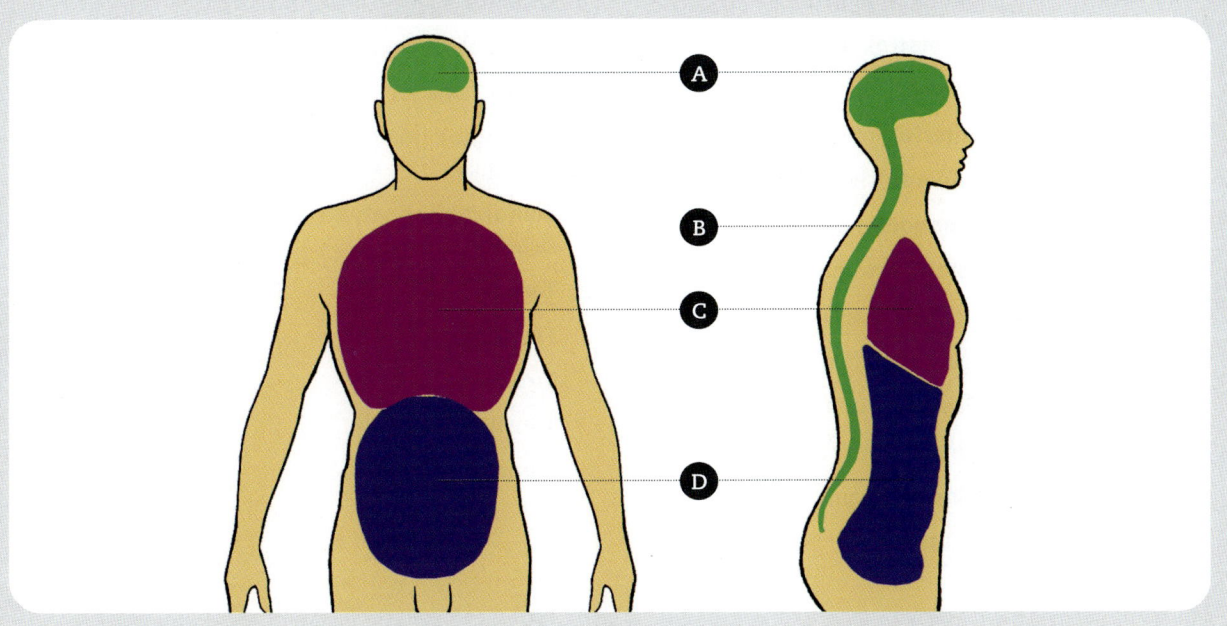

*Para **saber más***

Terminología médica

En medicina se utiliza terminología que se forma a partir de un procedimiento básico: se selecciona una **raíz**, que informa la estructura anatómica o de la función fisiológica, y se le añaden unos **prefijos** o **sufijos** que informan sobre patologías, procedimientos, etc.

Raíces: estructuras anatómicas

Muchas raíces se corresponden con la palabra que usamos para la estructura anatómica (esofag[o]-, faring[o]-, laring[o]-, crane[o]-, etc.); otras son más complicadas:

Aden(o): glándula o ganglio.

Artr(o): articulación.

Auri(o), oto: oído, oreja.

Balan(o): glande.

Blefar(o): párpado.

Bronc(o), bronqui: bronquio.

Cardi(o), cor, cord: corazón.

Cec(o), tifl(o): ciego.

Cervic(o): cuello.

Cist(o), vesic(o): vejiga.

Cleid(o): clavícula.

Cole, bili: bilis.

Colecist(o): vesícula biliar.

Colo: colon.

Colp(o), vagin(o): vagina.

Condr(o): cartílago.

Cost(o): costilla.

Dactil(o), digit(o): dedo.

Dermat(o), derm(a): piel.

Desmo: ligamento.

Enter(o): intestino.

Esplen(o), lien(o): bazo.

Espondil(o): vértebra.

Estom, estomat(o), oro, buco: boca.

Fleb(o), ven(o): vena.

Fren(o): diafragma.

Gastr(o): estómago.

Gingiv(o): encía.

Glos(o): lengua.

Gnat(o): mandíbula.

Hem(o), hemat(o): sangre.

Hepat(o): hígado.

Hister(o), metro: útero.

Lapar(o): pared abdominal.

Miel(o): médula espinal.

Mi(o): músculo.

Nefr(o), ren(o): riñón.

Neum, neumat, neumon(o): pulmón.

Neur(o): nervio.

Ocul(o), oftalm(o): vista, ojo.

Omo: hombro.

Orqui(o), didimo: testículos.

Osque(o): escroto.

Oste(o), ost: hueso.

Palat(o): paladar.

Patela: rótula.

Pleur(o): pleura.

Queil(o): labio.

Raqui(o): columna vertebral.

Rin(o): nariz.

Salping(o): trompa (de Falopio o de Eustaquio).

Sial(o), tial(o): saliva o glándulas salivales.

Ten(o): tendón.

Timo: glándula timo.

Tiro: glándula tiroides.

Tonsil(o): amígdala.

Torac(o): tórax.

Raíces: funciones fisiológicas

Otras raíces se refieren a funciones fisiológicas:

Acusia: audición.

Cardia: latidos del corazón.

Cinesia: movimientos.

Fagia: comer, tragar.

Geusia: sentido del gusto.

Menorrea: menstruación.

Orexis: apetito.

Osmia: olfato.

Pnea/nea: respiración.

Tocos: parto.

Uria: orina/micción.

Prefijos: posición

Algunos prefijos indican posición, como los siguientes:

Ante/retro: delante/detrás. Por ejemplo, el antebrazo es la zona que hay antes del brazo y retrobronquial es lo que está situado detrás de los bronquios.

Endo/exo: interior/exterior. Por ejemplo, las glándulas endocrinas son las que vierten su secreción a la sangre (interior), mientras que las exocrinas son las que la vierten hacia el exterior del cuerpo.

Epi/hipo: arriba/abajo. Por ejemplo: la epidermis es la capa más superficial de la piel (la que está «arriba») y la hipodermis, la más interna (la que está más «abajo»).

Hemi: mitad. Por ejemplo, el hemitórax izquierdo es la mitad izquierda del tórax.

Inter: entre. Por ejemplo, el espacio interpleural es el que está entre las dos pleuras.

Intra: dentro. Por ejemplo, intranasal significa que está dentro de la cavidad nasal.

Peri: alrededor. Por ejemplo, la membrana que envuelve al corazón se denomina pericardio.

• En parejas, buscad palabras que contengan algunas de las raíces y de los prefijos incluidos en las listas anteriores y explicad su significado.

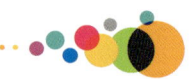

3 Unidad didáctica

El estudio de la enfermedad

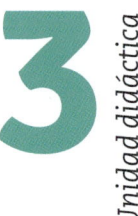

▶ Antes de empezar...

- ¿Qué estudia la patología?
- ¿Qué estudian la etiología, la patogenia y la semiología?

Las ciencias que estudian la enfermedad

La enfermedad se puede estudiar desde distintas perspectivas. Se puede describir la forma en que se desarrolla, la causa que la provoca, la evolución clínica que tiene, el tipo de tratamiento con el que se combate, etc.

Existen varias disciplinas que estudian la enfermedad desde sus distintas perspectivas. Cada una de ellas aporta datos que, conjuntamente, proporcionan una visión global que permite prevenir, diagnosticar y tratar enfermedades.

3.1. Salud y enfermedad

A lo largo de este módulo, además de la anatomía y la fisiología de los distintos aparatos y sistemas del organismo estudiaremos las principales enfermedades que se producen en ellos. Pero primero debemos establecer una diferenciación que quizás no es tan sencilla como parece: ¿qué son la salud y la enfermedad?

3.1.1. La salud

Tradicionalmente la salud se ha definido como la ausencia de enfermedad y la enfermedad como la falta de salud. Pero con el tiempo, el significado de estos conceptos se ha ido matizando.

> La **salud** es, según la Organización Mundial de la Salud (OMS), un estado de completo bienestar físico, mental y social, y no solamente la ausencia de afecciones o enfermedades.

En esta definición vemos que no solo se tiene en cuenta el estado físico, sino también los estados mental y social. Esto se debe a que parte de una concepción integral del ser humano, que se entiende como la suma de tres componentes:

- Un **componente físico o biológico**, que es el propio cuerpo y las estructuras que lo forman.

- Un **componente mental o psíquico**, que incluye todos los aspectos relacionados con el comportamiento y las emociones.

- Un **componente social**, que se refiere a la relación con el entorno social.

» La concepción dinámica de la salud

La concepción de la salud basada en los tres componentes del ser humano no permite mantener la dualidad salud/enfermedad, ya que es imposible asignar qué atributos debería tener cada condición; para resolverlo se plantea una visión dinámica de la salud.

Según esta visión, la salud y la enfermedad forman parte de una misma línea continua. En un extremo de la línea se sitúa el máximo grado de bienestar (físico, mental y social) y en el otro extremo está la muerte.

Entre ambos extremos, a lo largo de la línea, hay distintos grados de bienestar o salud y una zona intermedia neutra, en la cual no se puede definir de forma clara si la situación es de salud o de enfermedad.

Fig. 3.1.
Concepción dinámica de la salud.

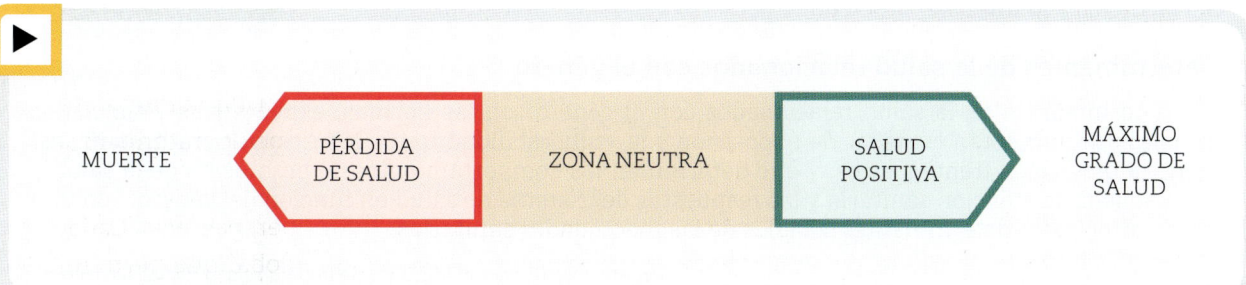

> ### La aplicación de la actual definición de salud

Esta concepción integral y dinámica de la salud determina los planteamientos de los sistemas de salud. Décadas atrás, los sistemas de salud solo se ocupaban del componente físico o biológico de la salud, mientras que en la actualidad plantean sus intervenciones de forma integral e interdisciplinaria, para atender los tres componentes de la salud.

>> Los determinantes de la salud

El nivel de salud de una persona está influido por un conjunto de factores muy diversos.

> Los **determinantes de la salud** son los distintos factores que influyen en el nivel de salud de una persona.

Podemos identificar cuatro grupos de determinantes de salud: la *biología humana*, el *medio ambiente*, el *sistema sanitario* y el *estilo de vida*, que explicamos a continuación. Existen otras clasificaciones posibles, que establecen otras categorías de determinantes. Entre ellas podemos destacar dos categorías establecidas por la OMS: los determinantes sociales de la salud y los determinantes de la salud relacionados con el género (DOC. 3.1).

> ### La biología humana

La biología humana resulta determinante básicamente en los siguientes aspectos:

Documento 3.1

Algunos grupos de determinantes utilizados por la OMS

Determinantes sociales de la salud

Los determinantes sociales de la salud son las circunstancias en que las personas nacen, crecen, viven, trabajan y envejecen, incluido el sistema de salud. Esas circunstancias son el resultado de la distribución del dinero, el poder y los recursos mundiales, nacionales y locales, que depende a su vez de las políticas adoptadas.

Los determinantes sociales de la salud explican la mayor parte de las inequidades sanitarias, esto es, de las diferencias injustas y evitables observadas en y entre los países en lo que respecta a la situación sanitaria.

En respuesta a la creciente preocupación suscitada por esas inequidades persistentes y cada vez mayores, la Organización Mundial de la Salud estableció en 2005 la Comisión sobre Determinantes Sociales de la Salud, para que ofreciera asesoramiento respecto a la manera de mitigarlas. En el informe final de la Comisión, publicado en agosto de 2008, se proponen tres recomendaciones generales:

1. Mejorar las condiciones de vida cotidianas.
2. Luchar contra la distribución desigual del poder, el dinero y los recursos.
3. Medición y análisis del problema.

Determinantes de la salud relacionados con el género

Los determinantes de la salud relacionados con el género son las normas, expectativas y funciones sociales que aumentan las tasas de exposición y la vulnerabilidad frente los riesgos para la salud, así como la protección frente a estos, y que determinan los comportamientos de promoción de la salud y de búsqueda de atención sanitaria y las respuestas del sistema de salud en función del género. Son uno de los principales determinantes sociales de las inequidades sanitarias.

Fuente: Organización Mundial de la Salud (*http://www.who.int/es*).

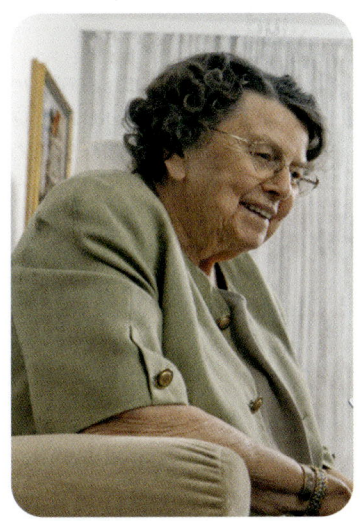

Fig. 3.2.
Algunas enfermedades están relacionadas con la edad, y es más o menos probable padecerlas según la etapa vital.

- La **dotación genética**. La dotación genética que tiene una persona puede ser la causa de que padezca una enfermedad o de que tenga predisposición a padecerla.

- La **edad** y el **sexo**. Estos factores son determinantes para la aparición de algunas enfermedades, y en otras pueden hacer que su evolución sea más o menos positiva.

Estos factores no se pueden modificar, pero se pueden establecer controles o seguimientos individualizados si se detecta un riesgo para la salud asociado a ellos.

Por ejemplo, si a una persona se le diagnostica una enfermedad hereditaria y tiene hijos, la atención sanitaria se extiende a estos y se les realizan pruebas diagnósticas para detectar si sufren o pueden sufrir la enfermedad. No se puede modificar su genética, pero sí intervenir de forma precoz para evitar o retardar la aparición de la enfermedad, o para limitar sus efectos.

> El medio ambiente

El medio ambiente, entendido como todo aquello que rodea a la persona, incluye una amplia variedad de factores. Podemos agrupar estos factores en varias categorías:

- **Físicos**, en su sentido más amplio: ruido, radiaciones, temperaturas, estado de las carreteras y de los edificios, seguridad del transporte, etc.

- **Químicos**, contaminantes químicos en el aire, el agua, los alimentos, etc.

- **Biológicos**, agentes infecciosos presentes en el entorno.

- **Sociales**, condiciones laborales, horarios, presión social o laboral, disponibilidad de vivienda, acceso a la educación, etc.

Este grupo de factores es uno de los más controlados desde un ámbito legal, ya que afectan a toda la población que se ve sometida a ellos y, además, son temas en los que en muchos casos es posible una intervención efectiva.

Existe, por ejemplo, legislación relativa a emisiones de gases, calidad del agua, ruido, higiene alimentaria, seguridad laboral, seguridad vial, habitabilidad, convenios laborales, etc.

> El sistema sanitario

El sistema sanitario incluye a todas las organizaciones e instituciones que tienen como objetivo colectivo mejorar la salud de la población a la que atiende.

La calidad del servicio sanitario que tiene una persona a su disposición es un factor determinante para su nivel de salud.

La influencia sobre la salud de un sistema sanitario no solo se basa en la calidad de los tratamientos que presta, sino también en otros factores relacionados, como el tiempo de espera para una consulta, la capacidad de efectuar seguimientos adecuados, las actuaciones preventivas y las pruebas diagnósticas, las actividades de educación para la salud, etc.

> **El estilo de vida**

En el estilo de vida se incluyen todos los comportamientos personales que pueden influir en la salud, como la dieta que sigue la persona, si practica o no actividad física, si consume sustancias adictivas (drogas, alcohol o medicamentos), etc.

También podemos incluir distintos aspectos psicológicos de la persona, ya que la forma de responder ante las distintas situaciones influye sobre su propio bienestar. Por ejemplo, una predisposición a manifestar ansiedad, agresividad, impaciencia o inseguridad hará que esa persona no tenga un nivel de bienestar tan elevado como otra que es capaz de gestionar lo que le ocurre con más control, paciencia, autoconfianza, etc.

En general, podemos decir que una persona tiene un estilo de vida saludable si sus actividades cotidianas y su actitud vital potencian su salud.

Documento 3.2

Indicadores de salud

Los indicadores de salud son datos que se estudian y cuantifican para determinar el estado de salud de una población. Se utilizan para valorar los servicios de salud y planificar sus actividades; también para comparar distintos sistemas de salud. Algunos ejemplos de indicadores de salud son la esperanza de vida, la mortalidad, la natalidad, etc.

Desde mayo de 2013 el sistema europeo de indicadores de salud se denomina *European Core Health Indicators* (ECHI). La lista incluye 88 indicadores, agrupados en las siguientes categorías:

- Demografía y situación socioeconómica.
- Estado de salud.
- Determinantes de salud.
- Intervenciones de salud: servicios de salud.
- Intervenciones de salud: promoción de la salud.

3.1.2. La enfermedad

La concepción dinámica de la salud parece suprimir el concepto de enfermedad, ya que queda incluido dentro de la escala de niveles de salud o bienestar.

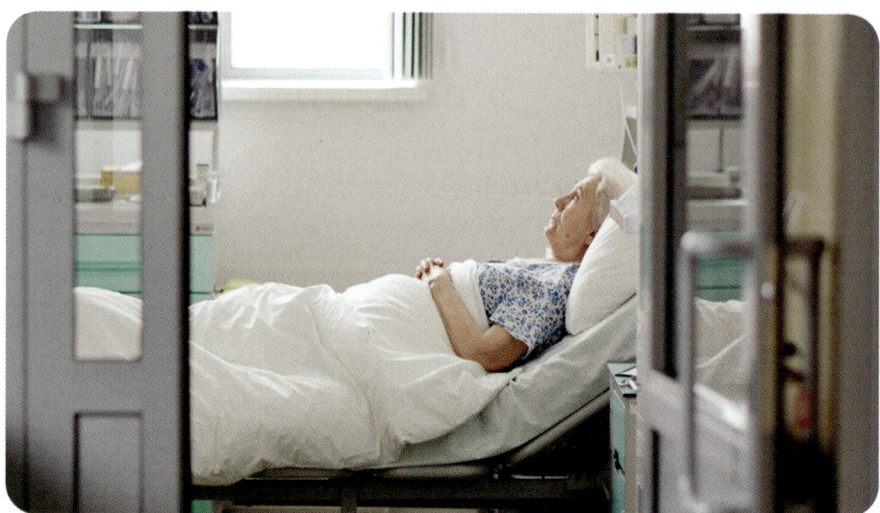

Fig. 3.3.
En medicina la enfermedad es un concepto vinculado al componente físico o biológico del organismo humano.

Pero esto no es así, ya que este concepto mantiene un significado propio, centrado en el componente físico o biológico de la salud.

> Una **enfermedad** es, según la Organización Mundial de la Salud (OMS), una alteración del estado fisiológico en una o varias partes del cuerpo, por causas en general conocidas, manifestada por signos y síntomas característicos y cuya evolución es más o menos previsible.

Por tanto, cuando en el contexto de las ciencias de la salud hablamos de enfermedad nos referimos a una alteración del componente físico o biológico del organismo humano.

Actividades

1. Explica qué es la concepción integral del ser humano. Pon un ejemplo de afectación de cada uno de los componentes que comporte una pérdida del nivel de salud.

2. Valora y compara los estados de bienestar de los siguientes casos, aplicando la concepción integral del ser humano.

   a) Una mujer de 87 años tiene dolor en las articulaciones, lo cual limita, aunque no impide, su movilidad. No tiene otros problemas destacables de salud. Vive con su hijo, su nuera y dos nietos, con los que se lleva muy bien. Cada día sale y realiza distintas actividades, aunque debe usar bastón y cada vez le cuesta más desplazarse sin ayuda.

   b) Un hombre de 34 años debe estar seis meses de reposo porque se ha fracturado la tibia en un accidente de esquí. Ha empezado la rehabilitación y resulta muy dolorosa. Vive solo y está teniendo dificultades para realizar tareas domésticas y de higiene personal; además, está preocupado porque tenía un contrato temporal y teme perder el trabajo.

   c) Una niña de 9 años ha sufrido una caída y tiene una fractura en la muñeca izquierda. Se la han enyesado y puede acudir normalmente a la escuela. Sus amigos le han firmado el yeso y le han escrito muchos mensajes divertidos en él. Su madre y su padre, e incluso su hermano mayor, tienen cuidado de ella y se está librando de hacer las tareas que tiene asignadas en casa.

3. ¿Qué son los determinantes de la salud? Cita los cuatro grupos en que se pueden clasificar.

4. Haz un listado con, al menos, cinco determinantes de la salud e indica como inciden en la salud de una persona.

5. Explica cómo se puede intervenir sobre cada uno de los siguientes determinantes, con el objetivo de mejorar el nivel de salud de una persona. En cada caso, detalla a quién correspondería realizar la intervención.

   a) Contaminación del aire.

   b) Edad.

   c) Dieta.

   d) Distancia del domicilio al centro de atención sanitaria.

6. Elabora una tabla como la siguiente en tu cuaderno y complétala, siguiendo la pauta de los ejemplos incluidos en ella:

	Actuaciones para incrementar el nivel de salud de una persona		
	De personas de su entorno	**Del sistema sanitario**	**De las autoridades**
1	Respetar sus decisiones.	Ofrecer la posibilidad de realizar pruebas de diagnóstico precoz.	Garantizar la seguridad alimentaria de los alimentos que se comercializan.
2	------------	------------	------------
3	------------	------------	------------
4	------------	------------	------------
5	------------	------------	------------

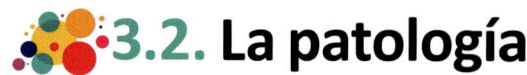

3.2. La patología

La anatomía y la fisiología nos describen la estructura y funcionamiento normal del cuerpo humano. Para saber qué ocurre en él cuando hay una enfermedad recurrimos a la *patología*.

> La **patología** es la rama de la medicina encargada del estudio de la enfermedad.

La patología tiene a su vez varias ramas que estudian distintas vertientes de la enfermedad. Destacamos entre ellas:

- La **etiología**, que estudia las causas de la enfermedad.

- La **patogenia**, que estudia el mecanismo de acción, lo que sucede en el cuerpo desde el primer contacto con el agente etiológico hasta el final de la enfermedad.

3.2.1. Etiología: las causas

> En ciencias de la salud, la **etiología** es el estudio de las causas de las enfermedades.

Las causas de enfermedad pueden ser muy diversas. Una forma en que podemos clasificarlas es teniendo en cuenta su origen; así, podemos agruparlas en las siguientes categorías:

- **Causas exógenas**. La causa es un agente externo identificado. Por ejemplo: una bacteria, un alérgeno, un gas irritante, etc. En este caso decimos que el agente causante es el **agente etiológico** de la enfermedad. Muchos de los agentes externos causantes de enfermedad son microorganismos; en relación con ellos es interesante distinguir entre:

  - **Microorganismo patógeno**. Es un microorganismo que causa una determinada enfermedad. Si penetra en un organismo, provocará esa enfermedad. Por ejemplo, si el virus de la gripe infecta a una persona le causará la gripe.

  - **Microorganismo oportunista**. El microorganismo no es patógeno, pero puede provocar una enfermedad si el sistema inmunitario de la persona no funciona correctamente.

- **Causas endógenas**. La causa está en el propio organismo, como ocurre en el caso de un déficit enzimático (intolerancia a la lactosa), una alteración hormonal (diabetes), ciertas malformaciones, etc.

- **Causas ambientales**. La enfermedad se debe a la exposición continuada a determinadas condiciones ambientales: respirar cotidianamente aire altamente contaminado, repetir un mismo movimiento durante toda la jornada laboral, etc.

En algunos casos la enfermedad se acaba desarrollando por la coincidencia de varias causas; decimos entonces que es una **enfermedad multifactorial**. Por ejemplo, si se debe a la confluencia de una alteración hereditaria con una determinada condición ambiental, o a la simultaneidad de varias condiciones ambientales.

3.2.2. Patogenia: mecanismo de acción

La **patogenia** estudia el conjunto de mecanismos biológicos, físicos o químicos por los cuales se desarrolla la enfermedad.

Se centra en la forma en la que se genera la enfermedad: cómo penetra un agente patógeno en el organismo, qué tipos celulares se ven afectados y cómo, qué respuesta genera el organismo, cómo se extiende la enfermedad, etc. El DOCUMENTO 3.3 muestra la patogenia de la gripe, simplemente como ejemplo del tipo de información que proporciona el estudio de la patogenia. El conocimiento de todos estos datos permite prever la evolución de la enfermedad e identificar cuáles serán las pautas de tratamiento más seguras y eficaces.

Fig. 3.4.
Cada agente causante de enfermedad actúa según un mecanismo de acción característico, que determina cómo serán las manifestaciones clínicas de la enfermedad que provoca.

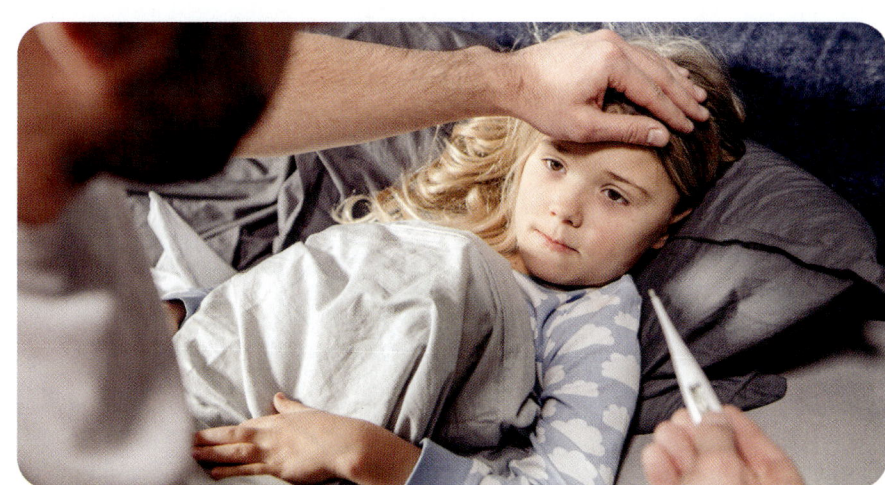

Documento 3.3

Patogenia de la gripe

El virus gripal produce infecciones respiratorias caracterizadas por su gran contagiosidad. El virus llega a la mucosa respiratoria, generalmente por vía aérea y excepcionalmente por contacto, manos sucias u objetos recientemente contaminados, donde, si no es neutralizado por la acción de los anticuerpos locales de infecciones anteriores, por los inhibidores inespecíficos contenidos en el moco (ácido neuramínico) o eliminado por el sistema mucociliar, se fija en los receptores mucoproteicos de las células del epitelio respiratorio, penetra y se replica en su interior. Posteriormente se difunde con contigüidad, dando lugar a un proceso inflamatorio con necrosis del epitelio ciliado del tracto respiratorio superior.

El periodo de incubación varía de uno a tres días, durante el cual el virus se replica y elimina al exterior. La concentración de virus en el tracto respiratorio aumenta en las primeras 24 horas y después de un periodo de estabilización decrece rápidamente, coincidiendo con la liberación del interferón. Durante el proceso de replicación intracelular se produce la necrosis del epitelio ciliado y su descamación a la luz de los bronquios. En algunos casos se puede afectar el tracto respiratorio inferior (bronquios, bronquiolos y alveolos), y solo raramente se produce su paso a la sangre, o sea una fase de viremia.

Como consecuencia de la infección aparecen en el suero anticuerpos neutralizantes frente a los antígenos superficiales específicos de subtipo y de cepa que persisten durante muchos años y anticuerpos fijadores de complemento frente a los antígenos profundos que son específicos de tipo y persisten pocos meses. También aparecen anticuerpos locales (IgA secretora) en la saliva, esputos, secreción nasal y mucosa respiratoria, que persisten durante menos tiempo, protegen durante unos dos años frente a las cepas que presenten variaciones mayores, pero poco tiempo frente a las cepas que presentan variaciones menores.

Fuente: *http://www.uco.es*

3.2.3. Clasificación de las enfermedades

La etiología y la patogenia están estrechamente relacionadas, y por ello a menudo se utiliza el término de **etiopatogenia**. Teniendo en cuenta ambos conceptos, se puede establecer una clasificación de las enfermedades; veamos a continuación las más comunes de las *exógenas* y de las *endógenas*.

❯❯ Enfermedades exógenas

La causa de estas enfermedades es un agente externo identificado. Según el tipo de agente podemos distinguir entre:

- **Enfermedades infecciosas** o **infecciones**. Están directamente causadas por un microorganismo (bacteria, virus, etc.). Según el tipo de agente distinguimos entre infección vírica, infección bacteriana e infección fúngica o micosis.

Fig. 3.5.
Los microorganismos patógenos se transmiten de unas personas a otras. A veces lo hacen de forma directa (la enfermedad se contagia de una persona a otra); en otras, como en la imagen, por medio de elementos (agua, alimento, superficie, etc.) que actúan como reservorios..

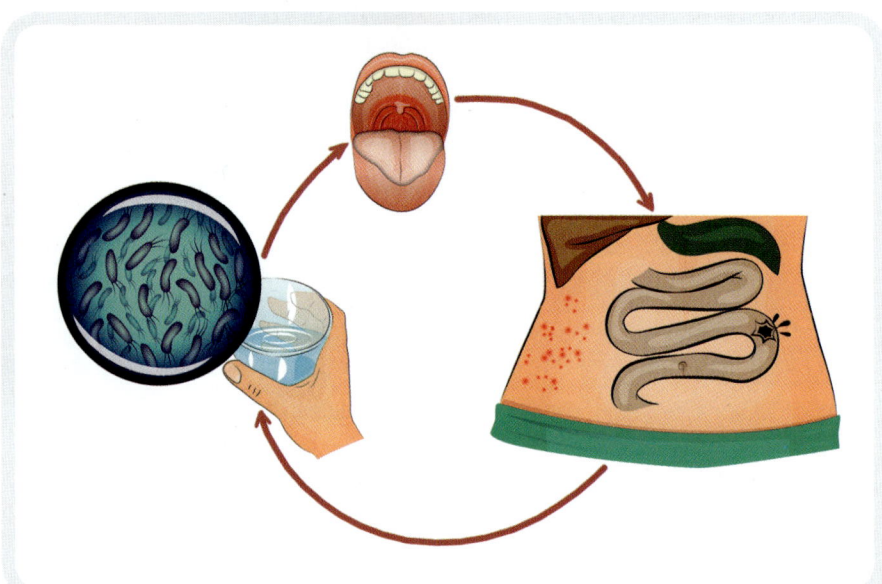

- **Intoxicaciones**. Se deben a la acción de un agente tóxico, que es una sustancia química capaz de producir lesiones (por ejemplo, una intoxicación por monóxido de carbono).

  Cuando el agente tóxico es secretado por un organismo vivo se le denomina **toxina** (por ejemplo, la toxina botulínica).

- **Toxiinfecciones**. Algunos microorganismos producen la enfermedad combinando la acción del propio microorganismo (infección) a la que producen las toxinas que secretan (intoxicación); en este caso hablamos de una **toxiinfección**. Las más comunes con las toxiinfecciones alimentarias, como la salmonelosis.

- **Enfermedades parasitarias o parasitosis**. Se deben a la presencia de un parásito en el organismo. El parásito puede ser unicelular (algunos protozoos, como los que causan la malaria o la giardiasis) o pluricelular (algunos helmintos y artrópodos).

  Dentro de los pluricelulares, los helmintos se ubican dentro del organismo (teniasis, triquinosis), mientras que los artrópodos se quedan sobre su superficie (pediculosis, escabiosis).

¡Tenlo en cuenta!

En el caso de los parásitos es más correcto hablar de infestación que de infección.

>> Enfermedades endógenas

Estas enfermedades se desarrollan como consecuencia de una alteración en el propio organismo; la causa puede estar en el propio organismo, aunque también es posible que algunos factores externos incidan en su desarrollo.

Podemos distinguir entre:

- **Neoplasias**. Son masas anormales de tejido que crecen más que el tejido normal y que no actúan coordinadamente con este. Pueden ser benignas o malignas (cáncer).

  Aunque todas ellas tienen un mecanismo básico de acción similar, las causas que pueden desencadenarlas son diversas: algunos virus, agentes químicos, alteraciones genéticas, etc.

- **Enfermedades metabólicas**. Se deben a alteraciones en el metabolismo que impiden que este se produzca normalmente. Las causas más comunes son la falta o el exceso de algún enzima u hormona, como ocurre en el caso de la diabetes o en las intolerancias alimentarias.

- **Enfermedades autoinmunes**. El sistema inmunitario ataca a células de su organismo, porque debido a alguna alteración no las identifica como propias.

- **Inmunodeficiencias**. Se deben a una anomalía en el sistema inmunitario, que hace que este no responda ante la presencia de agentes patógenos.

- **Enfermedades genéticas**, que pueden ser hereditarias o adquiridas. Se deben a una alteración del material genético.

- **Enfermedades congénitas**. Se manifiestan desde el momento del nacimiento. Pueden ser enfermedades genéticas, pero también se pueden deber a trastornos ocurridos durante el desarrollo embrionario o en el parto.

¡*Tenlo* en cuenta!

En las neoplasias malignas, algunas células neoplásicas pueden pasar a la circulación sanguínea o linfática, circular por el organismo y generar tumores en otros órganos o tejidos. Este fenómeno se denomina **metástasis**.

Actividades

7. Di cómo se denomina la ciencia que estudia:
   a) Las causas de la enfermedad.
   b) El mecanismo de acción del agente o factor patógeno causante de una enfermedad.

8. Para cada uno de los siguientes trastornos de salud, indica si la causa es endógena, exógena, ambiental o multifactorial.
   a) Trastornos digestivos por ingestión de lactosa por parte de una persona con intolerancia a este carbohidrato.
   b) Gripe.
   c) Crisis asmática grave en una persona con asma durante un episodio de contaminación ambiental elevada.
   d) Reacción cutánea debida al contacto con una sustancia a la cual la persona es alérgica.
   e) Dificultades respiratorias causadas por la inhalación de humo durante un incendio.
   f) Tendinitis en un hombro por repetición de un mismo movimiento durante la jornada laboral.

3.3. Signos y síntomas

Las enfermedades tienen una serie de manifestaciones clínicas que son consecuencia de la acción de los agentes causales en el organismo y de la respuesta de este ante la agresión.

3.3.1. La semiología

La **semiología** es el estudio de las manifestaciones clínicas de las enfermedades.

Las manifestaciones clínicas pueden ser:

- **Signos**. Son datos objetivos y, en general, cuantificables.
  - **Cuantificables**: fiebre, taquicardia, hipotensión, hipercolesterolemia, nivel bajo de eritrocitos, hipoglucemia, etc.
  - **No cuantificables**: edema, úlcera, hematoma, etc.
- **Síntomas**. Son sensaciones que describe la persona: mareo, dolor, somnolencia, malestar general, vértigo, sensación de debilidad, etc.

Algunos signos o síntomas son característicos de una determinada enfermedad y permiten identificarla rápidamente. Pero en general, es necesario recopilar información sobre el conjunto de signos y síntomas que presenta una persona para aproximarse a la enfermedad que padece.

El conjunto de signos y síntomas que manifiesta una persona se denomina **cuadro clínico**.

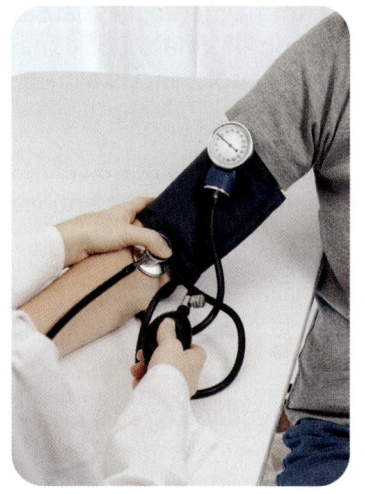

Fig. 3.6.
Una alteración de la tensión arterial es un signo cuantificable.

¡*Tenlo* en cuenta!

Hay signos y síntomas que se manifiestan conjuntamente con cierta frecuencia, aunque a menudo no es posible asociarlos a una enfermedad o a una causa concretas. En este caso hablamos de síndrome.

» Manifestaciones sistémicas y manifestaciones localizadas

Las manifestaciones clínicas, tanto los signos como los síntomas, pueden ser:

- **Sistémicas**. Se perciben en todo el organismo: malestar general, fiebre, cansancio, insomnio, etc.
- **Localizadas**. Se perciben en una zona determinada: úlcera, conjuntivitis, diarrea, dolor en una articulación, etc.

Cabe destacar que las manifestaciones localizadas no necesariamente tienen su causa en la zona afectada. Por ejemplo, una taquicardia se puede deber a una enfermedad cardiaca, pero también a muchas otras causas: fiebre debida a una infección, nerviosismo, hipertensión, etc.

» Manifestaciones generales y manifestaciones específicas

Las enfermedades suelen manifestarse con manifestaciones:

- **Generales**, que no se asocian a un aparato o sistema concretos. La mayoría son sistémicas y comunes a muchos procesos patológicos distintos (malestar, fiebre), aunque algunas pueden afectar localmente (dolor, inflamación).

- **Específicas**, que están vinculadas a sistemas, aparatos u órganos concretos. Por ejemplo, el vómito está relacionado con el aparato digestivo, o una taquicardia con el cardiovascular.

  Algunas de ellas se deben a trastornos de los aparatos o sistemas afectados (estornudo, esguince, etc.), mientras que otras se presentan en muchas enfermedades distintas (náuseas, dolor articular, etc.).

3.3.2. Manifestaciones generales

Estas manifestaciones son inespecíficas y se presentan en muchas enfermedades distintas. Algunas de las más habituales son el *dolor*, la *inflamación* y la *fiebre*.

» El dolor

El dolor es uno de los síntomas más comunes y que con mayor frecuencia llevan a las personas a pedir asistencia sanitaria.

> El **dolor** es una sensación subjetiva de molestia, de intensidad variable, que indica que hay algún tipo de daño en el organismo.

› Tipos de dolor

En función de la forma de aparición y del tiempo de permanencia, podemos agrupar los dolores en dos grandes grupos:

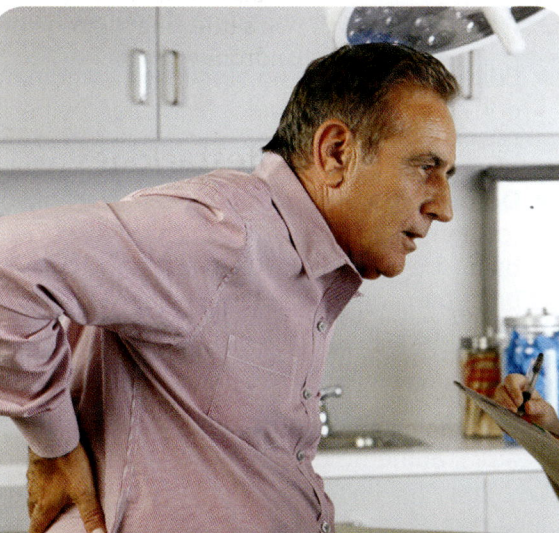

- **Dolor agudo**. Comienza de forma súbita y suele durar menos de una semana, aunque puede llegar hasta un mes.

- **Dolor crónico**. Comienza de forma lenta y se mantiene durante un largo periodo de tiempo.

¡*Tenlo* en cuenta!

> El **umbral de dolor** es la cantidad de estímulo doloroso que es necesario aplicar a una persona para que sienta dolor. La **tolerancia al dolor** es la máxima intensidad y duración de dolor que es capaz de soportar.

Fig. 3.7.
El dolor es un síntoma y, como tal, se percibe de forma subjetiva.

También se establece una clasificación según la zona en la que se genera el dolor:

- **Dolor cutáneo**. Tiene su origen en la piel y el tejido subcutáneo. Se percibe en la superficie de la piel.

- **Dolor somático profundo**. Se origina en ligamentos, articulaciones, tendones, vasos sanguíneos o nervios. Se suele percibir en una zona concreta del cuerpo y aumenta cuando esta se mueve.

- **Dolor visceral**. Se origina en órganos internos del cuerpo. Suele ser un dolor difuso y puede ser diferido, es decir, que se percibe en una zona distinta de la que lo causa.

- **Dolor neuropático**. Es un dolor intenso que se debe a la estimulación directa de un nervio, a menudo por un pinzamiento.

> Valoración del dolor

Es difícil realizar una valoración, ya que existe un componente subjetivo determinante. A pesar de ello, se recopila información mediante distintos modelos de cuestionarios o test, que aporta datos relevantes para el diagnóstico (Doc 3.4).

La obtención de datos sobre la localización, el tipo de dolor (pinchazos, latigazos, etc.), la aparición y duración, la intensidad con que se percibe, etc., permiten realizar una valoración sistematizada.

>> La inflamación

Ante la presencia de un agente externo el sistema inmunitario tiene distintos niveles de respuesta. Uno de los primeros que se pone en marcha es la respuesta inflamatoria.

La inflamación se manifiesta con distintos signos y síntomas:

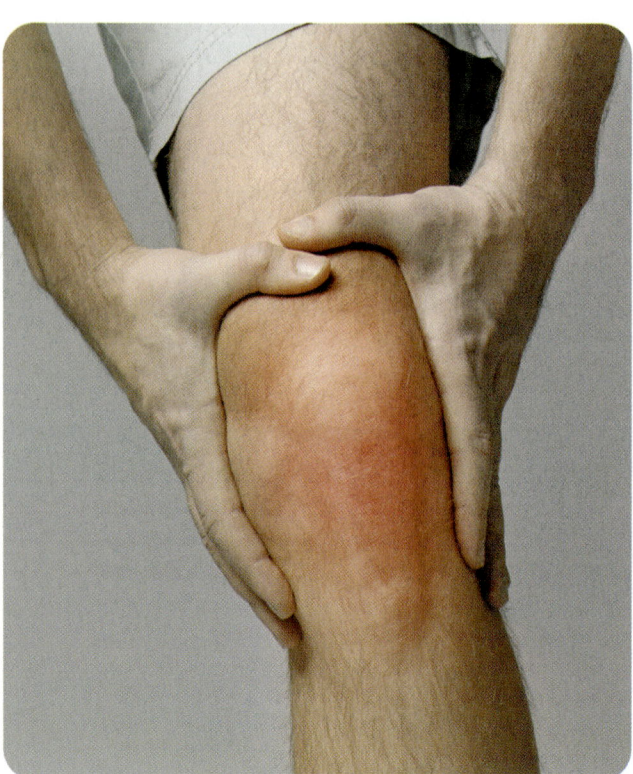

- **Rubor**: enrojecimiento de la zona afectada, por un incremento de la irrigación.

- **Calor**: la zona se nota caliente. También puede aumentar la temperatura corporal (fiebre).

- **Edema**: se observa un aumento de volumen, por acúmulo de líquidos procedentes de la sangre.

- **Dolor**: se activan los receptores nociceptivos (captan estímulos potencialmente nocivos para el organismo), que producen dolor. Es un sistema de alerta para avisar al organismo de la presencia de un agente extraño.

Además de estas manifestaciones clásicas de la inflamación, se pueden observar otras como taquicardia, aumento de la presión arterial, escalofríos, etc.

Fig. 3.8.
La inflamación es fácilmente detectable cuando se produce en la superficie del cuerpo.

Documento 3.4

Cuestionario de McGill

Valora aspectos cuantitativos y cualitativos, pero su uso y su posterior puntuación son algo complejos. Consta de tres partes: cualidad del dolor, localización del dolor y valoración en el momento actual. El siguiente modelo es la versión española de R. Ruiz, M. Pagerols y A. Collado.

Marque los adjetivos o expresiones que definen el dolor que siente:

1
☐ Como pulsaciones
☐ Como una sacudida
☐ Como un latigazo

6
☐ Superficial
☐ Difuso
☐ Que se irradia
☐ Fijo
☐ Interno
☐ Profundo

11
☐ Extenuante
☐ Agotador
☐ Incapacitante

2
☐ Frío
☐ Caliente
☐ Ardiente

7
☐ Adormecimiento
☐ Picor
☐ Hormigueo
☐ Como agujetas
☐ Escozor
☐ Como una corriente

12
☐ Incómodo
☐ Que irrita
☐ Que consume

3
☐ Entumecimiento
☐ Como un pellizco
☐ Agarrotamiento
☐ Calambre
☐ Espasmo
☐ Retortijón
☐ Opresivo

8
☐ Temible
☐ Espantoso
☐ Horrible

13
☐ Deprimente
☐ Agobiante
☐ Que angustia
☐ Que obsesiona
☐ Desesperante

4
☐ Pinchazo
☐ Punzante
☐ Penetrante
☐ Agudo

9
☐ Que marea
☐ Sofocante

14
☐ Constante
☐ Momentáneo
☐ Intermitente
☐ Creciente
☐ Persistente

5
☐ Pesado
☐ Tirante
☐ Como un desgarro
☐ Tenso

10
☐ Que atormenta
☐ Mortificante
☐ Violento

Sombree las zonas donde sienta dolor:

Marque con una (X) sobre la línea, indicando cuánto dolor tiene actualmente:

Sin dolor ⟵ ⟶ Dolor insoportable

» La fiebre

La **temperatura corporal** es el grado de calor del cuerpo.

Se estima que la temperatura corporal normal está alrededor de los 36 °C, medida en la axila. El organismo humano intenta que su temperatura se mantenga lo más próxima posible a la temperatura normal y para conseguirlo, recurre a mecanismos de regulación muy diversos, que generan o eliminan calor, según las necesidades.

¡*Tenlo* en cuenta!

Existen cuatro signos, que denominamos signos o constantes vitales, que tienen un gran importancia, ya que proporcionan información sobre la eficacia de las funciones básicas del organismo y mediante su seguimiento se puede valorar el estado de salud o la evolución de una enfermedad. Los signos vitales son la temperatura corporal, la frecuencia respiratoria, el pulso y la tensión arterial.

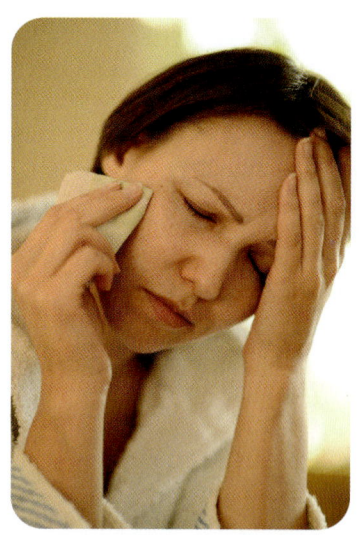

Fig. 3.9.
La fiebre se acompaña de otras manifestaciones, formando del síndrome febril.

Algunos agentes patógenos pueden provocar que la temperatura corporal se eleve sin que el organismo sea capaz de regularla; entonces decimos que la persona afectada tiene *fiebre*.

> La **fiebre** es una temperatura del cuerpo más elevada de lo normal, de hasta 41 °C.

La fiebre aparece principalmente en infecciones y en inflamaciones, aunque se puede deber a otras causas. Se presenta acompañada de otros síntomas y signos, formando el **síndrome febril**.

Los principales signos y síntomas del síndrome febril son:

- **Signos**: taquicardia, taquipnea, reducción de la cantidad de orina, etc.

- **Síntomas**: escalofríos, cansancio, malestar, dolor de cabeza y extremidades, etc.

3.3.3. Manifestaciones específicas

En las próximas unidades estudiaremos la patología de los aparatos y sistemas del organismo. Pero antes de profundizar en ella es interesante conocer los principales signos y síntomas asociados a los distintos aparatos y sistemas.

>> Manifestaciones digestivas

Muchas enfermedades, aunque no tengan su origen en el aparato digestivo, cursan con manifestaciones digestivas como inapetencia, náuseas y vómitos, diarrea o estreñimiento.

>> Manifestaciones respiratorias

Muchas de las manifestaciones respiratorias tienen su causa en enfermedades o alteraciones del aparato respiratorio, como la tos o la expectoración. Pero hay un signo que proporciona una información más amplia sobre el funcionamiento del organismo: la **frecuencia respiratoria** o número de respiraciones por minuto.

Las alteraciones de este parámetro se denominan **taquipnea**, si es superior a lo normal, y **bradipnea**, si es inferior.

Otra manifestación que se puede producir a partir de causas ajenas al aparato respiratorio es la **disnea**, que es la dificultad para respirar o la sensación subjetiva de falta de aire. Se puede deber a problemas respiratorios, pero también a problemas circulatorios o cardiacos, a trastornos de ansiedad, etc.

>> Manifestaciones urinarias

Un parámetro relacionado con la orina que se mide de forma habitual en ciertos controles de salud es el volumen de orina. Las alteraciones se denominan **poliuria**, **oliguria** o **anuria**, según el volumen de orina eliminado sea superior, inferior o muy inferior a lo normal y pueden deberse a distintas enfermedades.

>> Manifestaciones cardiovasculares

Entre las muchas manifestaciones clínicas que puede generar el aparato cardiovascular, y que estudiaremos en la unidad correspondiente, vale la pena destacar aquí dos signos que proporcionan información sobre el estado de salud: el *pulso* y la *tensión arterial*.

- **Pulso**. Son los latidos por minuto del corazón y pueden variar en función de muchos factores (edad, temperatura ambiental, actividad física, etc.). Las alteraciones del pulso se denominan **bradicardia** y **taquicardia**, según estén por debajo o por encima de lo normal.

- **Tensión arterial**. Es la presión producida por la sangre cuando pasa por una arteria. Tiene dos valores: la máxima y la mínima. Las alteraciones se denominan **hipotensión arterial** e **hipertensión arterial**.

>> Manifestaciones neurológicas

Muchas enfermedades incluyen síntomas generales como dolor de cabeza, sensación de mareo, dificultad de concentración, etc.

Aunque estos síntomas son de tipo neurológico, en realidad no suelen responder a alteraciones del sistema nervioso, sino que son manifestaciones habituales en muchas enfermedades. Algunos de ellos forman parte del síndrome febril o se deben a procesos inflamatorios.

Actividades

9. Explica brevemente las diferencias que hay entre:

   a) Enfermedad autoinmune e inmunodeficiencia.

   b) Enfermedad genética y enfermedad congénita.

10. Define *signo* y *síntoma* y pon cinco ejemplos de cada uno.

11. Observa el cuestionario McGill que reproducimos en el DOCUMENTO 3.4 y responde:

    a) ¿Qué tipo de información recoge este cuestionario?

    b) Lee los adjetivos que incluye en el apartado de definición del dolor, intentando comprender cómo es el dolor que define cada uno de ellos. Luego escoge tres de los adjetivos, redacta una descripción para cada uno de ellos y pon al menos un ejemplo de un dolor que se pueda ajustar a esa descripción.

    c) Si dos personas que cumplimentan este cuestionario marcan en la sección de cuantificación la zona más alta de dolor (dolor insoportable), ¿significa que ambas tienen exactamente el mismo dolor?

    d) Una persona que tiene un dolor visceral y en el cuestionario sombrea la zona donde percibe el dolor. ¿Podemos deducir que ese dolor visceral se está originando en el órgano que está situado en la zona sombreada?

12. Cita las cuatro manifestaciones más típicas de las inflamaciones. Explica brevemente a que se debe cada una de ellas.

13. ¿Qué es el síndrome febril? Describe sus principales manifestaciones clínicas.

14. Explica que es la disnea y pon un ejemplo de un trastorno de salud que provoque disnea y no tenga su origen en una enfermedad respiratoria.

15. Cita dos signos relacionados con el aparato cardiovascular. ¿Crees que una alteración de estos signos implica necesariamente que existe una enfermedad cardiovascular? Explica tu respuesta.

3.4. Fases y evolución de la enfermedad

Las distintas enfermedades presentan una serie de fases comunes, que van desde el momento en que el agente o factor patógeno comienza a actuar hasta que, de una u otra forma, la enfermedad termina.

3.4.1. Las fases de la enfermedad

Fig. 3.10.
Fases de la enfermedad.

Las enfermedades se desarrollan en tres fases:

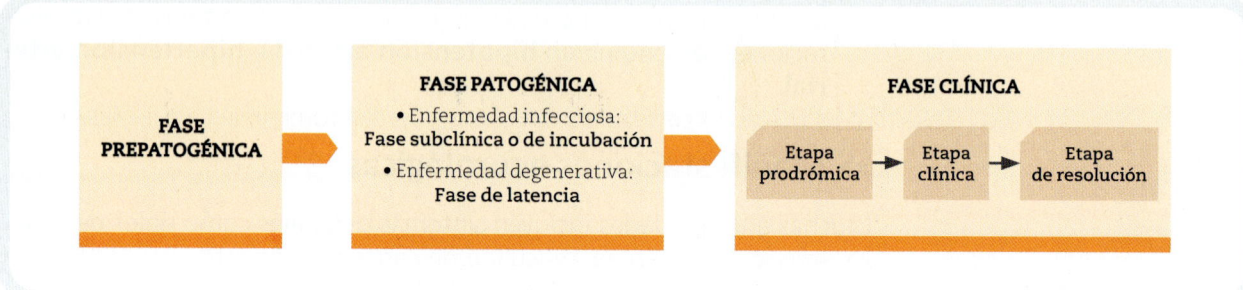

Fig. 3.11.
Durante la fase clínica se producen las manifestaciones clínicas.

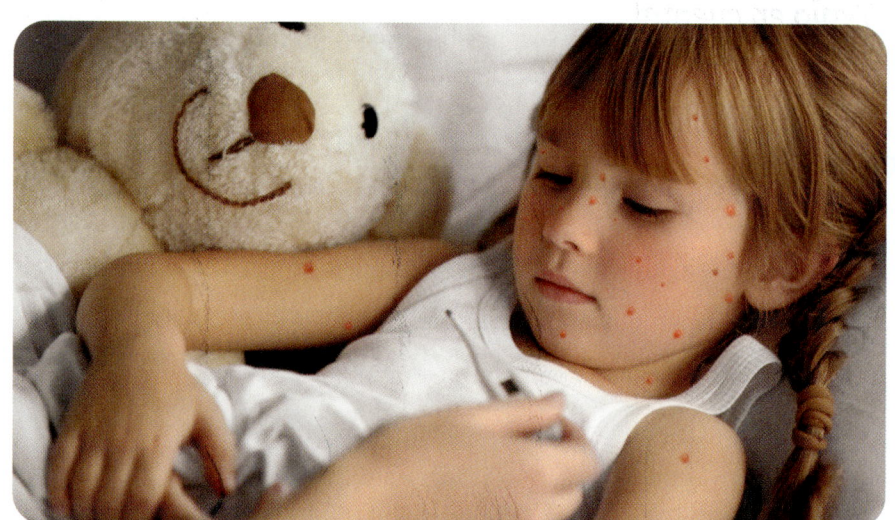

» Fase prepatogénica

La **fase prepatogénica** es aquella en que se desencadena la enfermedad, por la exposición a un agente patológico.

La persona afectada no muestra manifestaciones clínicas, ni tampoco alteraciones a nivel de células, tejidos u órganos.

» Fase patogénica

La **fase patogénica** es aquella en la que el agente patógeno está actuando y ya provoca alteraciones a nivel de células, tejidos u órganos, pero aún no se observan manifestaciones clínicas.

Esta fase recibe nombres específicos en algunos tipos de enfermedades:

- **Periodo de incubación o subclínico**. Se aplica en las enfermedades infecciosas. Es el periodo durante el cual el microorganismo se está multiplicando y desplazando. Es una fase de evolución rápida, que puede durar desde unas horas hasta unos cuantos días.

- **Periodo de latencia**. Se aplica en enfermedades de tipo degenerativo. Es el periodo en el cual la enfermedad ya está en curso pero aún no hay manifestaciones clínicas que permitan detectarla. Puede durar desde unos meses hasta varios años.

>> Fase clínica

La **fase clínica** se inicia cuando la persona comienza a presentar síntomas y signos clínicos.

En la fase clínica podemos diferenciar tres etapas: *prodrómica*, *clínica* y *de resolución*.

> Etapa prodrómica

Aparecen los primeros signos y síntomas, que indican el inicio de la enfermedad.

Estos signos y síntomas se denominan **pródromos** y son inespecíficos: malestar, fiebre, cefalea, etc. Permiten identificar el inicio de una enfermedad, pero no identificar de cuál.

> Etapa clínica

Aparecen los síntomas y signos característicos de la enfermedad, lo que permite identificarla y establecer el tratamiento.

Algunas enfermedades tienen un conjunto de signos y síntomas característico, que permite un diagnóstico directo; en otras no es así y es necesario aplicar técnicas de diagnóstico (análisis, radiografías, etc.) para poder identificarlas.

> Etapa de resolución

Es la etapa final de la enfermedad.

El desenlace de la enfermedad se puede dar de cuatro maneras diferentes:

- Con la **curación completa** de la persona, que recupera el nivel de salud que tenía antes de contraer la enfermedad.

- Con la **curación con secuelas**. Las secuelas son alteraciones orgánicas o funcionales estables, que se mantienen tras la curación y que persisten durante el resto de la vida de la persona. Por ejemplo, la pérdida de una extremidad, dolores, insuficiencia renal, etc.

- Con la **cronificación de la enfermedad**. La enfermedad crónica es aquella que persiste durante más de treinta días y en muchas ocasiones durante toda la vida de la persona afectada.

- Con la **muerte** de la persona.

¡*Tenlo* en cuenta!

Los pródromos suelen ser inespecíficos, aunque hay excepciones. Por ejemplo, los pródromos del parto son claramente identificables y anuncian la proximidad del parto.

3.4.2. La evolución de la enfermedad

La **evolución** es el curso que sigue la enfermedad.

Cada enfermedad tiene una evolución previsible. Por ejemplo, cuando una persona es infectada por la bacteria *Salmonella* la evolución habitual es que haya una fase asintomática que dure entre 8 y 48 horas; a continuación se producen las manifestaciones clínicas (diarrea, dolor abdominal y fiebre) y tras 3-7 días, la persona se recupera.

Pero la evolución real no siempre coincide con la previsible, ya que en cada caso se deben considerar distintos factores: la edad de la persona y las enfermedades previas que pueda tener, el nivel de agresividad del agente o factor y la intensidad de la exposición a él, el tiempo transcurrido hasta que la persona recibe atención sanitaria, la posibilidad de aplicar o no ciertos tratamientos o cuidados, etc.

Fig. 3.12.
La evolución real de una enfermedad depende de muchos factores.

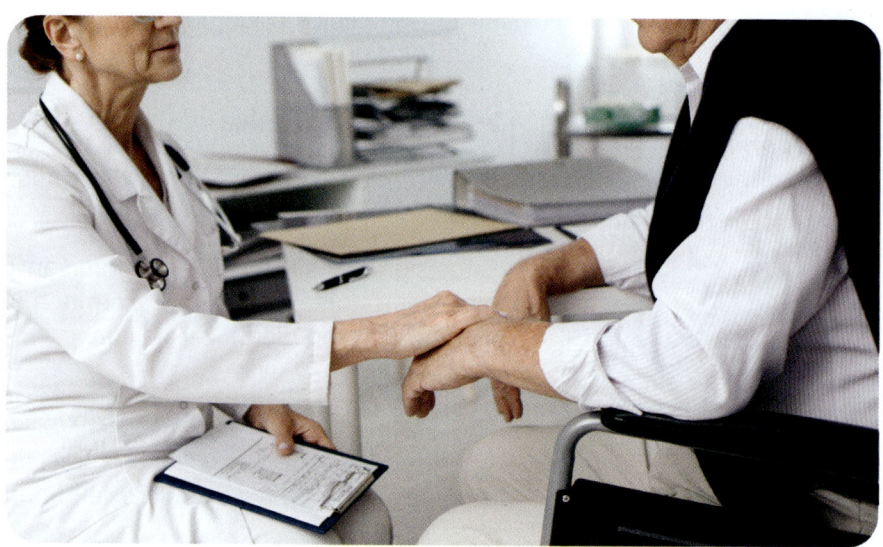

❯❯ El pronóstico

El personal médico, teniendo en cuenta la enfermedad y los factores que intervienen en cada caso, prevé cuál será la evolución real y establece un *pronóstico*.

El **pronóstico** es la previsión sobre cuál será la resolución de la enfermedad en un caso concreto.

El pronóstico se puede expresar de forma:

- **Cuantitativa**. Informa de cómo se han resuelto otros casos equiparables. Por ejemplo, «la supervivencia a cinco años en casos equiparables es del 87%».

- **Cualitativa**. En este caso se utilizan expresiones del tipo:
  - **Favorable**: evoluciona hacia la curación.
  - **Reservado**: variable, puede complicarse.
  - **Ominoso**: evoluciona indefectiblemente hacia la muerte.

¡**Tenlo** en cuenta!

La metástasis es una posible complicación de los cánceres. Consiste en el paso de células cancerosas a la circulación y su implantación en otras zonas del organismo, dando lugar a focos tumorales secundarios.

>> **Las complicaciones**

Durante la evolución de una enfermedad se pueden presentar problemas médicos que compliquen la evolución y dificulten o impidan la curación prevista.

Estos problemas se pueden deber a la propia enfermedad o a su tratamiento (reacción adversa a un medicamento, infección de una herida quirúrgica, etc.), o producirse de forma independiente (contraer una gripe, sufrir una caída, etc.).

> Una **complicación** es un problema médico que se presenta durante la evolución de una enfermedad.

Para cada enfermedad están descritas las complicaciones que se pueden presentar asociadas a ellas o a su tratamiento, lo cual permite prevenirlas en algunos casos o, si esto no es posible, detectarlas y tratarlas de manera precoz.

¡**Tenlo** en cuenta!

Un ejemplo de complicación es la neumonía en menores con sarampión. Está documentado que hasta un 5% de los niños y niñas que tienen sarampión contraen una neumonía y que esta es la principal causa de muerte entre niños y niñas con sarampión. Por tanto, la neumonía es una complicación que se puede producir en estos casos y el personal médico actuará para evitar que se produzca o para tratarla rápidamente en cuanto observe las primeras manifestaciones.

Actividades

16. Indica en qué fase de la evolución de la enfermedad ocurren los siguientes hechos:

a) Aparecen los primeros signos y síntomas, que son inespecíficos e indican el inicio de la enfermedad.

b) La persona afectada no muestra manifestaciones clínicas ni tampoco alteraciones a nivel de células, tejidos u órganos.

c) Aparecen los síntomas y signos característicos de la enfermedad, lo que permite identificarla y establecer el tratamiento.

d) La persona afectada no muestra manifestaciones clínicas, pero sí hay alteraciones a nivel de células, tejidos u órganos.

17. Explica que son los *pródromos* y pon algunos ejemplos.

18. ¿En qué fase de la evolución de la enfermedad se sitúan el periodo de incubación y el periodo de latencia? ¿En qué se diferencian?

19. Explica qué es la evolución de una enfermedad y nombra algunos factores que puedan hacer que esta evolución varíe de unas personas a otras.

20. Define pronóstico. ¿Para una determinada enfermedad, el pronóstico será siempre el mismo? Explica tu respuesta.

21. Di si las siguientes afirmaciones son verdaderas o falsas y argumenta cada una de tus respuestas:

a) Todas las complicaciones son previsibles.

b) Cuando hay secuelas decimos que la enfermedad se ha cronificado.

c) Cada enfermedad tiene una evolución previsible.

d) Una determinada enfermedad tendrá siempre el mismo pronóstico.

3.5. Diagnóstico y tratamiento de la enfermedad

Las personas acuden a los servicios sanitarios durante la fase clínica de la enfermedad. En este momento, a partir de la información que la persona proporciona, de la exploración física y de las pruebas diagnósticas, el personal médico establece un *diagnóstico* y prescribe un *tratamiento*.

3.5.1. El diagnóstico

¡*Tenlo en cuenta!*

El diagnóstico se suele producir en la fase patogénica de la enfermedad.

> El **diagnóstico** es la identificación de la enfermedad.

El procedimiento habitual es que la persona solicite asistencia médica porque experimenta las manifestaciones clínicas de la enfermedad y que el personal médico aplique a partir de ese momento distintas técnicas para conseguir un *diagnóstico*.

❯❯ Técnicas de diagnóstico

Distinguimos dos grupos de técnicas de diagnóstico:

- Las **clínicas**, que se aplican en la consulta sin utilizar pruebas complementarias.

- Las **complementarias**, que se solicitan a partir de la información obtenida mediante las técnicas clínicas.

Técnicas clínicas	Anamnesis
	Examen físico
Técnicas complementarias	Análisis clínicos
	Estudios citológicos y anatomopatológicos
	Técnicas de diagnóstico por imagen
	Técnicas de electrodiagnóstico

❯ Las técnicas clínicas

Son la *anamnesis* y el *examen físico* y las lleva a cabo personal médico.

- **Anamnesis**. Es una entrevista en la que se pregunta a la persona enferma sobre su historia clínica, hábitos de vida y antecedentes familiares, con el objetivo de acercarse a un diagnóstico.

- **Examen físico**. Las técnicas que se aplican en este examen son:
  - La **auscultación**, con fonendoscopio, para escuchar sonidos que se generan en el organismo.
  - La **palpación** de ciertas zonas para percibir la temperatura, la consistencia, la forma, el tamaño, la situación o los movimientos de la superficie palpada.
  - La **percusión** sobre una zona, con las manos o con un martillo de percusión, para percibir sonidos o vibraciones.

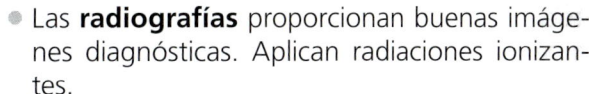

¡Tenlo en cuenta!

El índice de masa corporal (IMC) es un parámetro que relaciona el peso y la talla; se obtiene dividiendo el peso en kilogramos por el cuadrado de la altura en metros. Se utiliza para detectar el sobrepeso y la obesidad.

En la misma consulta se puede realizar la medición de algunos parámetros, que aportan información objetiva sobre el estado de salud:

- **Constantes vitales**: pulso, temperatura corporal, tensión arterial y frecuencia respiratoria.

- **Parámetros somatométricos**: peso, talla e índice de masa corporal (IMC).

› Las técnicas complementarias

Entre las más comunes podemos citar:

- Los **análisis clínicos** de muestras biológicas (sangre, orina, esputo, heces, exudados, etc.). Los hay de diversos tipos: estudios de bioquímica clínica, inmunología, genética, microbiología o parasitología. Para cada uno se pueden aplicar distintas técnicas y estudiar múltiples parámetros.

- Los **estudios citológicos y anatomopatológicos**, que estudian alteraciones morfológicas de células o de tejidos.

- Las **técnicas de diagnóstico por imagen**, que permiten visualizar el interior del organismo. En este grupo de técnicas destacan:

  - Las **radiografías** proporcionan buenas imágenes diagnósticas. Aplican radiaciones ionizantes.

  - Las **ecografías** utilizan ultrasonidos y capturan imágenes en tiempo real, por lo que además de la estructura pueden mostrar el movimiento.

  - Las **resonancias magnéticas nucleares (RMN)** utilizan imanes y ondas de radio para generar imágenes en dos o tres dimensiones.

  - Las **tomografías computarizadas (TC)** utilizan radiaciones ionizantes y un sistema informático que procesa las imágenes. Muestran secciones del organismo o, incluso, imágenes tridimensionales de estructuras internas.

  - Las **endoscopias** son pruebas que se realizan con un endoscopio. El tipo de endoscopio más usado es el fibroscopio, un tubo flexible con una minicámara en su extremo que se introduce en el cuerpo por un orificio natural o creado quirúrgicamente.

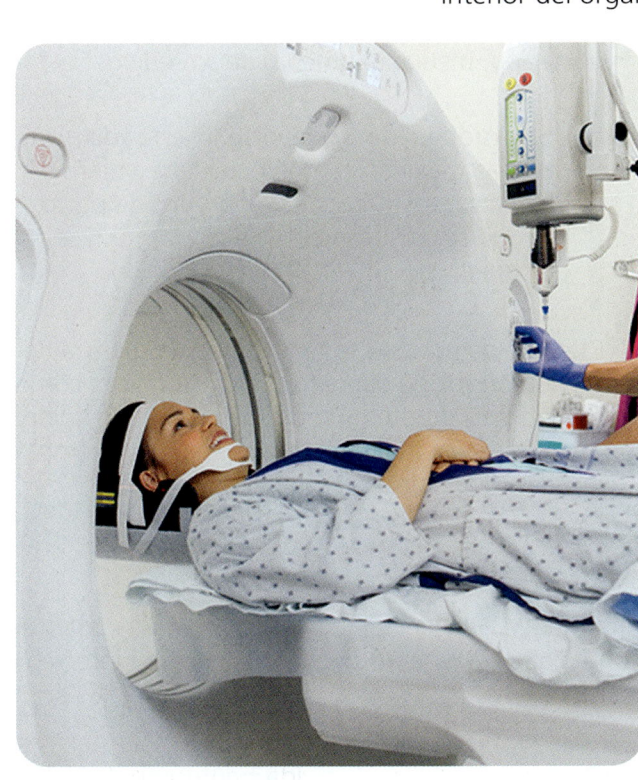

Fig. 3.13.
Las técnicas que aplican radiaciones ionizantes, como las tomografías computarizadas, se deben realizar en espacios habilitados y con estrictas medidas de seguridad.

- Las **técnicas de electrodiagnóstico** proporcionan información acerca de la actividad de grupos celulares que presentan actividad eléctrica. Las más habituales son:

  - Los **electrocardiogramas (ECG)**, que registran la actividad eléctrica del corazón.

  - Los **electroencefalogramas (EEG)**, que registran la actividad eléctrica de las neuronas del encéfalo.

  - Los **electromiogramas (EMG)**, que registran la actividad eléctrica de grupos de músculos.

» Tipos de diagnóstico

Los diagnósticos que se realizan tras la aparición de las manifestaciones clínicas podemos clasificarlos en:

- **Diagnóstico presuntivo** o **hipótesis diagnóstica**. Es el que se obtiene después del examen clínico. Se presume cuál es la enfermedad o a qué grupo de enfermedades pertenece y se solicitan pruebas complementarias para confirmarlo o descartarlo.

- **Diagnóstico definitivo** o **conclusión diagnóstica**. Es el diagnóstico que se obtiene tras valorar los resultados de las pruebas complementarias.

Existe otro tipo de diagnóstico, que se realiza antes de que se produzcan manifestaciones clínicas: el **diagnóstico precoz**. Es un procedimiento que se aplica a personas o grupos de personas que, por sus características, tienen un riesgo más elevado de contraer una cierta enfermedad que el resto de la población.

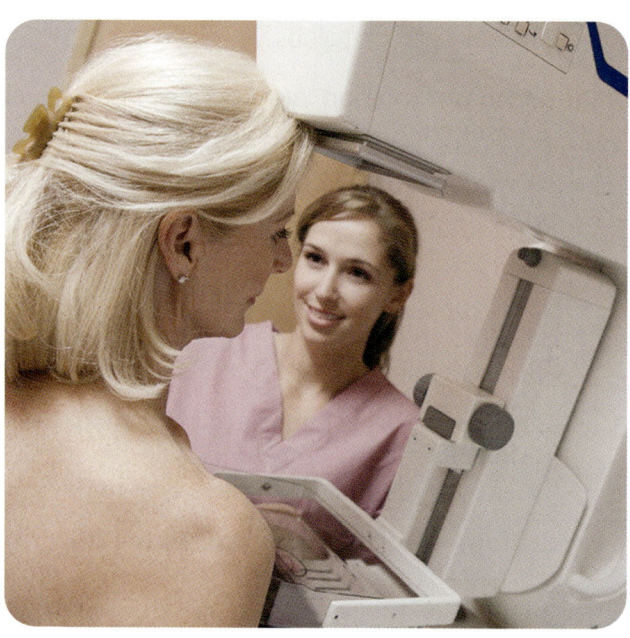

El diagnóstico precoz se puede aplicar de forma individualizada, por ejemplo, realizando pruebas diagnósticas a los hijos e hijas de una persona que padece una enfermedad hereditaria. Pero también se utiliza como herramienta de prevención para la población, mediante *pruebas de screening.*

> Las **pruebas de *screening*** o **cribado** son pruebas destinadas a detectar una enfermedad en sus fases iniciales en grupos de personas que estadísticamente tienen mayor riesgo de padecerla.

Este tipo de pruebas son muy utilizadas para la detección precoz de diferentes tipos de cáncer, como el de cuello de útero, el de mama o el de colon. También es habitual practicarlas en mujeres embarazadas para detectar problemas en el feto.

Fig. 3.14.
Las mamografías se utilizan para el cribado del cáncer de mama.

3.5.2. El tratamiento

El tratamiento de la enfermedad suele incluir distintas medidas: tomar un medicamento, seguir una dieta, hacer reposo, someterse a una intervención quirúrgica, recibir fisioterapia, etc.

> El **plan de tratamiento** es la planificación de todas las medidas terapéuticas que se deberán aplicar para tratar una enfermedad.

» Tipos de tratamiento

Podemos hablar de distintos tipos de tratamientos, dependiendo del criterio que apliquemos:

- **Curativo/paliativo**. El tratamiento curativo es capaz de curar la enfermedad. El paliativo, en cambio, no cura: es un tipo de tratamiento que se aplica a personas que padecen enfermedades incurables en estado avanzado, para aliviar sus efectos.

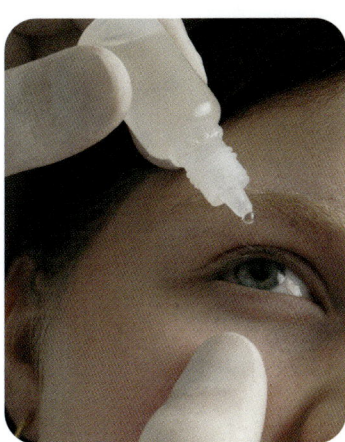

Fig. 3.15.
Tratamiento local.

- **Específico/sintomático**. El tratamiento específico trata una enfermedad concreta, actuando sobre el agente patógeno o sobre el mecanismo de acción de la enfermedad. El sintomático solo alivia las manifestaciones clínicas; los tratamientos de la gripe, por ejemplo, son siempre sintomáticos.

- **Local/sistémico**. El tratamiento local se aplica en la zona afectada y solo actúa en ella; por ejemplo, una pomada o un colirio. El sistémico, en cambio, circula por el organismo; por ejemplo, un medicamento que se ingiere o que se inyecta por vía intravenosa.

›› Principales recursos terapéuticos

Los recursos terapéuticos que forman parte del plan de tratamiento de forma más habitual son los siguientes:

- **Medidas higiénicas**. La higiene es la parte de la medicina que tiene por objeto la conservación de la salud y la prevención de enfermedades. Alguna medidas higiénicas habituales en los planes de tratamiento son un cambio de dieta, hacer reposo, beber mucha agua, no fumar, hacer ejercicio físico, etc.

- **Farmacoterapia**. Es el tratamiento con medicamentos, dispensados a partir de recetas médicas.

- **Quimioterapia**. Es un tipo específico de farmacoterapia, que utiliza fármacos para destruir células cancerosas.

- **Radioterapia**. Es un tratamiento que aplica radiaciones ionizantes para atacar a las células cancerosas.

- **Sueroterapia**. El suero fisiológico es una disolución acuosa que se administra para recuperar la volemia o como medio de aplicación de diversas sustancias.

- **Dietoterapia**. Consiste en la administración de preparados nutricionales específicos, bajo prescripción médica, a personas que sufren ciertos trastornos metabólicos congénitos.

- **Cirugía**. Es una intervención mecánica sobre estructuras anatómicas: seccionar, extraer, succionar, etc.

- **Fisioterapia**. Es un tratamiento que se basa en el uso terapéutico de diversos agentes físicos: presión (masajes), calor, frío, luz, electricidad, etc.

¡*Tenlo* en cuenta!

Algunos recursos no son propiamente médicos, pero pueden contribuir a aliviar ciertos síntomas leves o a mejorar el bienestar: hidroterapia, musicoterapia, acupuntura, etc.

Actividades

22. Explica qué es una prueba de *screening* y pon un ejemplo de este tipo de pruebas.

23. Describe las primeras técnicas de diagnóstico que aplica el personal médico, en una primera consulta. Si no puede establecer un diagnóstico definitivo con los datos recopilados, ¿qué hará?

24. Cita dos técnicas de diagnóstico por imagen que utilicen radiaciones ionizantes y otras dos que no lo hagan. Explica qué diferencias prácticas hay entre uno y otro grupo.

25. ¿Qué tipo de información proporcionan las técnicas de electrodiagnóstico? Cita una de ellas.

26. Di en qué consiste un tratamiento sintomático. Pon un ejemplo de una enfermedad común que se trate de esta forma.

*Para **saber más***

Terminología médica

Prefijos relativos a afecciones

A, an: sin. Por ejemplo, la amenorrea es una ausencia de menstruación o la anorexia, la falta de apetito.

Bradi/taqui: lento/rápido. Por ejemplo, la bradicardia es un ritmo cardiaco más lento de lo normal y la taquicardia, unas pulsaciones cardiacas rápidas.

De, des: pérdida, falta. Por ejemplo, una descalcificación es una pérdida de calcio y una deshidratación, de agua.

Dis/eu: dificultoso/normal. Por ejemplo, en la disnea es una respiración dificultosa, mientras que la eupnea es una respiración normal.

Escler(o): duro. Por ejemplo, un escleroderma es un endurecimiento de la piel.

Hiper/hipo: exceso/defecto. Por ejemplo: hipertensión e hipotensión, hiperglucemia e hipoglucemia, etc.

Oligo: Poco o infrecuente. Por ejemplo, oliguria significa poca orina.

Pio: Pus. Por ejemplo, la piuria es la presencia de pus en la orina.

Xer: Seco. Por ejemplo, una xeroftalmia es una sequedad de la conjuntiva del ojo.

Sufijos relativos a afecciones

Algia: dolor. Por ejemplo, lumbalgia es dolor en la zona lumbar.

Ectasia, ectasis: dilación. Por ejemplo, una flebectasia es una dilatación de las venas.

Emia: en la sangre. Se utiliza detrás de la sustancia a que se refiere: glucemia (glucosa en sangre), lipidemia (lípidos en sangre), piemia (pus en sangre), etc.

Itis: inflamación. Por ejemplo, hepatitis, conjuntivitis, etc.

Megalia: agrandamiento. Por ejemplo, esplenomegalia o hepatomegalia.

Osis/penia: exceso/defecto. Por ejemplo, una eritrocitosis es un número de eritrocitos en sangre superior a lo normal y una eritrocitopenia, un número inferior a lo normal.

Osis: estado anormal no debido a inflamación. Por ejemplo, la artrosis es una afección no inflamatoria de las articulaciones.

Patía: enfermedad. Por ejemplo, una nefropatía es una enfermedad de los riñones.

Ragia: hemorragia. Por ejemplo, una otorragia es una hemorragia en el oído.

Rea: flujo abundante. Por ejemplo, una rinorrea es una secreción nasal abundante.

Prefijos y sufijos relativos a técnicas de diagnóstico y tratamiento

Centesis: punción para extraer un líquido. Por ejemplo, una toracocentesis es una punción que se realiza en el tórax para obtener líquido de la cavidad interpleural.

Ectomía: extirpación quirúrgica. Por ejemplo, una colecistectomía es la extirpación de la vesícula biliar.

Per: a través. Por ejemplo, una actuación médica percutánea es la que se realiza atravesando la piel mediante una aguja o un catéter. También se puede usar el prefijo trans: transcutánea.

Plastia: reparación. Por ejemplo, una toracoplastia es una cirugía reparadora del tórax.

Scopia: exploración con un instrumento óptico. Por ejemplo, una gastroscopia es una prueba que permite visualizar el interior del estómago.

Stomía: crear un orificio quirúrgicamente. Por ejemplo, una colostomía es la formación de una abertura artificial permanente en el colon.

Tomía: corte o incisión quirúrgica. Por ejemplo, enterotomía es una incisión quirúrgica en el intestino.

- En parejas, buscad palabras que contengan algunas de las raíces, prefijos y sufijos incluidos en las listas anteriores y explicad su significado.

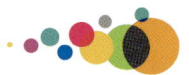

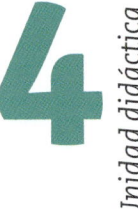

4 El sistema nervioso

Unidad didáctica

Antes de empezar...

- ¿Qué función básica desempeña el sistema nervioso en el cuerpo humano?
- Cita algunas estructuras anatómicas que formen parte del sistema nervioso.

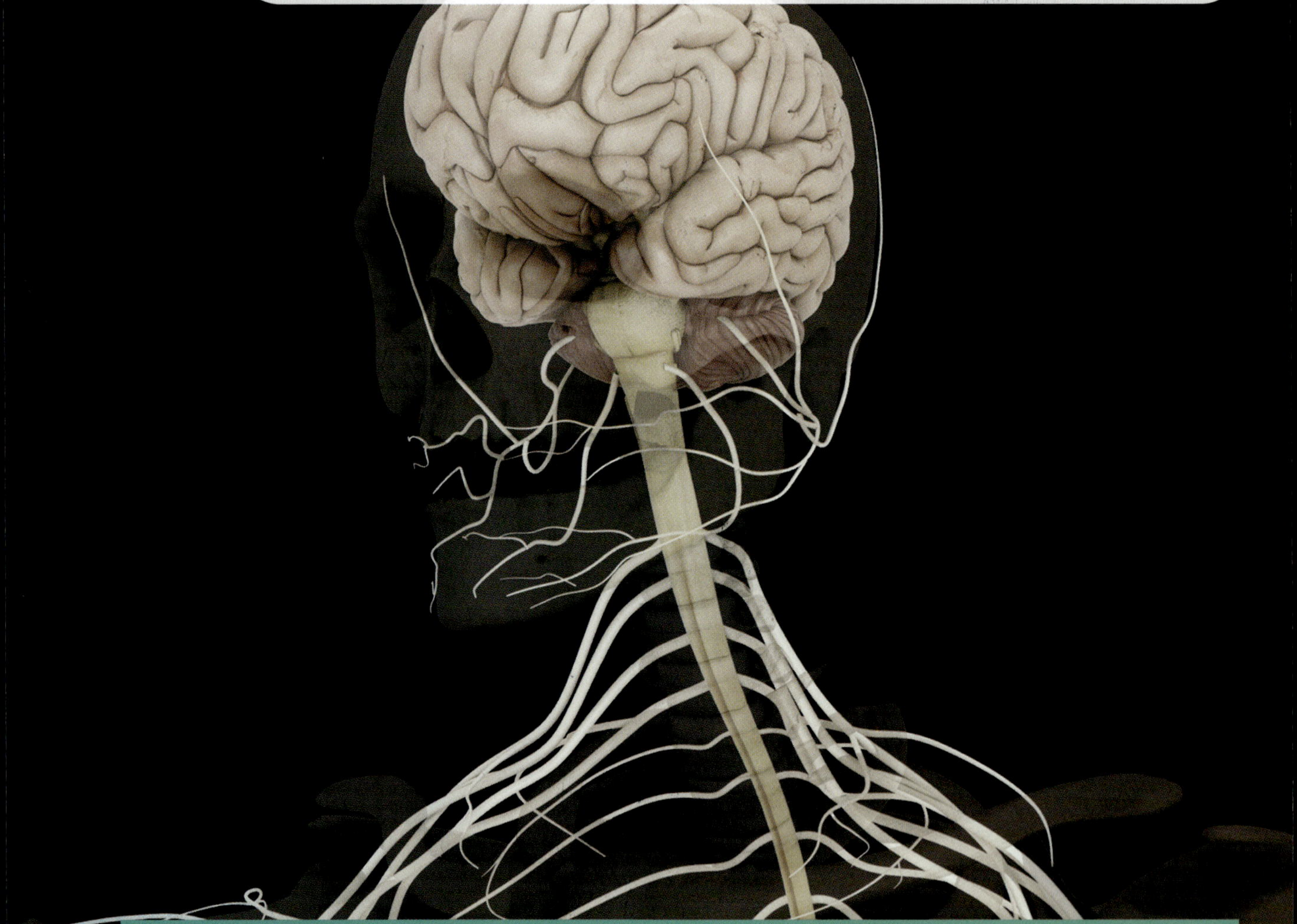

La coordinación del organismo

El cuerpo humano es muy complejo y necesita mecanismos de coordinación para que funcione de forma correcta como organismo vivo. Además, es necesario que se adapte su entorno y que se relacione con él y con otros organismos. Estas labores de coordinación y relación las realiza principalmente el *sistema nervioso*.

El **sistema nervioso** está formado por células especializadas que reciben, transmiten y procesan información relativa al entorno y al propio organismo, y que generan y transmiten una respuesta adecuada a cada estímulo.

4.1. Anatomía del sistema nervioso

En el sistema nervioso identificamos una serie de estructuras anatómicas claramente diferenciadas (*sistema nervioso central*, SNC) y una red de nervios que llegan a todo el organismo (*sistema nervioso periférico*, SNP).

Recuerda (UNIDAD DIDÁCTICA 1) que el tejido nervioso está formado por células especializadas en la recepción y trasmisión de información mediante impulsos nerviosos, denominadas neuronas y que contiene además otros tipos celulares (células de la neuroglia), que proporcionan soporte a las neuronas.

Fig. 4.1.
Estructura de las neuronas.

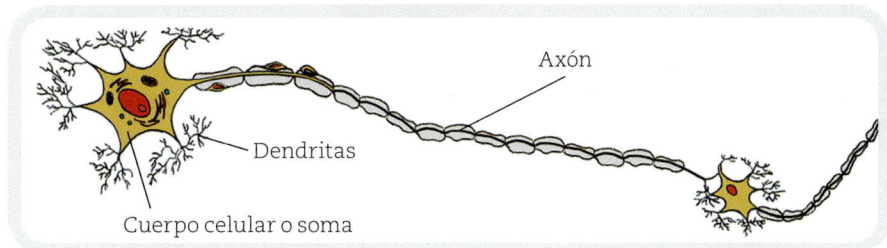

4.1.1. El sistema nervioso central (SNC)

Fig. 4.2.
Estructuras del sistema nervioso central.

El SNC es el principal centro coordinador del organismo. Está compuesto por el *encéfalo* y la *médula espinal*. A su vez, el encéfalo consta de tres partes: el *cerebro*, el *cerebelo* y el *tronco encefálico*.

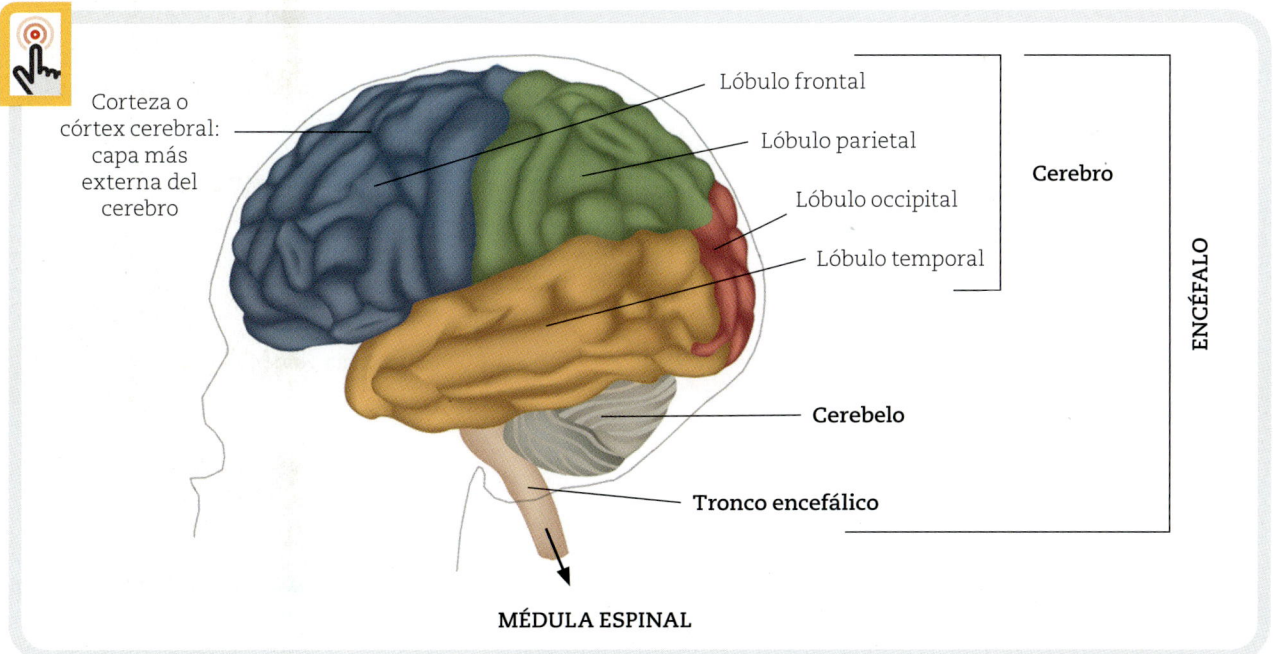

Para preservar su integridad, todas estas estructuras están protegidas por:

- Una **cubierta ósea**, el cráneo en el caso del encéfalo y la columna vertebral en el caso de la médula espinal.

- Un conjunto de tres **membranas** (membranas meníngeas), entre las cuales se sitúa un líquido (líquido cefalorraquídeo, LCR). Este conjunto de membranas protege frente a lesiones e infecciones.

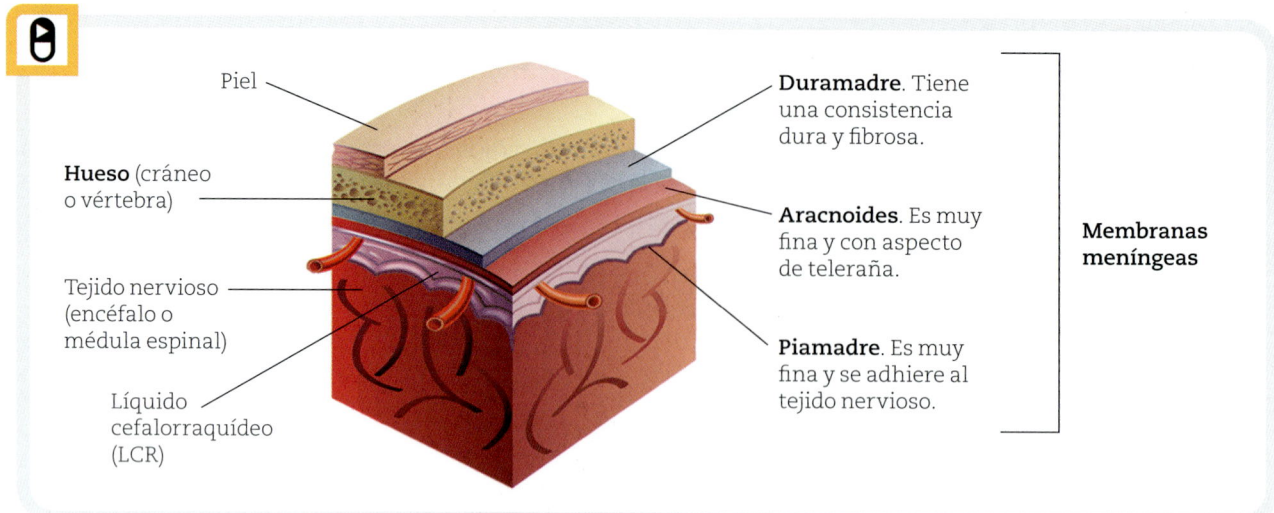

Piel

Hueso (cráneo o vértebra)

Tejido nervioso (encéfalo o médula espinal)

Líquido cefalorraquídeo (LCR)

Duramadre. Tiene una consistencia dura y fibrosa.

Aracnoides. Es muy fina y con aspecto de telaraña.

Piamadre. Es muy fina y se adhiere al tejido nervioso.

Membranas meníngeas

Fig. 4.3.
Estructuras de protección del sistema nervioso central.

Si seccionamos las estructuras del sistema nervioso central podemos observar dos coloraciones: una blanquecina y otra más grisácea. La diferencia se debe a la presencia o no de mielina en la zona. La mielina es una sustancia de color blanco que recubre los axones neuronales; cuando en una zona hay mielina (axones), esta se ve de color blanquecino.

Esta diferencia de coloración permite distinguir entre:

- **Sustancia gris**, formada por somas o cuerpos celulares y dendritas. Tiene una función de procesamiento de la información y generación de respuestas.

- **Sustancia blanca**, formada por axones. Su función es la transmisión de impulsos nerviosos.

Fig. 4.4.
Disposición de la sustancia gris y la sustancia blanca. En el cerebro la gris está en el exterior y la blanca en el interior, mientras que en la médula ósea se sitúa al revés.

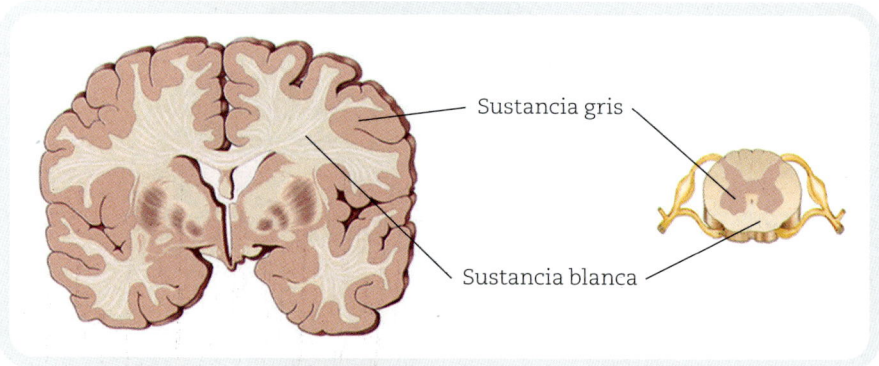

Sustancia gris

Sustancia blanca

» El encéfalo

El encéfalo está situado en la cavidad craneal, protegido por el cráneo y rodeado por las membranas meníngeas. Consta de tres partes: el *cerebro*, el *cerebelo* y el *tronco encefálico*.

› El cerebro

El cerebro es la estructura más voluminosa del encéfalo. Muestra una superficie con muchos pliegues; en la zona media, siguiendo el plano sagital, existe un pliegue profundo denominado **cisura interhemisférica** que lo divide en dos partes denominadas **hemisferios cerebrales** (derecho e izquierdo). En cada hemisferio se distinguen una serie de **lóbulos**: frontal, temporal, occipital y parietal (FIG. 4.2).

En una sección transversal del cerebro observamos que tiene una capa externa formada por sustancia gris, que se denomina **corteza cerebral**. Por debajo de ella hay sustancia blanca y en la zona central, una serie de cavidades (**ventrículos cerebrales**) en las que se forma el líquido cefalorraquídeo.

Por encima de los ventrículos se observa otra estructura diferenciada, que se denomina **cuerpo calloso**. El cuerpo calloso es un haz de fibras nerviosas que comunica los dos hemisferios cerebrales.

En la zona media anterior se observan dos estructuras formadas por sustancia gris:

- El **tálamo**. Es la zona a la que llegan los estímulos sensoriales, con excepción del olfato.

- El **hipotálamo**. Es el punto de conexión entre el sistema nervioso y el sistema endocrino. Recibe la estimulación del SNC mediante neurotransmisores y responde sintetizando y segregando hormonas. Tiene una estructura mixta, ya que incluye un conjunto de neuronas (sustancia gris) y a la vez es una glándula endocrina que secreta hormonas.

¡*Tenlo* en cuenta!

En la zona cerebral hay dos glándulas endocrinas. Son estructuras relacionadas anatómicamente con el cerebro, pero que pertenecen al sistema endocrino: la **hipófisis** o **glándula pituitaria** y la **epífisis** o **glándula pineal**.

› El cerebelo

El cerebelo es mucho más pequeño que el cerebro y tiene una forma parecida a la de una mariposa. Consta de cuerpo central alargado y dos lóbulos dispuestos lateralmente que se denominan **lóbulos cerebelosos**.

Está situado en la zona posterior de la cabeza, por debajo del cerebro y por detrás del tronco encefálico. La distribución de sustancia gris y sustancia blanca es igual que en el cerebro: la gris está en la superficie y en algunos núcleos internos, y la blanca en el resto.

Fig. 4.5.
Sección transversal del encéfalo.

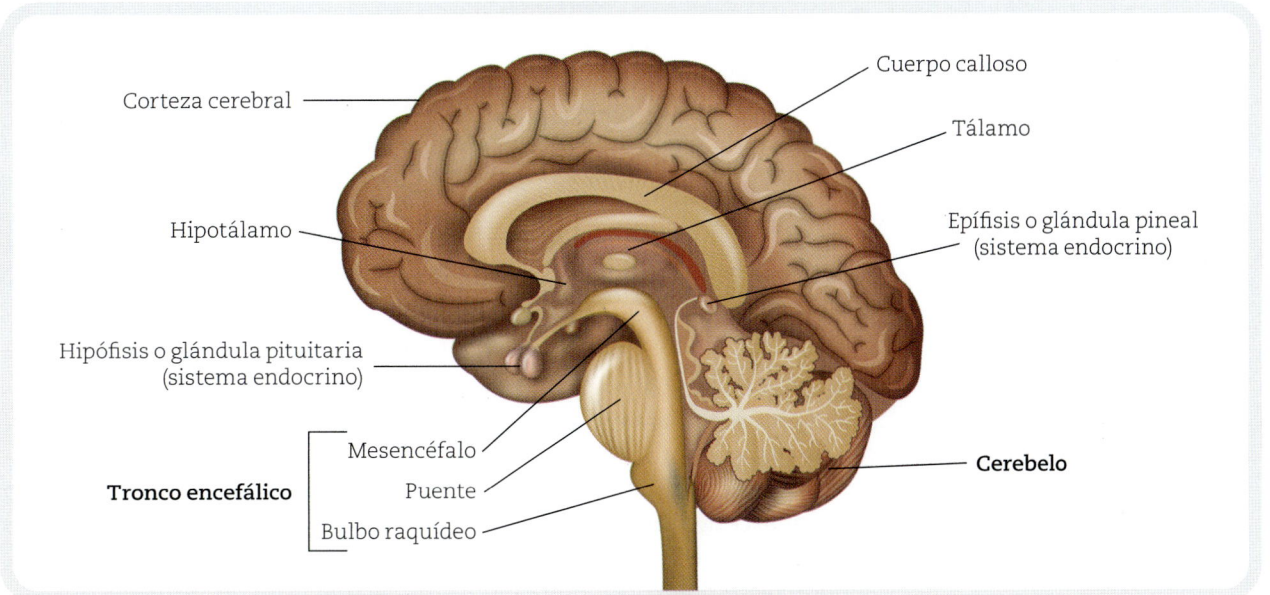

> ### El tronco encefálico

El tronco encefálico conecta el encéfalo con la médula espinal. De él salen una serie de nervios o pares craneales que se dirigen hacia la zona facial y que tienen funciones muy específicas, como veremos en el apartado de fisiología.

En el tronco encefálico distinguimos tres partes que, de la más craneal a la más caudal, son: el **mesencéfalo**, el **puente** y el **bulbo raquídeo** (FIG. 4.5).

En una sección transversal observamos que el interior del tronco encefálico está formado por sustancia blanca, aunque se observan núcleos aislados de sustancia gris.

Documento 4.1

Los nervios o pares craneales

Hay algunos nervios que parten directamente de varias zonas del encéfalo, son los denominados nervios o pares craneales. Se trata de doce nervios periféricos, con funciones muy específicas:

I. Olfatorio	V. Trigémino	IX. Glosofaríngeo
II. Óptico	VI. Motor ocular externo	X. Vago
III. Motor ocular común	VII. Facial	XI. Espinal
IV. Patético	VIII. Estatoacústico	XII. Hipogloso

>> La médula espinal

La médula espinal nace en el tronco encefálico y se prolonga hasta la zona lumbar. Está formada por agrupaciones de fibras nerviosas, envuelta por membranas meníngeas y protegida por la columna vertebral.

En cada nivel vertebral salen dos raíces nerviosas a cada lado de la médula: dos dorsales, que conducen estímulos sensitivos hacia el sistema nervioso central, y dos ventrales, que conducen estímulos motores hacia la periferia. En cada lado, la raíz dorsal y la ventral se unen para formar un **nervio espinal o raquídeo**. Estos nervios se denominan según la zona de la columna de la que salen: nervios cervicales (8 pares), dorsales (12 pares), lumbares (5 pares), sacros (5 pares) y coccígeos (1 par).

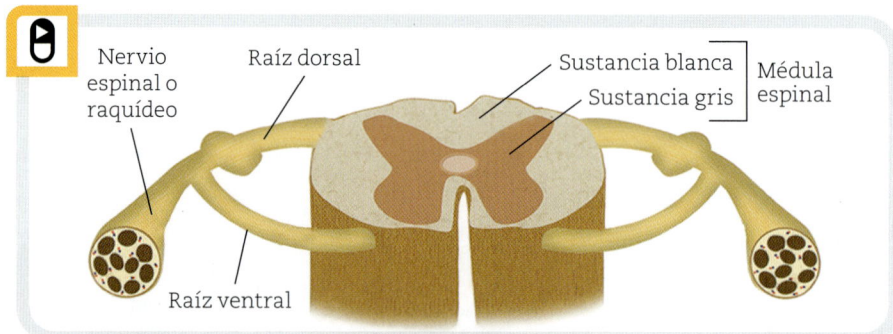

Fig. 4.6.
Estructura de los nervios raquídeos.

En la médula espinal encontramos además los centros nerviosos responsables de los **actos reflejos**. Los actos reflejos son respuestas que se producen de manera automática ante un estímulo, generalmente como mecanismo de protección. Por ejemplo, retirar la mano si notamos un pinchazo o un calor excesivo. En una sección transversal de la médula espinal (FIG. 4.6) observamos que la médula está formada básicamente por sustancia blanca, aunque tiene una zona central en forma de mariposa de sustancia gris.

4.1.2. El sistema nervioso periférico (SNP)

El SNP está compuesto por los *ganglios* y los *nervios*.

>> Los ganglios

Los **ganglios** son grupos de cuerpos celulares o somas de neuronas que están situados fuera del SNC. Tienen forma esférica y están protegidos por una cápsula de tejido conjuntivo.

>> Los nervios

Una **fibra nerviosa** es un axón o una dendrita envuelto, si corresponde, por su vaina de mielina. Los **haces de fibras nerviosas** están formados por varias fibras nerviosas recubiertas por una especie de membrana denominada perineuro.

Finalmente, los **nervios** son conjuntos de haces de fibras nerviosas recubiertos por una especie de membrana denominada epineuro.

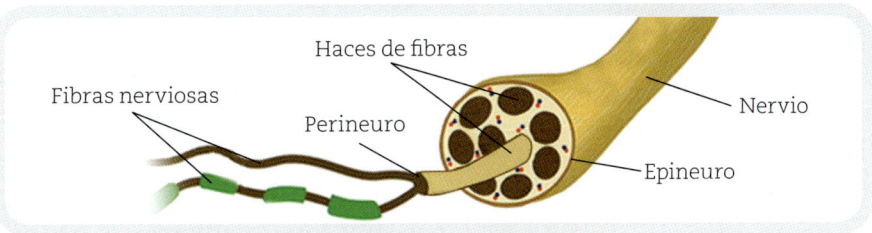

Fig. 4.7.
Estructura de los nervios.

Según su función diferenciamos entre:

- **Nervios sensitivos (vía aferente)**. Llevan información desde los receptores sensitivos hacia el sistema nervioso central.

- **Nervios motores (vía eferente)**. Llevan la respuesta del sistema nervioso central hacia los músculos o glándulas que deberán ejecutarla.

- **Nervios mixtos**. Llevan información en ambos sentidos.

4.1.3. Los receptores sensitivos

El sistema nervioso capta información (estímulos), tanto del interior del organismo como de su exterior. Para hacerlo utiliza **receptores sensitivos**, entre los que podemos distinguir:

- **Receptores sensitivos internos**. Son terminaciones neuronales que forman parte del sistema nervioso periférico. Captan estímulos del medio interno, como la concentración de oxígeno, el pH, etc.

- **Receptores sensitivos externos** o **receptores sensoriales**. Captan estímulos procedentes del medio externo. Suelen ser neuronas, aunque en otros casos son otros tipos celulares adaptados para realizar esta función o incluso órganos complejos, como ocurre con los órganos de la visión y de la audición.

Estos receptores sensoriales son los responsables de lo que conocemos como «los cinco sentidos»: *vista*, *oído*, *olfato*, *gusto* y *tacto*.

» La vista

La **vista** es el sentido mediante el cual percibimos la luz, los colores, las formas de los objetos y las distancias.

En los ojos hay unas estructuras anatómicas adaptadas para captar los estímulos lumínicos y transformarlos en un impulso nervioso (*globos oculares*) y también una serie de estructuras anexas con función de protección (párpados, glándulas lacrimales, etc.) y de movimiento (los músculos, necesarios para dirigir la mirada al lugar preciso, enfocar, etc.).

> Los globos oculares

El globo ocular es una estructura esférica envuelta por tres capas: la *esclerótica*, la *úvea* y la *retina*.

- La **esclerótica**. Es la capa más externa del globo ocular. En su parte anterior es transparente para permitir el paso de la luz; esta zona transparente de la esclerótica se denomina **córnea**.

- La **úvea**. Está formada por:
  - Una capa fina por donde llegan los vasos sanguíneos, denominada **coroides.**
  - Una membrana circular coloreada, el **iris**, que tiene un orificio en su zona central (**pupila**). El iris se puede dilatar y contraer, haciendo que la pupila sea mayor o menor y, por tanto, regula la cantidad de luz que entra.

- La **retina**. Es la capa más interna. En ella se encuentran las células nerviosas fotorreceptoras. Las hay de dos tipos: los **conos**, que captan los colores, y los **bastones**, que captan la luz.

Estas capas delimitan dos cavidades, que contienen dos tipos de líquido:

- **Humor vítreo**, entre el cristalino y la retina. Proporciona una superficie uniforme para que la información lumínica llegue sin distorsiones hasta la retina.

- **Humor acuoso**, entre el iris y la córnea. Aporta los nutrientes y el oxígeno necesario a la córnea y el cristalino, que no tienen irrigación propia.

Y por detrás del iris y unido a la coroides se encuentra el **cristalino**, una lente que permite enfocar objetos situados a diferentes distancias.

¡*Tenlo* en cuenta!

El iris es la estructura que determina el color de los ojos. El color se debe a la cantidad y la distribución de melanina y de tejido conectivo en el iris, y es un rasgo genético.

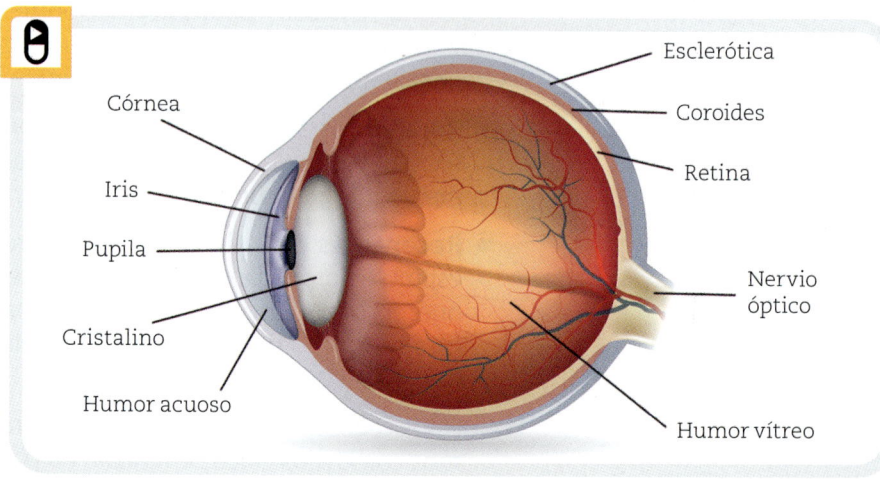

Fig. 4.8.
Estructura del ojo.

» El oído

El **oído** es el sentido que nos permite percibir los sonidos.

También denominamos así a los órganos responsables de captar y procesar estos estímulos. En ellos distinguimos tres regiones: el *oído externo*, el *oído medio* y el *oído interno*.

- El **oído externo** se compone de:
  - **Pabellón auricular** u oreja. Es una estructura cartilaginosa. Actúa como una especie de embudo, que dirige las ondas sonoras hacia el interior del oído.
  - **Conducto auditivo externo**, que termina en una membrana denominada **tímpano**. En esta zona se localizan glándulas sebáceas, que producen cerumen. El cerumen tiene una función protectora, ya que evita que suciedad externa o células descamadas penetren hacia la zona timpánica.

- El **oído medio** contiene una cadena de huesos muy pequeños (martillo, yunque y estribo) y termina en una membrana denominada **ventana oval o vestibular**. El oído medio se comunica con la faringe por un conducto denominado **trompa de Eustaquio**. Este conducto suele estar plegado, pero al bostezar, al tragar o al mover la mandíbula de un lado al otro se abre, lo que permite equilibrar las presiones de ambos lados de la membrana timpánica. Este equilibrio es imprescindible para que el tímpano pueda vibrar libremente.

- El **oído interno** está formado por la **cóclea o caracol**, una estructura con forma de espiral que alberga el órgano de Corti, donde se localizan los receptores acústicos. El oído interno y el interior de la cóclea están bañados por un líquido llamado endolinfa. En el oído interno también se aloja el sistema vestibular. Este sistema es necesario en la orientación espacial y el equilibrio, junto con la visión y la información sobre la posición de las articulaciones, músculos, etc. que aportan los propioceptores, un tipo especial de receptores.

Fig. 4.9.
Estructura del oído (A) y corte transversal de la cóclea (B).

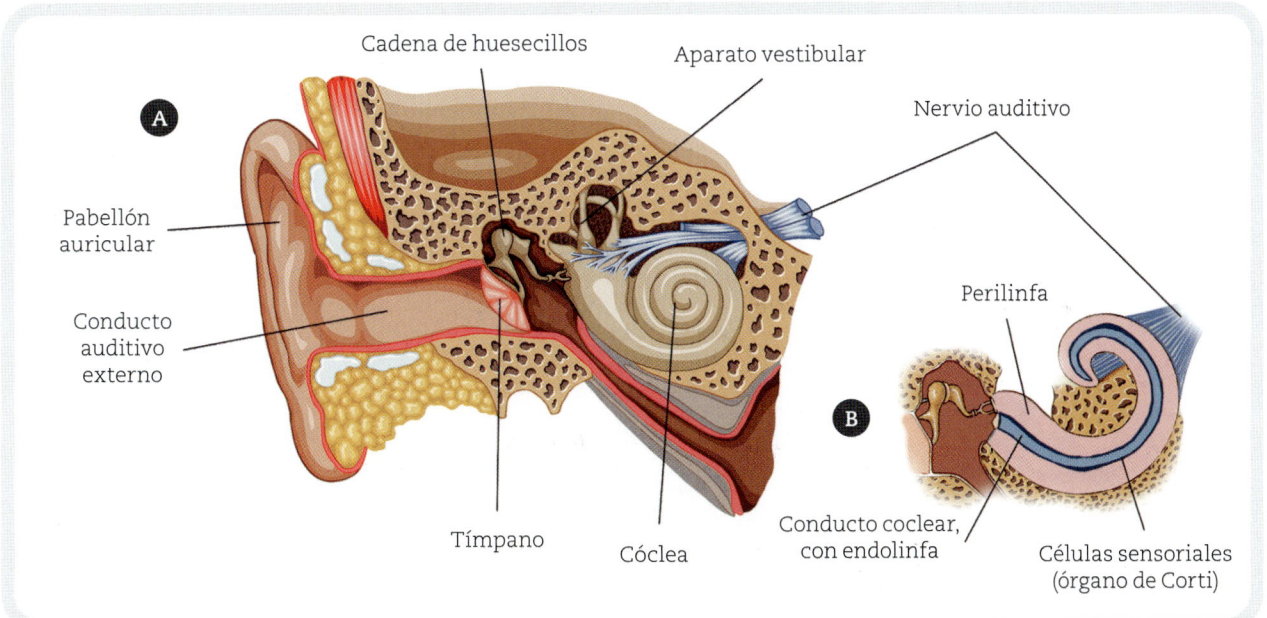

▶▶ El olfato

> El **olfato** es el sentido que nos permite distinguir los olores.

En las fosas nasales hay dos tipos de mucosa: la pituitaria amarilla o mucosa olfativa y la pituitaria roja o mucosa respiratoria. La amarilla está situada en la zona superior de las fosas nasales y es la que contiene los receptores olfativos.

Fig. 4.10.
Estructuras anatómicas que intervienen en la olfacción.

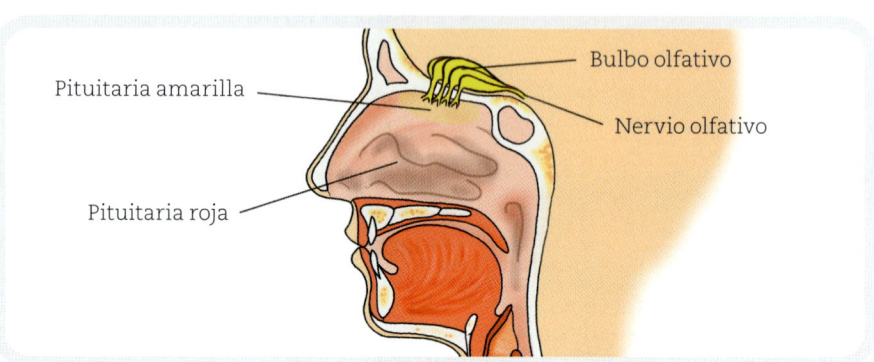

▶▶ El gusto

> El sentido del **gusto** es el que nos permite percibir los diferentes sabores.

Los sabores son recogidos por las **papilas gustativas**, localizadas en la superficie de la lengua. Existen zonas gustativas para cada uno de los cuatro sabores básicos: dulce, salado, ácido y amargo. La sensación del gusto se completa con otras sensaciones como el aroma, la temperatura, la consistencia del alimento, etc.

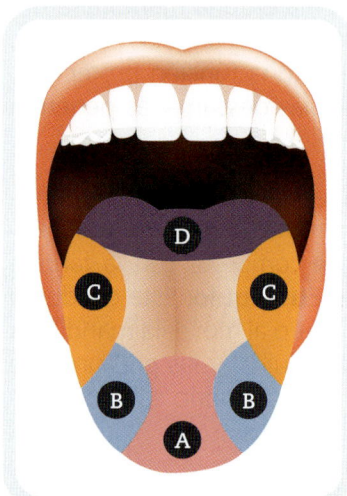

Fig. 4.11.
Zonas gustativas de la lengua: dulce (a), salado (b), ácido (c) y amargo (d).

▶▶ El tacto

> El sentido del **tacto** proporciona información sobre las cualidades de los objetos en cuanto a temperatura, presión, vibración, dolor o textura.

Fig. 4.12.
Receptores de la piel.

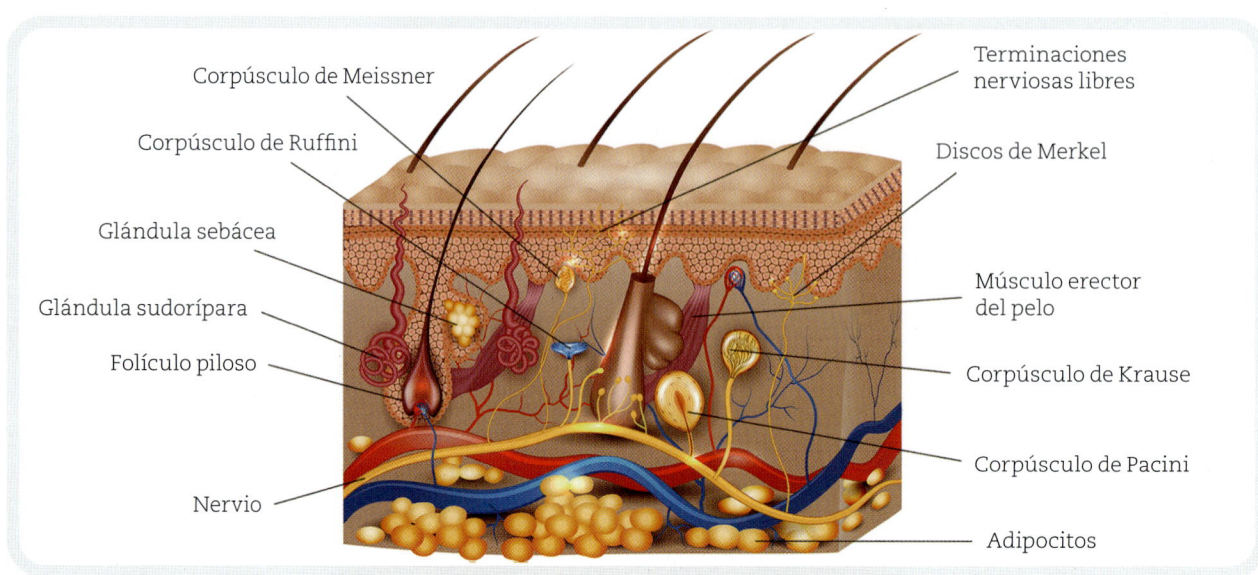

Encontramos receptores táctiles distribuidos por la piel y las mucosas de todo el organismo. Los hay especializados en distintos estímulos:

- **Terminaciones nerviosas libres**: dolor.

- **Corpúsculos de Meissner**: vibraciones. Son los responsables de la sensibilidad fina.

- **Corpúsculos de Ruffini**: calor.

- **Corpúsculos de Krause**: frío.

- **Discos de Merkel**: presión y textura.

- **Corpúsculos de Pacini**: presión.

Actividades

1. ¿Cómo se denomina la célula especializada del tejido nervioso? Cita sus partes y explica qué función tiene cada una de ellas.

2. Cita las principales estructuras que forman parte de los sistemas nerviosos central y periférico. ¿Cuál es la función básica de cada uno de estos sistemas?

3. Indica las diferencias entre sustancia gris y sustancia blanca por lo que respecta a su composición y a sus funciones.

4. ¿De qué elementos de protección dispone el sistema nervioso central?

5. Identifica las estructuras anatómicas a que hacen referencia las siguientes frases:

    a) Es el punto de conexión entre el sistema nervioso y el sistema endocrino.

    b) Es la zona del sistema nervioso central a la que llegan los estímulos sensoriales, con excepción del olfato.

    c) Es la zona en la que se forma el líquido cefalorraquídeo.

    d) Conecta el encéfalo con la médula espinal.

    e) Contiene los centros nerviosos responsables de los actos reflejos.

    f) Son grupos de cuerpos celulares de neuronas que están situados fuera del SNC.

6. Explica la estructura de los nervios y en qué tipos pueden clasificarse, atendiendo a su función.

7. ¿Qué función tienen los receptores sensitivos internos?

8. Di el nombre de las siguientes partes del globo ocular.

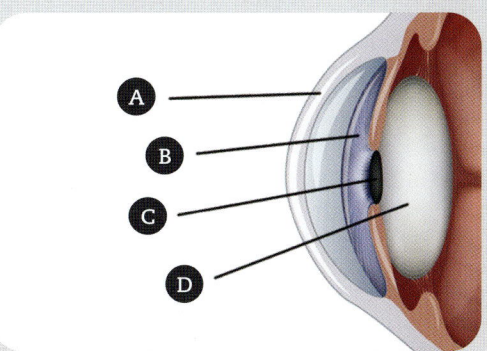

9. Di dónde se localiza el humor vítreo y explica cuál es su función.

10. Cita las partes del oído y las estructuras anatómicas que encontramos en cada una de ellas.

11. Explica dónde se localizan los receptores olfativos.

12. Cita tres estímulos táctiles que dispongan de receptores específicos.

4.2. Fisiología del sistema nervioso

En términos sencillos, el sistema nervioso funciona siguiendo siempre el mismo proceso:

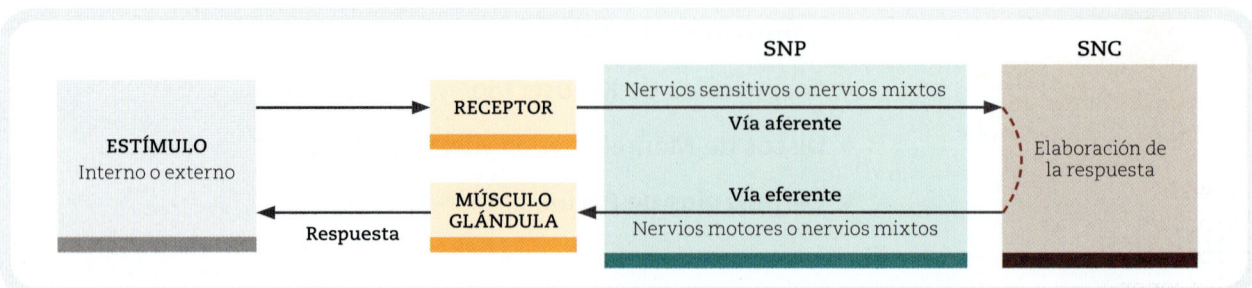

Fig. 4.13.
Esquema del funcionamiento del sistema nervioso.

4.2.1. La recepción de la información

Los receptores, como ya hemos estudiado, pueden ser desde simples terminaciones nerviosas hasta órganos complejos. En todos los casos son capaces de captar un tipo determinado de estímulo y convertir la información en un impulso nervioso (eléctrico). Los tipos de estímulos y, en consecuencia, de receptores, son muy diversos. Hemos visto receptores capaces de captar parámetros físicos como la presión, la luz o la temperatura, y otros que responden a estímulos químicos, como los receptores olfativos o las papilas gustativas.

≫ Los receptores sensoriales

Vale la pena destacar el funcionamiento de los receptores sensoriales más complejos, que forman órganos destacados: los responsables de la visión y de la audición.

› La visión

La luz entra a través de la pupila (el iris regula su abertura) y llega al cristalino. El cristalino es una lente que enfoca los rayos lumínicos sobre la superficie de la retina, formando una imagen invertida. Las células receptoras de la retina detectan esta imagen y transforman la información en un impulso nervioso que envían al cerebro por medio del nervio óptico. Finalmente, el cerebro capta e interpreta la información y, si es necesario, genera una respuesta.

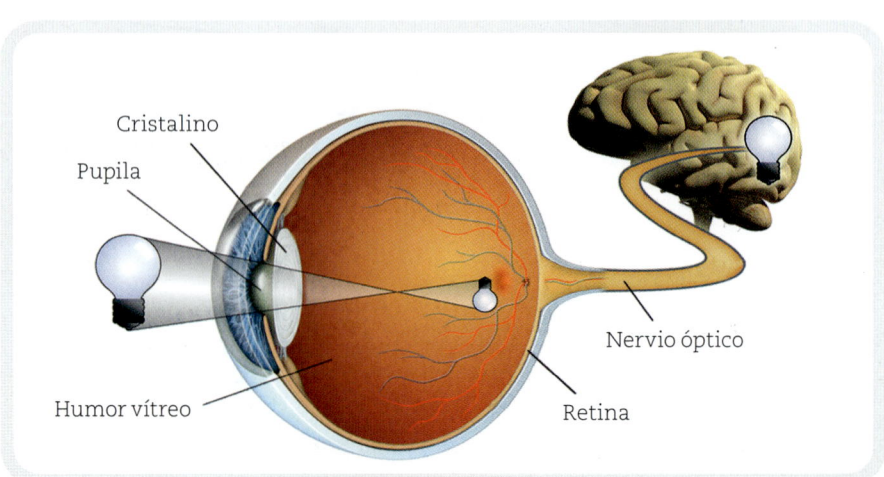

Fig. 4.14.
Transmisión de la información lumínica en el ojo.

> **La audición**

Las ondas sonoras penetran por el conducto auditivo externo. Al final de este encuentran una membrana (el tímpano), a la que hacen vibrar. La vibración que se genera se va transmitiendo de unas estructuras a otras:

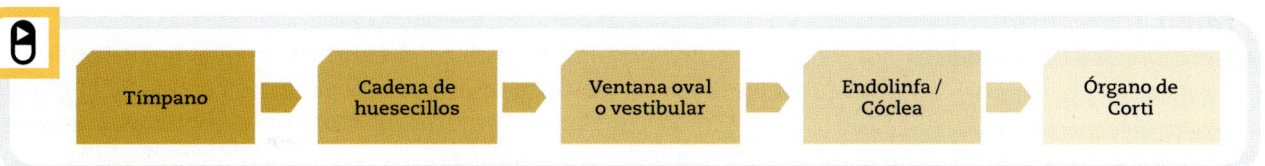

Fig. 4.15.
Estructuras por las que se transmiten las ondas sonoras.

En el órgano de Corti se localizan los receptores, que captan la vibración y convierten la información en un impulso nervioso que transmiten por medio del nervio auditivo hacia el cerebro. Como siempre, el cerebro capta e interpreta la información y, si es necesario, genera una respuesta.

4.2.2. La transmisión del impulso

La transmisión del impulso nervioso, sea sensitivo o motor, se produce sin que haya un contacto directo entre las neuronas. La neurona emisora lleva el impulso hasta el extremo de su axón, donde tiene unos botones sinápticos que liberan neurotransmisores; las dendritas de la siguiente neurona captan estos neurotransmisores, generan de nuevo el impulso y lo transmiten a través de su axón.

Fig. 4.16.
La transmisión del impulso nervioso de una neurona a otra.

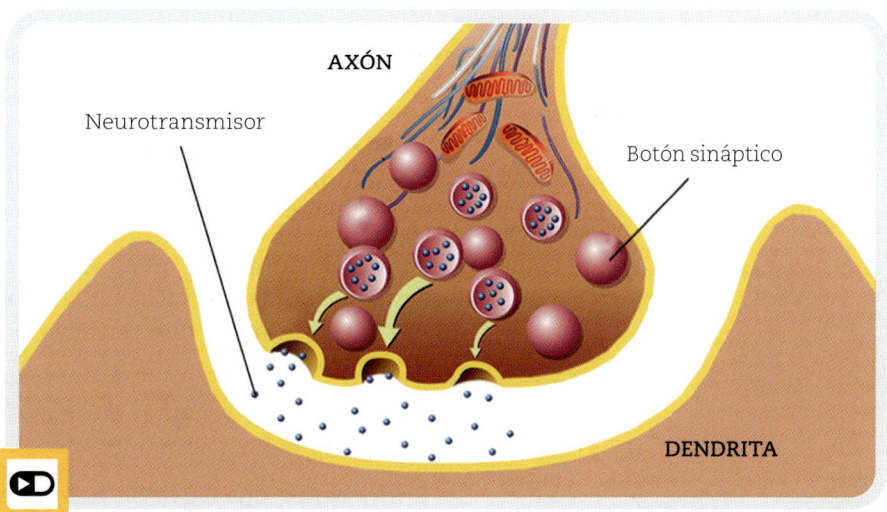

4.2.3. La elaboración de la respuesta

Los impulsos generados a partir de un estímulo llegan a los centros de procesamiento. En ellos se captan impulsos procedentes de diferentes receptores, se reúnen y se procesan de forma conjunta.

En el procesamiento interviene también la información acumulada en la **memoria**, que aporta datos sobre lo que ocurrió en ocasiones anteriores, las respuestas que se emitieron y los resultados obtenidos. Existen distintos centros de procesamiento:

- El **cerebelo** procesa datos que recibe de los globos oculares, los oídos y los receptores táctiles, con los cuales ayuda en la realización de los movimientos voluntarios. También mantiene el tono muscular y el equilibrio.

¡**Tenlo** *en cuenta!*

En diversas funciones existe un control contralateral por parte del cerebro, es decir, que cada hemisferio del cerebro controla la actividad del lado contrario del cuerpo. Así, una lesión en el hemisferio izquierdo provocará una parálisis, una pérdida de sensibilidad, etc. en el lado derecho del cuerpo, y a la inversa.

- El **tronco encefálico** controla varias funciones involuntarias importantes (movimientos cardiacos y respiratorios, masticación, deglución, etc.), y también mantiene la consciencia.

- La **médula espinal**, en la cual, como ya hemos estudiado, se hallan los centros responsables de los actos reflejos.

Aunque el centro más importante es el **cerebro**, que es responsable de las funciones mentales avanzadas, de los movimientos en general, de las funciones viscerales, de la percepción y del comportamiento, así como de la integración de todas las funciones.

Las distintas zonas del cerebro tienen funciones propias, como:

- **Lóbulo frontal**: movimiento voluntario y también la formación de la palabra.

- **Lóbulo temporal**: procesamiento de datos sensoriales.

- **Lóbulo occipital**: contiene el centro principal de la visión.

- **Lóbulo temporal**: percepción e interpretación de los sonidos.

Esto implica que en caso de lesión cerebral, las consecuencias serán unas u otras dependiendo de la zona del cerebro que se haya visto afectada.

4.2.4. La ejecución de la respuesta

Los centros de procesamiento emiten órdenes en forma de impulsos nerviosos, que se transmiten hasta las células que deberán ejecutar la acción. Estas células pueden ser:

- **Células musculares**. Identifican los neurotransmisores y responden a ellos contrayéndose. La respuesta ante la estimulación nerviosa es la contracción de todo el músculo.

- **Células glandulares**, que secretan la sustancia correspondiente cuando reciben la estimulación nerviosa por medio de los neurotransmisores. La sustancia que secretan depende del tipo de glándula de que se trate:

  - **Exocrinas**, que secretan diversas sustancias, como sudor, enzimas digestivos, sebo, saliva, etc.

  - **Endocrinas**, que secretan hormonas.

¡**Tenlo** *en cuenta!*

La correcta transmisión de los impulsos nerviosos hasta los grupos musculares es un requisito imprescindible para que estos tengan la movilidad que les corresponde.

Muchas de las respuestas son involuntarias: sudoración, secreción de insulina, movimientos respiratorios y cardiacos, etc. Otras, en cambio, son voluntarias y conscientes: alargar la mano para coger un objeto, correr, etc.

Teniendo esto en cuenta se distingue entre el sistema nervioso *somático* y el *autónomo o vegetativo*:

- **Sistema nervioso somático**. Es la parte del sistema nervioso que se ocupa de las funciones voluntarias del organismo. Las respuestas del sistema nervioso somático las genera la musculatura esquelética.

- **Sistema nervioso autónomo o vegetativo**. Es la parte del sistema nervioso que regula las funciones involuntarias del organismo. Las respuestas las generan glándulas (endocrinas o exocrinas), musculatura lisa o musculatura cardiaca.

En este sistema se distingue entre sistema nervioso *simpático* y sistema nervioso *parasimpático*:

- **Sistema nervioso simpático**. Prepara al organismo para enfrentarse a una amenaza, sea luchando o huyendo.
- **Sistema nervioso parasimpático**. Permite la relajación después de la alarma y restaura la situación previa a ella.

En la imagen siguiente podemos observar las principales acciones de cada uno de estos sistemas.

Fig. 4.17.
Acciones de los sistemas nerviosos parasimpático y simpático.

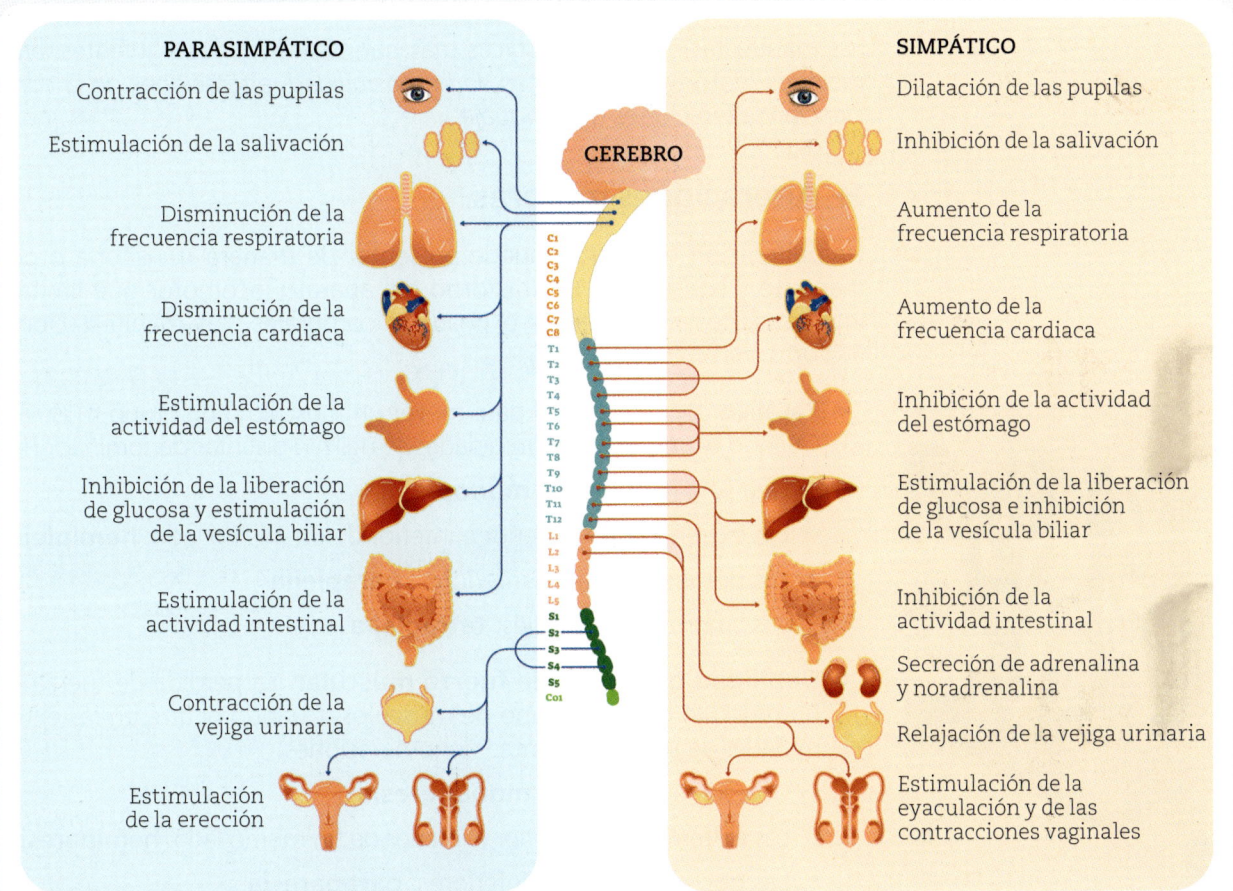

Actividades

13. Elabora un esquema que muestre el proceso básico que tiene lugar en el sistema nervioso a partir de la recepción de un estímulo.

14. Describe el recorrido de la luz en el globo ocular desde que incide en él hasta que es transformada en un impulso nervioso.

15. ¿Dónde se localizan los receptores del oído? ¿Cómo llegan los sonidos hasta ellos?

16. Una persona está a punto de tomar un baño e introduce la mano en el agua para comprobar la temperatura.
- Situación A: el agua está perfecta, pero justo entonces suena el teléfono. Retira la mano del agua y va a responder.
- Situación B: el agua quema mucho y en cuanto pone la mano en ella, la retira inmediatamente.

En ambos casos se produce una respuesta que es retirar la mano del agua. Pero ¿el proceso por el cual se llega a esa respuesta es el mismo en las dos situaciones? Explica las similitudes y las diferencias que observes.

17. Explica qué son los sistemas nerviosos autónomo y somático.

4.3. Patología del sistema nervioso

Como el sistema nervioso es el responsable de la coordinación del organismo, cualquier lesión que sufra repercutirá en una o varias funciones. A menudo se combinan, por tanto, manifestaciones propiamente neurológicas con afectaciones en distintas funciones fisiológicas.

4.3.1. Manifestaciones clínicas

Las manifestaciones neurológicas más habituales son las siguientes: *alteraciones motoras*, *alteraciones de la sensibilidad*, *alteraciones de la consciencia* y *alteraciones del lenguaje*.

» Alteraciones motoras

Una alteración motora se puede presentar de manera transitoria o permanente y consiste en un trastorno del aparato locomotor que limita o impide ciertos movimientos o posturas corporales. Las manifestaciones motoras más frecuentes son:

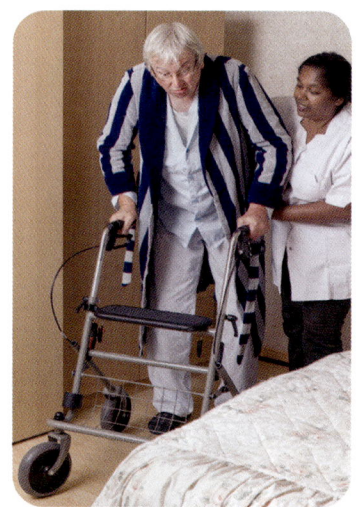

Fig. 4.18.
Las alteraciones motoras suelen tener su origen en el sistema nervioso.

- **Parálisis**. La incapacidad para mover un músculo o un grupo muscular. Cuando ocurre en las extremidades se utilizan distintas denominaciones:
  - Una sola extremidad: **monoplejía**.
  - Las extremidades superior e inferior de un mismo lado: **hemiplejía**.
  - Las dos extremidades inferiores: **paraplejía**.
  - Las cuatro extremidades: **tetraplejía**.

- **Debilidad o pérdida de fuerza muscular**. La pérdida de fuerza en un músculo o en un grupo de músculos. Cuando ocurre en las extremidades se utilizan distintas denominaciones:
  - Una sola extremidad: **monoparesia**.
  - Las extremidades superior e inferior de un mismo lado: **hemiparesia**.
  - Las dos extremidades inferiores: **paraparesia**.
  - Las cuatro extremidades: **tetraparesia**.

¡*Tenlo* en cuenta!

La pérdida de fuerza muscular o debilidad es una pérdida de fuerza real (objetiva), y no se debe confundir con la sensación de debilidad (subjetiva) que acompaña a muchas enfermedades.

- **Convulsiones**. Contracciones violentas e involuntarias de un músculo o un grupo de músculos esqueléticos. Algunas personas, debido a alguna alteración del sistema nervioso central, muestran una predisposición a sufrir este tipo de crisis; en este caso decimos que tienen **epilepsia**.

- **Espasmos o calambres musculares**. Contracción brusca e involuntaria de un músculo, que se mantiene en contracción y no se relaja. Puede ocurrir con musculatura lisa (por ejemplo, abdominal, uterina, etc.) o bien estriada (por ejemplo, la que recubre el esqueleto).

- **Temblores**. Movimientos involuntarios y rítmicos de una parte del cuerpo.

>> Alteraciones de la sensibilidad

La alteración de la sensibilidad (tacto) puede ocurrir en cualquier zona del organismo, ya que en todo él hay receptores. Un trastorno en la piel o en las mucosas, en la transmisión de los impulsos nerviosos o en el sistema nervioso central puede provocar alteraciones de la sensibilidad. Algunas alteraciones típicas son el hormigueo, el entumecimiento, el picor, etc.

Si no hay lesiones locales, como una quemadura, que estén causando la alteración, su origen se debe buscar en trastornos o lesiones en la inervación de la zona, en la médula espinal o en distintas zonas del encéfalo.

Se utilizan diversos términos técnicos para denominar las alteraciones de la sensibilidad, entre los que podemos destacar:

- **Hiperestesia/hipoestesia**: aumento/disminución de la sensibilidad ante estímulos táctiles; se perciben con mayor o menor intensidad de la que correspondería.

- **Hiperafia/hipoafia/anafia**: aumento/disminución/pérdida de la capacidad para percibir estímulos táctiles.

- **Hiperalgesia/hipoalgesia/analgesia**: aumento/disminución/ausencia de la sensibilidad al dolor.

Documento 4.2

Otras alteraciones sensoriales

Los receptores del olfato, el gusto, la visión y la audición, al contrario de lo que ocurre con los del tacto, están en zonas muy delimitadas y en la transmisión de sus impulsos intervienen un número muy reducido de nervios. Por tanto, sus alteraciones solamente proporcionan información sobre estructuras anatómicas muy concretas. Los receptores del olfato y del gusto se localizan en la mucosa nasal y la lengua. Las alteraciones en estos sentidos reciben denominaciones específicas:

- **El olfato**. Según el grado de afectación hablamos de anosmia (pérdida del olfato) o hiposmia (disminución de la capacidad olfativa).

- **El gusto**. Los términos hipergeusia/hipogeusia/ageusia se refieren a la sensibilidad exagerada/reducida/perdida para diferenciar sabores.

En el caso de la visión y la audición, los órganos especializados que alojan los receptores son complejos y cualquier pequeña alteración en ellos puede afectar a su funcionamiento. Esto supone que la mayoría de las alteraciones en estos sentidos no tienen un origen nervioso, sino que se deben a trastornos de los propios órganos:

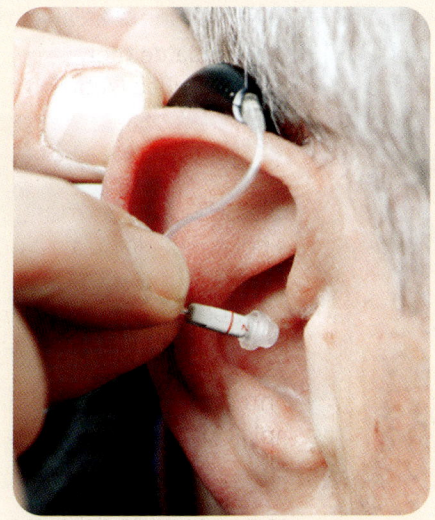

- **La visión**. La mayoría de las alteraciones se deben a trastornos en el globo ocular. En la miopía el globo es demasiado largo, en la hipermetropía es demasiado corto y en el astigmatismo hay una deformación de la córnea o una alteración de la curvatura del cristalino. Otras estructuras que pueden ser causa de alteraciones de la visión son los distintos músculos oculares, cuyo funcionamiento inadecuado provoca alteraciones como la diplopía o el estrabismo.

- **La audición**. Una lesión en cualquier estructura del oído impedirá la correcta transmisión de las ondas acústicas hasta los receptores, o su conversión en impulso nervioso. Según el nivel de pérdida de audición hablamos de hipoacusia leve, hipoacusia moderada, hipoacusia severa o hipoacusia profunda. Otras alteraciones que se pueden presentar vinculadas con los órganos auditivos son los mareos y el vértigo, debidas a lesiones en el aparato vestibular.

❯❯ Alteraciones de la consciencia

Las alteraciones de la consciencia se manifiestan como la ausencia de respuesta a estímulos externos o la emisión de respuestas inadecuadas.

Según la intensidad de afectación, la pérdida de consciencia se valora en diferentes grados, que, de menor a mayor, son:

- **Somnolencia**. Tendencia al sueño, pero con respuestas adecuadas a los estímulos externos.

- **Confusión**. Incapacidad para pensar con la claridad y rapidez habituales.

- **Estupor**. Estado de semiinconsciencia, en el que solo hay respuesta, lenta e incoherente, a estímulos vigorosos.

- **Coma**. No hay respuesta a estímulos externos.

La causa puede ser una lesión en el encéfalo, aunque también se puede deber al exceso o el defecto de ciertas sustancias en el organismo. Estas sustancias pueden ser endógenas (falta de oxígeno, exceso de glucosa, exceso de urea, etc.) o exógenas (drogas, medicamentos, alcohol, etc.).

❯❯ Alteraciones del lenguaje

La persona no es capaz de hablar o lo hace de forma dificultosa o incoherente. Podemos distinguir dos manifestaciones de origen neurológico:

- **Afasia**. Pérdida del lenguaje, que puede dificultar la lectura, la escritura y la expresión oral. Se debe a lesiones en las partes del cerebro que controlan el lenguaje, que pueden estar causadas por un accidente cerebrovascular, un tumor cerebral, una infección, etc.

  La afasia puede tener distintas manifestaciones:

  - Hablar usando frases muy cortas o incompletas.

  - Decir o escribir frases sin sentido.

  - Decir o escribir palabras irreconocibles.

  - Sustituir una palabra o un sonido por otro.

  - No comprender lo que le dicen.

- **Disartria**. Dificultad para articular palabras, generalmente a causa de un accidente cerebrovascular o de otras lesiones cerebrales.

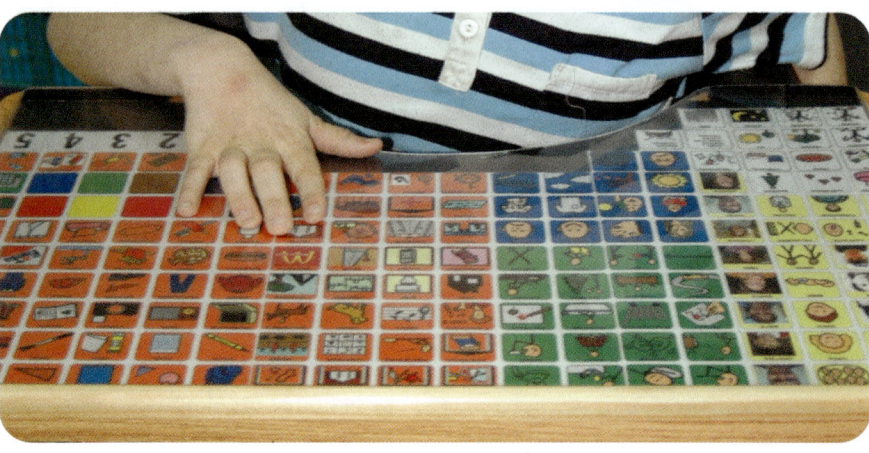

Fig. 4.19.
Existen distintos recursos para mantener la comunicación con personas que presentan alteraciones del lenguaje. Los tableros con símbolos es uno de ellos.

¡Tenlo en cuenta!

La disglosia, al igual que la disartria, es la dificultad para articular palabras. La diferencia entre ambos términos es que la disartria es de origen neurológico mientras que la disglosia se debe a alteraciones en los órganos bucofonatorios.

4.3.2. Enfermedades del sistema nervioso

La lista de enfermedades del sistema nervioso es muy extensa; aquí nos limitaremos a describir algunas de las más frecuentes: *enfermedades neurodegenerativas*, *accidentes cerebrovasculares*, *esclerosis múltiple (EM)*, *meningitis* y *epilepsias*.

➤➤ Enfermedades neurodegenerativas

Existen diversas enfermedades que provocan una degeneración progresiva e irreversible de distintas estructuras nerviosas. Algunas de las más frecuentes son la *enfermedad de Alzheimer*, la *enfermedad de Parkinson* y la *esclerosis lateral amiotrófica (ELA)*.

➤ Enfermedad de Alzheimer

La enfermedad de Alzheimer es una enfermedad degenerativa que se manifiesta con un deterioro progresivo de la memoria, el pensamiento y el comportamiento.

La causa de la enfermedad es desconocida, aunque sí se conoce su mecanismo de acción: se debe a una reducción en la producción de un neurotransmisor en el cerebro, lo que deteriora la actividad cerebral.

La enfermedad se suele iniciar sobre los 65 años y el primer síntoma es la dificultad para recordar información reciente.

A medida que avanza la enfermedad aparecen otras manifestaciones, que se van agravando con el tiempo: desorientación, pérdida de memoria, confusión, cambios de humor, modificaciones del comportamiento, acusaciones infundadas a personas cercanas, etc.

En las fases finales, la persona pierde el contacto con su entorno y tiene dificultades para hablar, tragar y caminar.

La evolución y la duración de la enfermedad varían de unas personas a otras, aunque suelen transcurrir entre diez y quince años desde aparecen las primeras manifestaciones hasta la muerte.

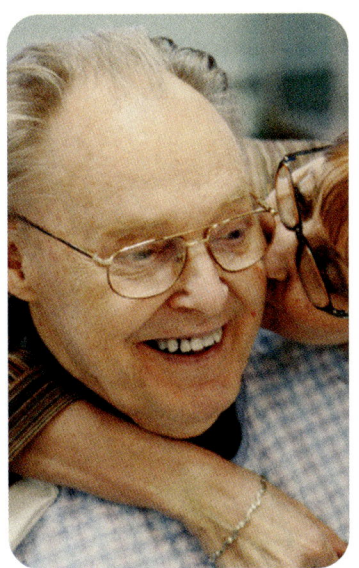

Fig. 4.20.
Las personas que tienen Alzheimer necesitan cuidados continuos.

Documento 4.3

Las demencias

La demencia no es una enfermedad específica, sino la denominación que se aplica a un grupo de síntomas causados por trastornos que afectan el cerebro.

Las personas con demencia pierden la capacidad de llevar a cabo por sí mismas las actividades de la vida diaria, de resolver problemas, de controlar sus emociones. Son síntomas habituales la pérdida de memoria y distintas alteraciones del lenguaje.

La demencia es más común entre personas de edad avanzada, aunque no es una manifestación normal del envejecimiento. Muchas enfermedades pueden causar demencia, como la enfermedad de Alzheimer, la de Parkinson o algunos accidentes cerebrovasculares. También se puede deber a lesiones en la zona craneal provocadas por accidentes.

¡Tenlo en cuenta!

La enfermedad de Alzheimer constituye entre un 60 y un 80% de los casos de demencia.

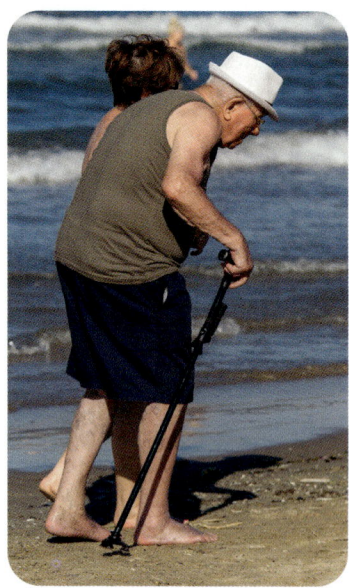

Fig. 4.21.
Los temblores y las dificultades para andar son manifestaciones características de la enfermedad de Parkinson.

. . . .

*¡**Tenlo** en cuenta!*

El 10% de los casos de ELA se deben a un defecto genético; en el 90% restante se desconoce la causa.

> **Enfermedad de Parkinson**

La enfermedad de Parkinson es una degeneración neuronal que afecta principalmente a la coordinación de los movimientos y a la postura. Es una enfermedad incurable y progresiva, que se suele iniciar entre los 55 y los 65 años. Se debe a que las neuronas no producen suficiente cantidad de un neurotransmisor denominado dopamina. Sus manifestaciones más comunes son:

- Temblores en manos, brazos, piernas y cara.

- Rigidez en brazos, piernas y tronco.

- Lentitud de los movimientos.

- Problemas de equilibrio y coordinación.

Una de las funciones más afectadas es la marcha. La persona se inclina hacia delante al caminar y anda como *cayéndose*, con pasos cortos y arrastrando los pies, y con los brazos flexionados y sin bracear.

Con el paso del tiempo, la movilidad se ve cada vez más limitada y aparecen alteraciones no motoras como dolor, depresión, trastornos del sueño, alucinaciones y demencia.

> **Esclerosis lateral amiotrófica**

La esclerosis lateral amiotrófica (ELA) es otra enfermedad neurodegenerativa. En este caso se debe a la muerte continuada de neuronas responsables del movimiento (motoneuronas).

La pérdida progresiva de motoneuronas se manifiesta con un debilitamiento muscular que se va agravando, espasmos y finalmente la incapacidad para mover los brazos, las piernas y el cuerpo.

Las facultades intelectuales no quedan afectadas en las personas que padecen ELA, ni tampoco sus capacidades sensoriales o el control de esfínteres. Sí pueden producirse alteraciones en la deglución o en la respiración, si se ven afectados los músculos que intervienen en estas funciones.

>> **Accidentes cerebrovasculares o ictus**

Los **accidentes vasculares cerebrales** (ACV) o ictus son interrupciones del riego sanguíneo en alguna parte del cerebro, lo cual provoca hipoxia en la zona afectada.

La interrupción del riego sanguíneo se puede deber a dos causas básicas, que definen dos tipos de ictus: los *isquémicos* y los *hemorrágicos*.

- **Ictus isquémico o infarto cerebral**. Es el tipo de ictus más frecuente, ya que supone el 80% de los casos. La circulación se ve bloqueada o dificultada por un estrechamiento o una obstrucción de las arterias, que se puede deber a:

  - Una **vasoconstricción** debida a un problema cardiaco o una hipotensión.

  - La formación de un **coágulo** en una de las arterias que irrigan el cerebro. Este fenómeno se ve favorecido cuando hay placas de arterosclerosis en las arterias cerebrales.

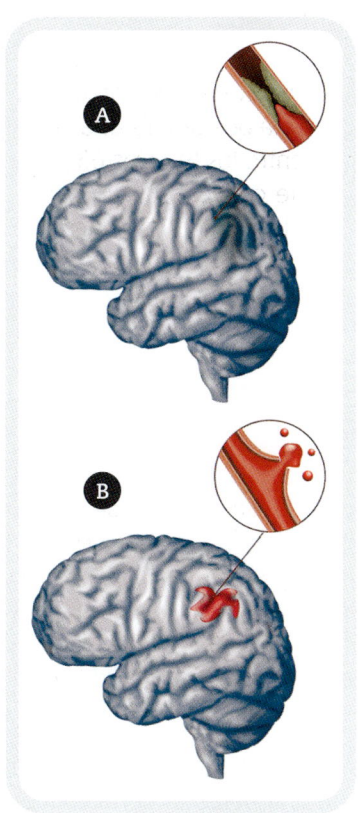

Fig. 4.22.
Ictus isquémico (A) e
ictus hemorrágico (B).

- La llegada de un **émbolo** con la sangre. Un émbolo es un elemento anormal que circula en el flujo sanguíneo, generalmente un coágulo o una placa de aterosclerosis que se ha desprendido.

  Cuando el émbolo llega a una zona en que la arteria reduce su diámetro, queda atrapado y bloquea la circulación. Este fenómeno se denomina embolia arterial y puede ocurrir en cualquier zona del cuerpo; cuando ocurre en el cerebro lo denominamos **embolia cerebral**.

- **Ictus hemorrágico o hemorragia cerebral**. Estos ictus se deben a la rotura de un vaso sanguíneo, que provoca una hemorragia cerebral y deja una zona del cerebro sin irrigación. El 20% de los ictus son de este tipo.

Al contrario de lo que ocurre con las enfermedades que hemos explicado, la aparición de las manifestaciones del ictus es repentina. Estas pueden variar según la zona del cerebro que se haya visto afectada, aunque las más habituales son:

- Dolor de cabeza brusco, intenso e inusual.

- Debilidad o parálisis en un brazo, en una pierna y en la mitad de la cara.

- Disartria y/o afasia.

- Pérdida de la visión en uno o ambos ojos.

Ante la sospecha de un ictus es esencial solicitar ayuda médica inmediatamente, ya que las posibilidades de recuperación serán mayores y las secuelas más limitadas cuanto menos tiempo haya transcurrido entre el suceso y el inicio del tratamiento.

» Esclerosis múltiple

La esclerosis múltiple (EM) es una enfermedad crónica. Afecta a la mielina de los axones neuronales en el cerebro y la médula espinal, provocando la aparición de placas que dificultan la trasmisión del impulso nervioso.

Suele comenzar con debilidad de una o más extremidades, alteraciones de la vista, alteraciones de la sensibilidad, vértigo y trastornos del equilibrio. Más adelante aparecen espasmos musculares y se agrava la debilidad de las extremidades. La evolución de la enfermedad varía mucho de unas personas a otras. Algunas personas sufren afectaciones poco graves, mientras que en otras la enfermedad evoluciona rápidamente hacia la incapacidad total.

» Meningitis

La meningitis es la inflamación de las membranas meníngeas. Su causa más frecuente es una infección bacteriana o vírica.

Tiene manifestaciones generales, como fiebre, sudor, escalofríos, irritabilidad, vómitos, etc. También se puede producir confusión, aturdimiento o incluso pérdida de consciencia. Otras manifestaciones son más específicas: dolor de cabeza, hipersensibilidad ante la luz, dilatación de las pupilas y rigidez en el cuello.

Es una enfermedad grave, especialmente en el caso de las meningitis bacterianas, que en ocasiones evolucionan muy rápidamente y necesitan tratamiento hospitalario.

¡*Tenlo* en cuenta!

No existe cura para la esclerosis múltiple, pero se han encontrado varios medicamentos que son eficaces en su tratamiento, frenan el desarrollo de la enfermedad y combaten sus síntomas.

>> Epilepsia

La epilepsia es un trastorno del cerebro en el cual un grupo de neuronas, de forma inesperada, muestran un exceso de actividad eléctrica. Esto hace que se produzca una crisis epiléptica, que puede tener distintas manifestaciones según el área cerebral afectada.

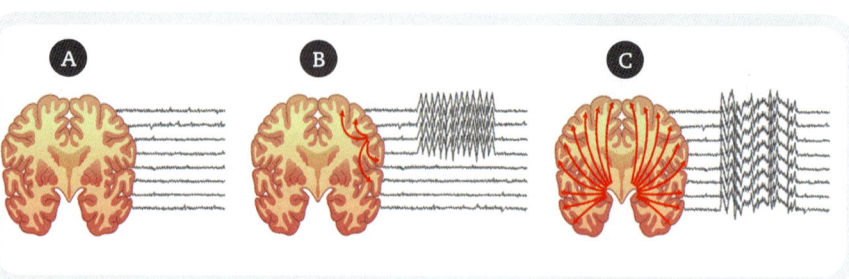

Fig. 4.23.
Actividad eléctrica normal del cerebro (A) y exceso de actividad (crisis epiléptica), que puede ser local (B) o generalizada (C).

Las manifestaciones más conocidas son las convulsiones y los espasmos o calambres musculares, aunque hay otras, como las percepciones sensoriales anómalas, la confusión, la fijación de la mirada y la pérdida de la consciencia.

El hecho de que una persona sufra una crisis de este tipo no es suficiente para afirmar que tiene epilepsia: para decir que una persona tiene epilepsia debe haber sufrido dos o más crisis epilépticas.

Las causas que pueden provocar epilepsia son muy diversas y en el 70% de los casos no se consiguen identificar. Pueden ser genéticas, traumatismos craneoencefálicos, encefalitis, tumores cerebrales, algunos trastornos metabólicos, alcoholismo, etc.

Actividades

18. Explica el significado de: *hemiplejía, analgesia, hiperestesia, paraparesia, espasmo, temblor, estupor.*

19. ¿Qué es la debilidad muscular? La debilidad que notas cuando tienes la gripe, ¿es debilidad muscular?

20. Explica qué son la afasia y la disartria.

21. Di si las siguientes enfermedades son neurodegenerativas o no: *esclerosis lateral amiotrófica, epilepsia, esclerosis múltiple y enfermedad de Parkinson.*

22. Lee el Documento 4.3 y responde:

a)   ¿Qué es la demencia?

b)   ¿Cuál es el síntoma común en las demencias?

c)   Una persona que tiene enfermedad de Alzheimer en una fase muy inicial, ¿tiene demencia? Explica tu respuesta.

23. Explica las alteraciones del sistema nervioso que ocurren en la enfermedad de Alzheimer, en la enfermedad de Parkinson y en la esclerosis lateral amiotrófica que provocan las manifestaciones clínicas de estas enfermedades.

24. Di qué es un ictus y describe los tipos de ictus que hay.

25. Describe las manifestaciones del ictus y explica por qué es importante que la persona reciba asistencia sanitaria especializada lo antes posible.

26. Explica qué es la epilepsia y cita sus manifestaciones más habituales.

*Para **saber más***

La convivencia con la enfermedad: la enfermedad de Alzheimer

El Alzheimer es una enfermedad neurológica con una alta prevalencia (porcentaje de personas de una población que presentan la enfermedad), especialmente en personas mayores, y es una de las principales causas de dependencia severa, con efectos demoledores tanto para la persona enferma como para su entorno familiar más inmediato, que se encarga de su cuidado.

Con esta actividad pretendemos profundizar en la vivencia de esta enfermedad y en cómo la persona enferma y su entorno más cercano afrontan este largo proceso.

Proponemos que visualicéis o leáis algunos testimonios, que muestren tanto la perspectiva de las personas cuidadoras como de la persona enferma de Alzheimer.

Seguidamente, en pequeños grupos o toda la clase, realizad un debate sobre los efectos de esta enfermedad, para todas las personas que se ven afectadas por ella, aunque no la padezcan. Valorad también el papel que debería desempeñar el servicio de salud en la atención a esta enfermedad.

Documentación

Podéis obtener testimonios de fuentes diversas; algunos que os pueden ser útiles son los siguientes:

- Documental disponible en Vimeo: *Pe&Fu. Memorias de un corazón* (10 min). (*http://vimeo.com/39396142*)

- Diversos videos disponibles en Youtube, como por ejemplo:

  - *Alzheimer, un reto al cariño* (5:49 min), en el que se explica la perspectiva de la persona cuidadora. (*https://youtu.be/vsjohNujiXU*)

  - *El emocionante vídeo sobre el alzhéimer que conmueve al mundo* (3:53 min), en el que se da voz a personas con Alzheimer. (*https://youtu.be/N0iTYkaJAEw*)

- Documentales disponibles en RTVE a la carta, como:

  - *Bicicleta, cuchara, manzana* (38.05 min). (*http://www.rtve.es/alacarta/videos/version-espanola/version-espanola-bicicleta-cuchara-manzana/1342369/*)

  - *Bucarest, la memoria perdida* (1h 18min). (*http://www.rtve.es/alacarta/videos/el-documental/documental-bucarest-memoria-perdida/1533404/*)

  Estos documentales relatan la vivencia de la enfermedad de dos personajes públicos, los políticos Pasqual Maragall y Jordi Solé Tura.

- Las páginas web de asociaciones y fundaciones dedicadas a la enfermedad de Alzheimer suelen incluir entrevistas, vídeos de testimonios, etc.

Y si conocéis alguna persona cercana que sufra esta enfermedad, podéis entrevistar a la persona que habitualmente se ocupe de su cuidado, para disponer de un testimonio más directo.

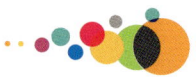

5 Unidad didáctica

El aparato locomotor

Antes de empezar...

- Qué función básica desempeña el aparato locomotor en el cuerpo humano?
- Cita algunas estructuras anatómicas que formen parte del aparato locomotor.

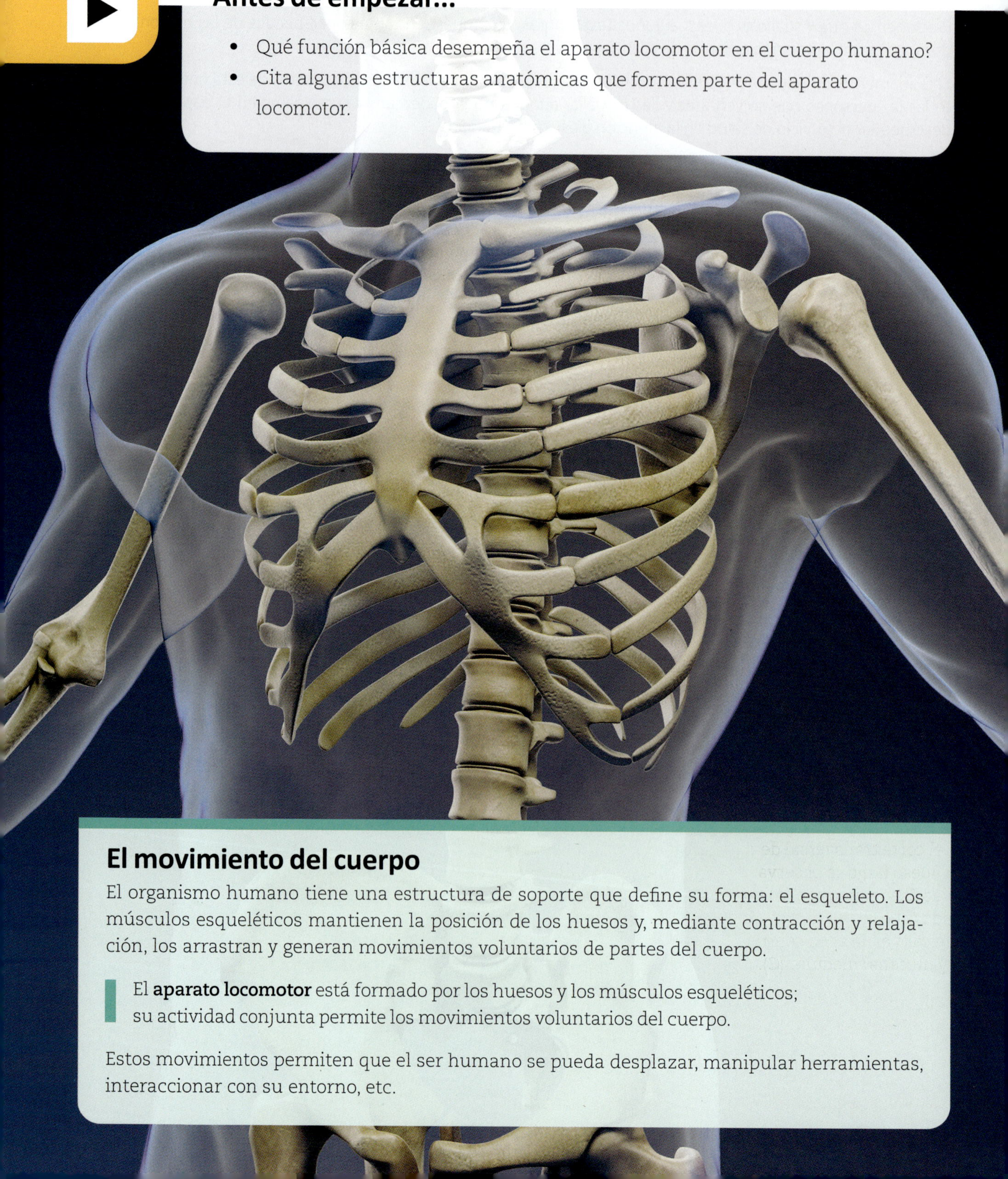

El movimiento del cuerpo

El organismo humano tiene una estructura de soporte que define su forma: el esqueleto. Los músculos esqueléticos mantienen la posición de los huesos y, mediante contracción y relajación, los arrastran y generan movimientos voluntarios de partes del cuerpo.

El **aparato locomotor** está formado por los huesos y los músculos esqueléticos; su actividad conjunta permite los movimientos voluntarios del cuerpo.

Estos movimientos permiten que el ser humano se pueda desplazar, manipular herramientas, interaccionar con su entorno, etc.

5.1. Anatomía del aparato locomotor

Está constituido por el *sistema* óseo y los *músculos esqueléticos*.

5.1.1. El sistema óseo

Los huesos son estructuras de tejido óseo que tienen una gran rigidez y dureza.

El **sistema óseo** está formado por el conjunto de huesos del cuerpo.

» Tejido óseo

El tejido óseo presenta *células* específicas, aunque su característica más destacada es la calcificación de su *matriz extracelular* (MEC).

- **Las células**. En el tejido óseo encontramos varios tipos de células:

  - **Osteoblastos**: secretan la matriz extracelular, que forma la matriz ósea.

  - **Osteocitos**: son osteoblastos que han quedado totalmente envueltos por la matriz ósea que han ido secretando y dejan de formar más.

  - **Osteoclastos**: son células que tienen como función la reabsorción ósea.

- **La matriz extracelular.** La matriz ósea está compuesta principalmente por colágeno, aunque también contiene diversas sustancias inorgánicas, principalmente fosfato cálcico en forma de cristales.

  Los componentes de la matriz proporcionan sus características al hueso: el colágeno le proporciona resistencia a la tracción, y los cristales de fosfato cálcico, a la presión.

» Estructura de los huesos

Los huesos tienen un recubrimiento de tejido conjuntivo que se denomina **periostio**. Por debajo de él se encuentra al **tejido óseo**, que puede ser *compacto* o *esponjoso*, como veremos a continuación. En la zona más medial de algunos huesos se observa un *canal medular*.

En el corte transversal de un hueso largo, como el fémur o el húmero, se distinguen claramente ambos tipos de tejido y el canal medular en la zona media. En el caso de huesos cortos, planos o de forma irregular, en cambio, el tejido óseo esponjoso constituye la mayor parte de su estructura.

› Tejido óseo compacto

Si observamos el corte transversal de una zona de tejido óseo compacto podemos observar que presenta una serie de orificios rodeados por láminas dispuestas en capas concéntricas.

Los orificios corresponden a conductos que son paralelos al eje longitudinal de hueso y que se denominan **conductos de Havers**. Estos conductos están revestidos interiormente por una capa de tejido conjuntivo denominada **endostio** y por ellos pasan los capilares sanguíneos que proporcionan oxígeno y nutrientes a las células óseas.

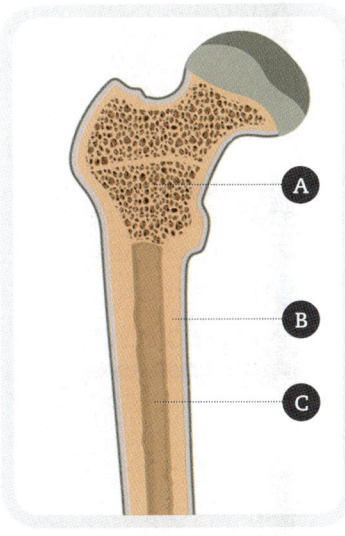

Fig. 5.1.
En el corte transversal de un hueso largo se observa tejido óseo esponjoso (A) y tejido óseo compacto (B). En este caso en la zona central hay un canal medular (C).

Las capas concéntricas que se observan alrededor de cada conducto están formadas por tejido óseo. Los osteocitos están rodeados por matriz extracelular, pero se mantiene la relación entre ellas gracias a unos conductos en la matriz que los comunican (**conductos de Volkmann**).

El conjunto formado por un conducto de Havers y las capas concéntricas de tejido óseo que lo rodean se denomina **osteona** o **sistema de Havers**.

Fig. 5.2.
Estructura del tejido óseo compacto.

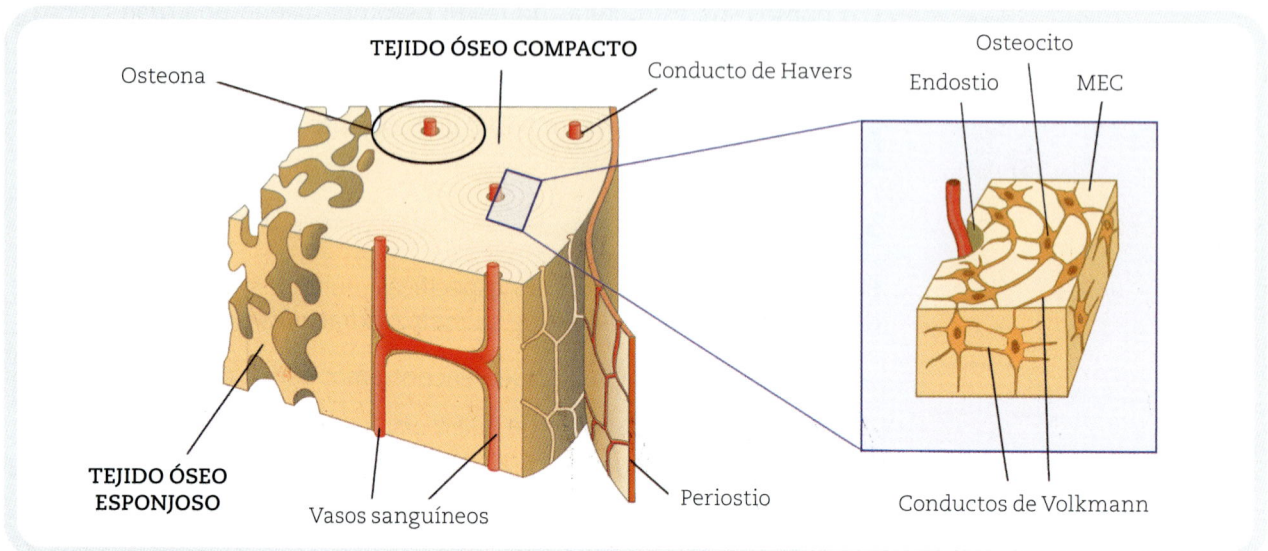

> **Tejido óseo esponjoso**

En la zona más interna del hueso, por debajo de tejido compacto, se localiza el tejido óseo esponjoso. En este tejido no se observan osteonas, sino una serie de trabéculas, entre las cuales se localizan las células.

En las costillas, el esternón, la columna vertebral, el cráneo, la escápula y la pelvis de las personas adultas, entre el tejido esponjoso se distribuye otro tipo de tejido, denominado **médula ósea roja**. Se trata de tejido hematopoyético, responsable de la producción de células sanguíneas.

¡Tenlo en cuenta!

Durante la infancia la mayor parte de la médula ósea es roja; en la edad adulta se convierte en amarilla, con algunas excepciones.

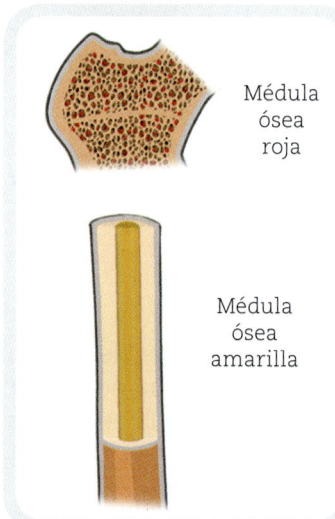

Fig. 5.3.
Tipos de médula ósea.

> **Canal medular**

Los huesos largos tienen un canal longitudinal en su zona central, recubierto por una membrana denominada **endostio**. En este canal se localiza otro tipo de tejido: la **médula ósea amarilla** (conocida también como tuétano). Este tipo de médula está formada principalmente por adipocitos (grasa) y tiene como función principal la reserva energética.

¡Tenlo en cuenta!

En algunas fracturas óseas, parte de la médula amarilla puede ir a parar a la sangre y constituir un émbolo. Como esta médula está formada básicamente por adipocitos, se lo denomina émbolo graso, y puede provocar una embolia grasa.

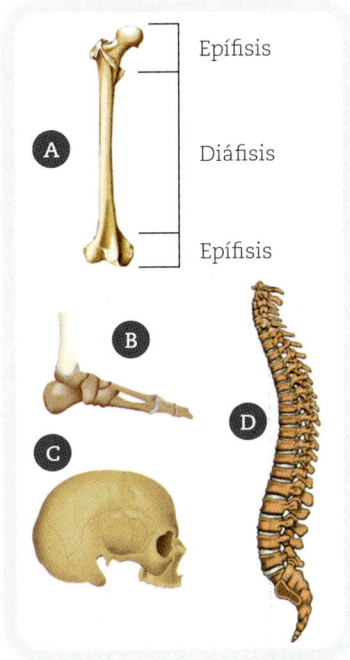

Fig. 5.4.
Ejemplos de huesos: largo (A),
cortos (B), planos (C)
e irregulares (D).

›› Tipos de huesos

Atendiendo a su forma los huesos se clasifican en:

- **Huesos largos**. Tienen forma alargada. Lo son los principales huesos de las extremidades: fémur, tibia, peroné, húmero, cúbito y radio.

  Los huesos largos tienen una zona central (**diáfisis**) y dos extremos abultados (**epífisis**). Entre cada epífisis y la diáfisis hay una zona intermedia (**metáfisis**). En las metáfisis hay tejido cartilaginoso durante el crecimiento (cartílago de crecimiento), pero pasa a estar ocupada por tejido óseo esponjoso cuando el crecimiento se ha completado.

- **Huesos cortos**. Tienen una forma casi cúbica. Lo son los huesos de la muñeca (huesos del carpo) y los del pie (huesos del tarso).

- **Huesos planos**. Son huesos delgados y curvos. Son huesos planos los del cráneo y las costillas.

- **Huesos irregulares**. Su forma no permite incluirlos en ninguna de las categorías anteriores. Son huesos irregulares los huesecillos del oído interno, el sacro y las vértebras.

›› Las articulaciones

Las uniones entre huesos se denominan **articulaciones**.

Las articulaciones se pueden clasificar según el grado de movilidad que permiten realizar: *sinartrosis*, *anfiartrosis* y *diartrosis*.

› Sinartrosis

Estas articulaciones permiten muy poco o ningún movimiento. Se denominan también **articulaciones fibrosas** porque los huesos están unidos mediante un tejido resistente y fibroso.

Encontramos este tipo de articulación, por ejemplo, en las uniones de los huesos del cráneo.

› Anfiartrosis

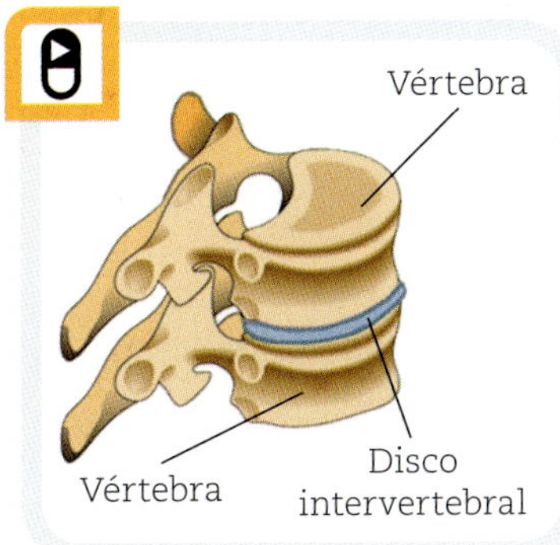

Estas articulaciones permiten un cierto grado de movimiento. Entre ambos huesos se localiza un cartílago, y la flexibilidad de este es la que proporciona el movimiento a la articulación. Se denominan también **articulaciones cartilaginosas**.

Encontramos este tipo de articulación, por ejemplo, en las articulaciones intervertebrales y en las articulaciones entre las costillas y el esternón. En el caso de las articulaciones intervertebrales, el cartílago se denomina **disco intervertebral**.

Los discos intervertebrales tienen un recubrimiento fibroso externo y una zona interna con textura gelatinosa. Su función es:

- Mantener la posición de las vértebras, permitiendo un cierto grado de movimiento.

- Actuar como amortiguador frente a compresiones, evitando que las vértebras impacten entre sí.

Fig. 5.5.
Ejemplo de articulación
cartilaginosa o anfiartrosis.

¡*Tenlo* en cuenta!

Recuerda que en la
UNIDAD DIDÁCTICA
2 has estudiado las
denominaciones de los
principales movimientos.

> **Diartrosis o articulaciones sinoviales**

Estas articulaciones permiten movimientos amplios y están delimitadas por una **cápsula articular**. En el interior de la cápsula hay un líquido denominado **sinovia** o **líquido sinovial**, que lubrica la articulación.

Los extremos de los huesos que forman parte de la articulación están recubiertos por **cartílago articular** para reducir la fricción y prevenir el desgaste de las superficies articulares.

Para que toda la estructura se mantenga unida, unos **ligamentos** unen ambos huesos. Los ligamentos son bandas de tejido conjuntivo.

Existen distintos tipos de diartrosis que, dependiendo de la forma de las epífisis de los huesos que unen, permiten distintos tipos de movimiento. La tabla siguiente muestra las más frecuentes:

Articulaciones sinoviales	Esquema	Movimientos que permite	Ejemplos
Planas o deslizantes		• Deslizamientos	• Articulaciones entre los huesos del carpo • Articulaciones entre los huesos del tarso • Articulación esternoclavicular • Articulación escapuloclavicular
Trocleares o en bisagra		• Flexión y extensión	• Articulación humerocubital • Articulación femoropatelar
Trocoides o en pivote		• Rotación	• Articulación entre el atlas y el axis • Articulación cubitorradial proximal
Condílea		• Flexión y extensión • Abducción y aducción	• Articulación entre el radio y los huesos carpianos
En silla de montar		• Flexión y extensión • Abducción y aducción	• Articulación entre el trapecio del carpo y el metacarpo del pulgar
Enartrosis o esféricas		• Flexión y extensión • Abducción y aducción • Rotación	• Articulación escapulohumeral • Articulación coxofemoral

Documento 5.1

La rodilla

La articulación de la rodilla es una diartrosis. Es la articulación más compleja del cuerpo, ya en ella participan un buen número de estructuras.

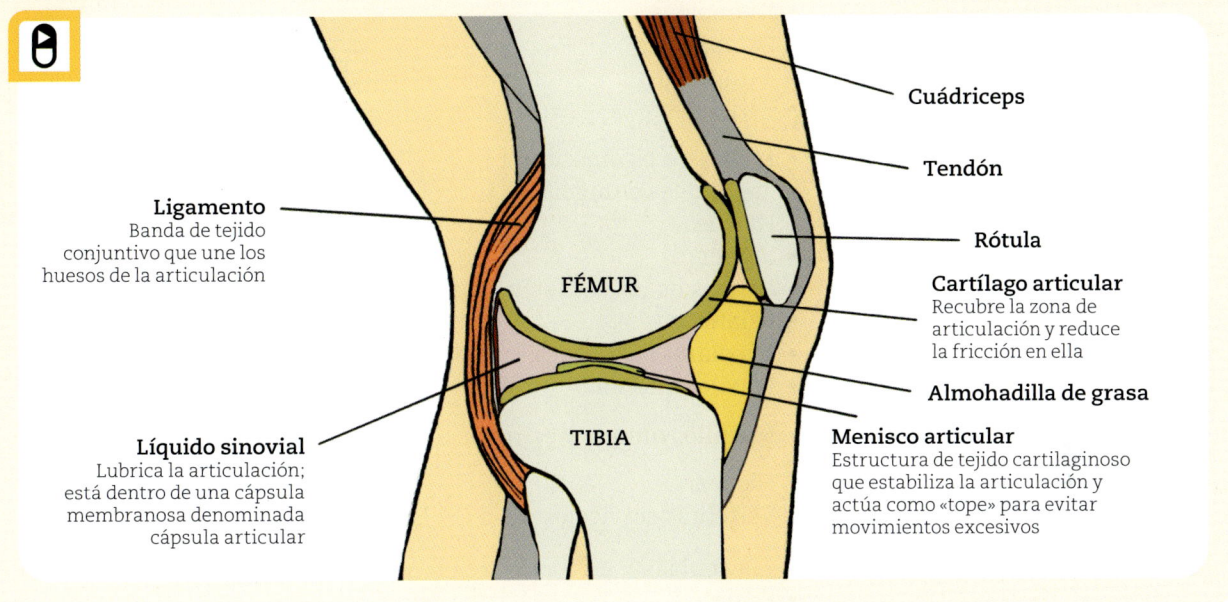

Ligamento
Banda de tejido conjuntivo que une los huesos de la articulación

Líquido sinovial
Lubrica la articulación; está dentro de una cápsula membranosa denominada cápsula articular

FÉMUR

TIBIA

Cuádriceps

Tendón

Rótula

Cartílago articular
Recubre la zona de articulación y reduce la fricción en ella

Almohadilla de grasa

Menisco articular
Estructura de tejido cartilaginoso que estabiliza la articulación y actúa como «tope» para evitar movimientos excesivos

❱❱ El esqueleto

El **esqueleto** es el conjunto de huesos del cuerpo.

❱ Funciones del esqueleto

El esqueleto cumple diversas funciones en el organismo:

- Da forma y consistencia al cuerpo.

- Participa en el movimiento.

- Protege distintas estructuras del organismo. Destacan especialmente los elementos que protegen el encéfalo (cráneo) y la médula espinal (columna vertebral).

- Contiene y protege la médula ósea roja, que es el tejido responsable de la formación de nuevas células sanguíneas.

- Es un depósito activo de calcio y otros minerales. Los extrae de la sangre o los vierte en ella, según las necesidades.

❱ Principales huesos del esqueleto

Podemos distinguir dos zonas en el esqueleto:

- **Esqueleto axial**, que corresponde al conjunto de huesos de la cabeza y el tronco.

- **Esqueleto apendicular**, que está formado por los huesos de las cuatro extremidades.

¡*Tenlo* en cuenta!

El esqueleto supone cerca del 18% del peso del cuerpo de una persona adulta de peso normal.

La tabla siguiente muestra los huesos que encontramos en cada región corporal de los esqueletos axial y apendicular.

	Región corporal		Huesos
Esqueleto axial	Cabeza	Cráneo	• Frontal • Etmoides • Esfenoides • Occipital • Temporales • Parietales
		Cara	• Malares o cigomáticos • Lagrimales o unguis • Nasales • Vómer • Huesos de los cornetes nasales • Palatinos • Maxilares superiores • Maxilar inferior
		Oído	• Martillo, yunque y estribo
		Cuello	• Hioides • Vértebras cervicales: C1 a C7. La C1 se denomina atlas y la C2, axis
	Tronco	Tórax	• Clavículas • Esternón • Costillas: doce pares de costillas (I a XII) • Omóplatos o escápulas • Vértebras torácicas: T1 a T12
		Abdomen	• Coxales, formados por ilion, isquion y pubis • Vértebras lumbares: L1 a L5 • Sacro, formado por 5 vértebras sacras soldadas • Coxis, formado por 3-5 vértebras coccígeas soldadas
Esqueleto apendicular	Extremidades superiores	Brazo	• Húmero
		Antebrazo	• Cúbito • Radio
		Mano	• Carpo, formado por 8 pequeños huesos • Metacarpo, con un hueso metacarpiano por dedo • Falanges, tres por dedo (excepto el pulgar, que tiene dos)
	Extremidades inferiores	Muslo	• Fémur
		Rodilla	• Patela o rótula
		Pierna	• Tibia • Peroné
		Pie	• Tarso: formado por 7 pequeños huesos • Metatarso, con un hueso metatarsiano por dedo • Falanges, tres por dedo (excepto el primer dedo, que tiene dos)

¡**Tenlo** *en cuenta!*

Recuerda que los coxales derecho e izquierdo y el sacro forman la **cintura pélvica**, que establece la separación entre la cavidad abdominal y la cavidad pélvica.

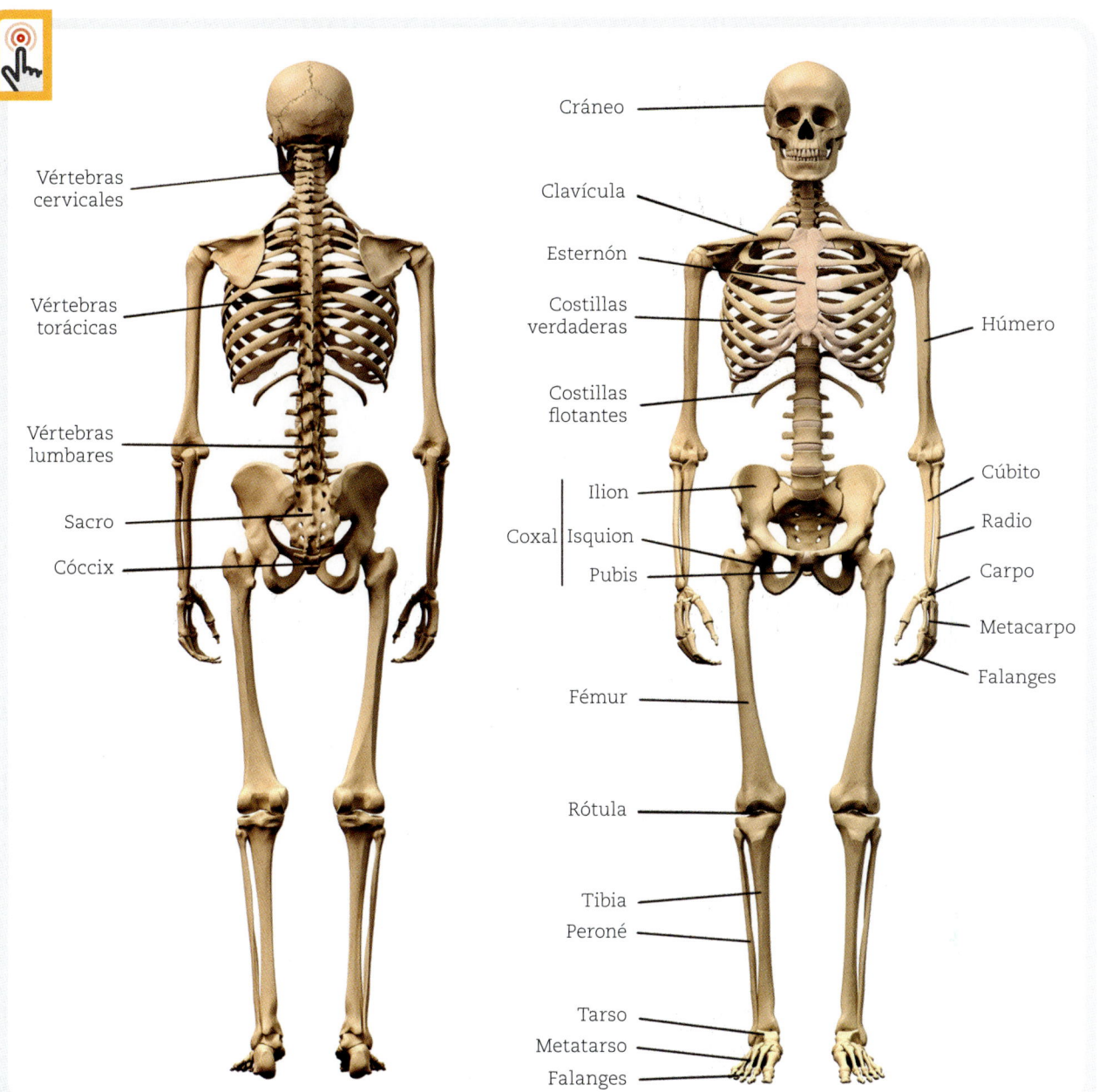

Fig. 5.6.
Esqueleto humano.

5.1.2. Los músculos esqueléticos

El sistema muscular incluye todos los músculos del organismo, que son más de 600. Todos los músculos están formados por fibras musculares con capacidad para contraerse y relajarse.

Los músculos lisos y los músculos estriados cardiacos se contraen y relajan de forma involuntaria (peristaltismo intestinal, latidos cardiacos, etc.), mientras que los músculos estriados esqueléticos, que están insertados en el esqueleto, se pueden contraer y relajar de forma voluntaria.

›› Estructura del músculo esquelético

El tejido muscular está formado por unas células especializadas con forma de huso y capacidad contráctil denominadas **miocitos** o **fibras musculares**. Cada fibra muscular está envuelta por tejido conjuntivo, denominada endomisio.

Las fibras se agrupan en **haces o fascículos**, cada uno de los cuales está envuelto por una capa denominada perimisio. A su vez, los haces se agrupan y forman **paquetes musculares** envueltos por epimisio.

Finalmente, la unión de varios paquetes musculares forma el **músculo**, que está recubierto por una membrana conjuntiva denominada **fascia muscular**. En sus extremos, los tres recubrimientos de tejido conjuntivo se unen y forman un **tendón**, con el que el músculo se inserta en un hueso.

Fig. 5.7.
Estructura de los músculos.

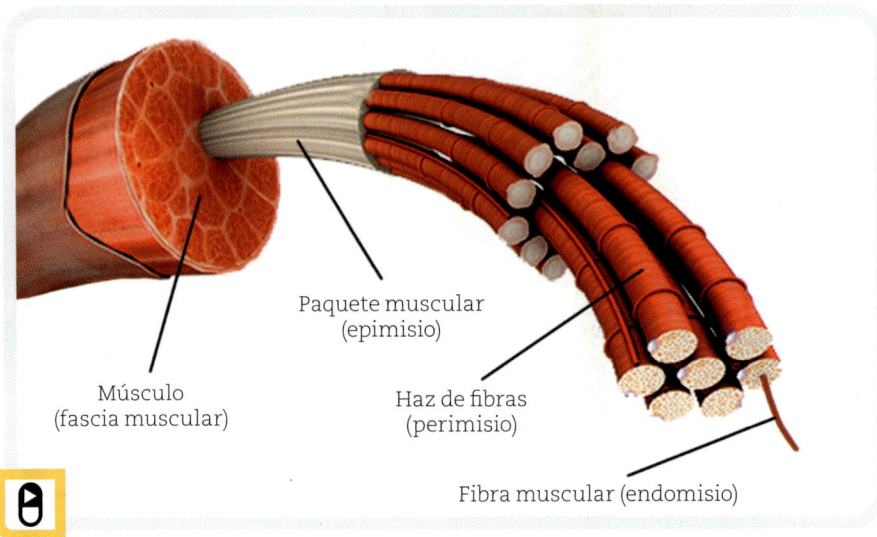

Paquete muscular (epimisio)

Músculo (fascia muscular)

Haz de fibras (perimisio)

Fibra muscular (endomisio)

Los músculos planos y anchos no forman tendones, sino que disponen el tejido conjuntivo formando una capa resistente que les proporciona más superficie de inserción. Estas capas se denominan **aponeurosis de inserción**. Las aponeurosis se localizan principalmente en las regiones abdominal, lumbar, palmar y plantar. También las forman algunos músculos del cráneo.

» Principales músculos esqueléticos

La tabla siguiente muestra algunos de los músculos más importantes del cuerpo humano.

Región corporal		Principales músculos	
Cabeza	Cabeza y cara	• Temporal • Masetero • Frontal	• Orbicular de los labios • Orbicular de los párpados
	Cuello	• Esternocleidomastoideo	• Esplenio
Tronco	Tórax	• Trapecio • Intercostales y serratos • Diafragma	• Pectorales • Dorsal ancho
	Abdomen	• Oblicuos • Recto abdominal	• Transverso
Extremidades superiores	Brazo	• Deltoides • Bíceps braquial	• Braquial anterior • Tríceps braquial
	Antebrazo	• Pronadores	• Supinadores
	Manos	• Flexores comunes de los dedos	• Extensores comunes de los dedos
Extremidades inferiores	Muslo	• Glúteos • Aductores del muslo	• Bíceps • Cuádriceps crural
	Pierna	• Tibial anterior • Gemelos	• Flexores y extensores de los dedos
	Pie	• Flexores cortos de los dedos	

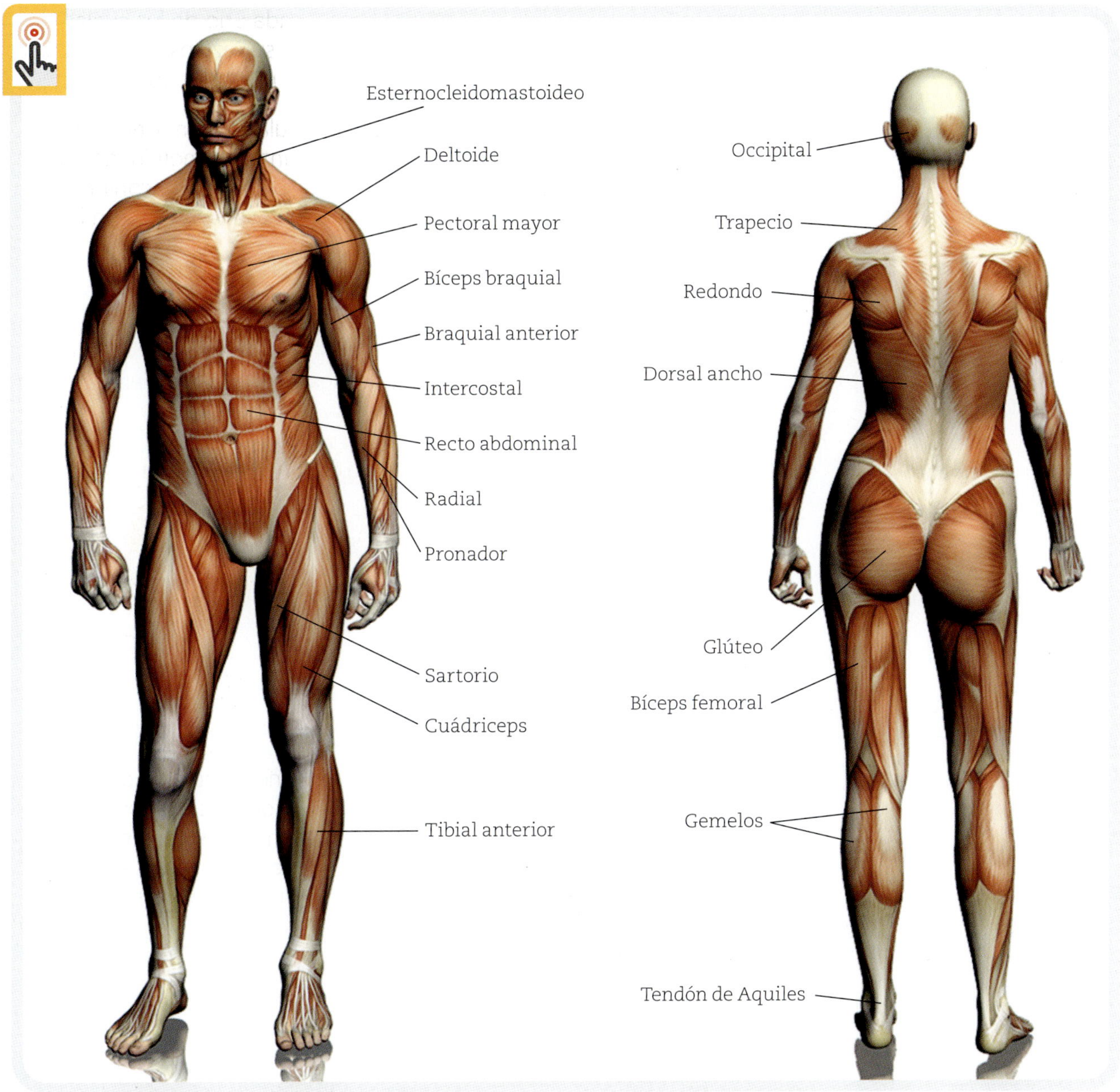

Esternocleidomastoideo

Deltoide

Pectoral mayor

Bíceps braquial

Braquial anterior

Intercostal

Recto abdominal

Radial

Pronador

Sartorio

Cuádriceps

Tibial anterior

Occipital

Trapecio

Redondo

Dorsal ancho

Glúteo

Bíceps femoral

Gemelos

Tendón de Aquiles

Fig. 5.8.
Musculatura del cuerpo humano.

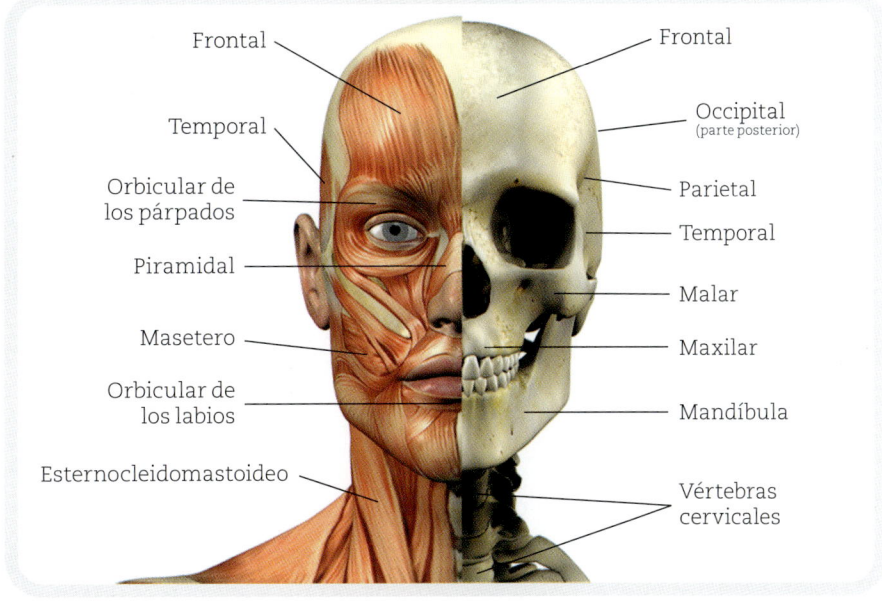

Frontal

Frontal

Temporal

Occipital
(parte posterior)

Orbicular de los párpados

Parietal

Piramidal

Temporal

Masetero

Malar

Maxilar

Orbicular de los labios

Mandíbula

Esternocleidomastoideo

Vértebras cervicales

Fig. 5.9.
Huesos y músculos de cabeza y cuello.

Actividades

1. Cita los tipos celulares que encontramos en el tejido óseo y explica cuál es la función principal de cada uno de ellos.

2. Explica cuáles son las funciones de los huesos y del esqueleto humano.

3. Describe las partes que observarás en una sección longitudinal de un hueso largo.

4. Explica qué son la diáfisis, la metáfisis y la epífisis.

5. Explica qué es una osteona y di qué elementos la forman.

6. ¿Qué es la médula ósea roja? ¿Dónde se localiza? ¿Y la médula ósea amarilla?

7. Copia y completa en tu cuaderno la tabla siguiente, indicando qué son los elementos siguientes y cuál es su función:

Elemento	¿Qué es?	¿Cuál es su función?
Endostio	-----------------	-----------------
Osteoblastos	-----------------	-----------------
Matriz intercelular	-----------------	-----------------
Osteocitos	-----------------	-----------------
Periostio	-----------------	-----------------
Osteoclastos	-----------------	-----------------
Conductos de Havers	-----------------	-----------------

8. Cita los cuatro tipos de huesos que hemos explicado, atendiendo a su forma. Pon dos ejemplos de cada uno de ellos.

9. Di de qué tipo son las articulaciones intervertebrales, describe la estructura que encontramos en ellas y di cuáles son sus funciones.

10. Explica cómo son las articulaciones sinoviales.

11. Di en qué región corporal se localizan los huesos siguientes:

    a) Occipital.

    b) Vómer.

    c) Hioides.

    d) Esternón.

    e) Escápulas.

    f) Coxis.

    g) Radio.

    h) Metacarpo.

    i) Tarso.

12. Observa la imagen de la derecha y responde:

    a) ¿Qué huesos están representados en ella?

    b) Algunos de estos huesos forman una estructura anatómica que se toma como referencia para definir las cavidades abdominal y pélvica, ¿cuáles son estos huesos?

    c) ¿Cómo se denomina la estructura que forman los huesos anteriores?

    d) ¿Qué tipos de articulaciones aparecen en esta imagen?

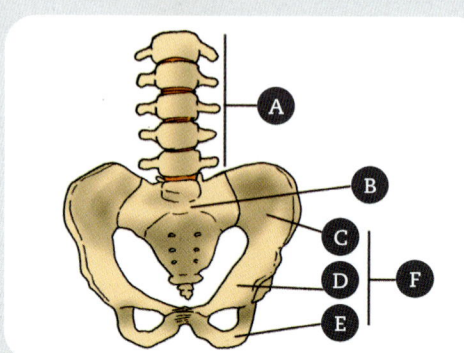

13. Escribe el nombre de los principales huesos, músculos y articulaciones de la extremidad inferior.

14. Describe la estructura del músculo esquelético.

15. Explica qué diferencias y qué semejanzas hay entre un tendón y un ligamento.

5.2. Fisiología del aparato locomotor

El aparato locomotor permite el movimiento mediante la siguiente secuencia básica:

1. El SNC, respondiendo a un conjunto de estímulos, genera un impulso nervioso.

2. El SNP transmite el impulso hasta los músculos que se deben contraer.

3. Cada músculo responde a la orden de contracción que recibe del sistema nervioso. La contracción arrastra a los huesos en los que el músculo esté insertado, lo cual provocará un movimiento.

El papel del sistema nervioso es clave para el correcto funcionamiento del aparato locomotor, ya que los músculos requieren de él para contraerse y relajarse.

5.2.1. La contracción muscular

Los músculos son los elementos activos del aparato locomotor porque las células musculares son capaces de contraerse, acortando su longitud. La suma de las contracciones de las células musculares en cada músculo y la combinación de contracciones de los diversos músculos producen los movimientos corporales.

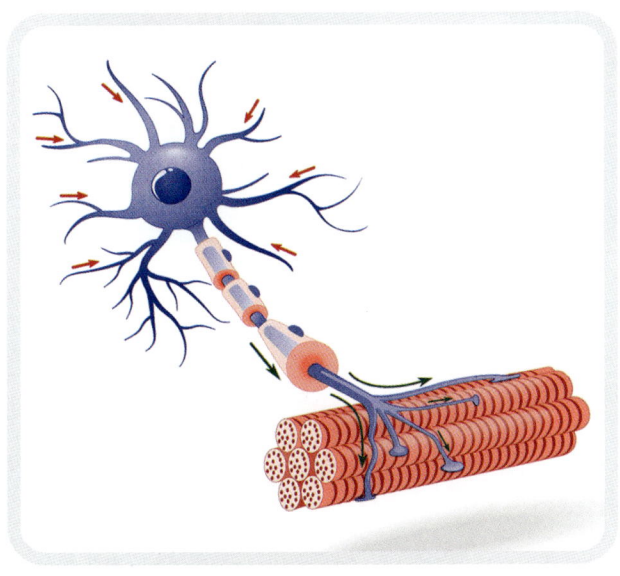

Fig. 5.10.
Las terminaciones de un axón y las fibras musculares que inervan constituyen una unidad motora.

Las contracciones musculares se generan a partir de un impulso nervioso, que llega al músculo a través del sistema nervioso periférico. En el músculo, cada axón se divide en varias ramas terminales, y cada una ellas contacta con una fibra muscular mediante una unión neuromuscular.

> El conjunto de ramas terminales dependientes de un axón y las fibras musculares que inerva se denomina **unidad motora**.

Cada vez el axón transmite un impulso y este llega al conjunto de fibras musculares incluidas en la unidad motora, que se contraen simultáneamente. La relajación de las fibras se produce cuando cesa el impulso nervioso.

5.2.2. El movimiento

Los músculos están insertados en los huesos mediante los tendones o las aponeurosis; los huesos, por su parte, están articulados entre sí. Cuando un músculo se contrae, «arrastra» el hueso y este se mueve siguiendo la trayectoria que le marcan el músculo y sus propias articulaciones.

Los movimientos son complejos porque en ellos intervienen distintos músculos, que deben actuar de forma coordinada, y que generan unos movimientos u otros según estén fijados o no a las articulaciones próximas a ellos. Según su intervención en un movimiento determinado distinguimos entre: músculos *agonistas*, *antagonistas* y *estabilizadores*.

- **Músculos agonistas**. Son agonistas los músculos responsables de generar conjuntamente un determinado movimiento. Por ejemplo, el bíceps braquial y el braquial, ambos flexores del codo, son músculos agonistas.

- **Músculos antagonistas**. Son músculos que realizan movimientos opuestos. Por ejemplo, el tríceps braquial es extensor del codo y, por tanto, antagonista del bíceps braquial y también del braquial anterior.

- **Músculos estabilizadores**. Son músculos cuya contracción provoca la inmovilización de una articulación. Por ejemplo, para que la contracción de los flexores del codo sea eficaz es necesario inmovilizar el hombro, ya que esos músculos están insertados proximalmente en esa zona; esta tarea la realiza el deltoides, que es un músculo estabilizador.

Fig. 5.11.
El bíceps braquial y el tríceps braquial son músculos antagonistas de la flexión del codo.

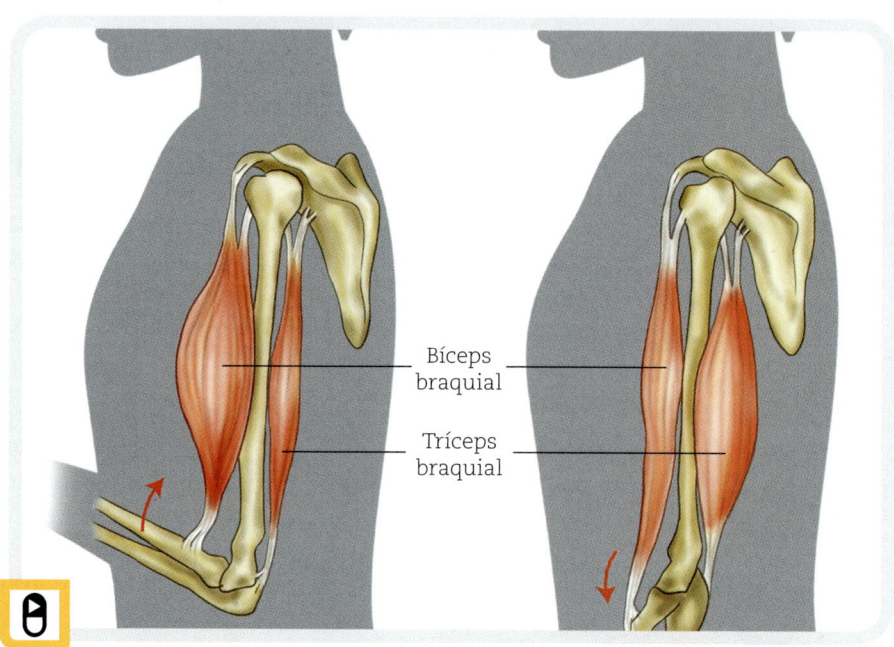

Bíceps braquial

Tríceps braquial

Actividades

16. Explica qué es una unidad motora.

17. Observa la imagen y responde:

  a) ¿Qué ocurre si el músculo A se contrae?

  b) ¿Qué ocurre si el músculo B se contrae?

  c) ¿Es lógico que ambos músculos se contraigan a la vez?

  d) ¿Cómo se denomina la relación entre estos dos músculos teniendo en cuenta su función en la flexión de la rodilla?

  e) ¿Cuáles son estos dos músculos? Puedes localizarlos en la FIGURA 5.8.

  f) ¿De qué tipo es la articulación? ¿Qué caracteriza a estas articulaciones?

  g) Cita los huesos que están implicados en esta articulación.

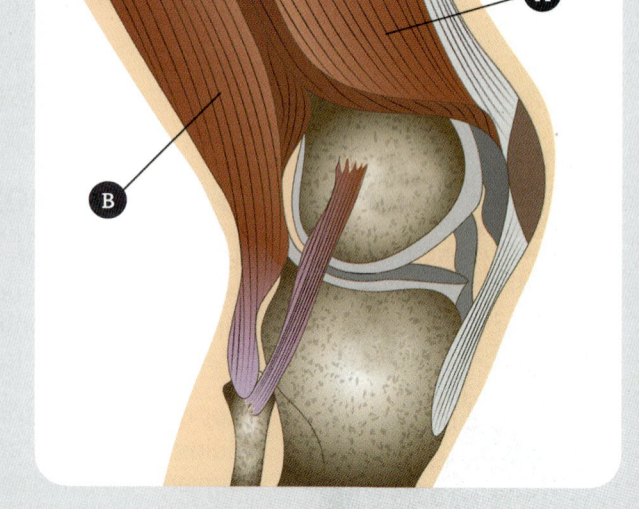

18. ¿Qué función tiene los músculos estabilizadores? ¿Son necesarios para el movimiento?

5.3. Patología del aparato locomotor

Algunas manifestaciones clínicas motoras tienen su origen en alteraciones del sistema nervioso. En la unidad dedicada al sistema nervioso hemos estudiado algunas de ellas: parálisis, debilidad muscular, convulsiones, espasmos y temblores.

También la falta de irrigación sanguínea es causa de manifestaciones motoras, que tendrán distinta gravedad según la zona afectada y la magnitud de la lesión.

En otras ocasiones la causa se encuentra en el propio aparato locomotor. A continuación estudiaremos los *traumatismos* y las *enfermedades del aparato locomotor*.

5.3.1. Manifestaciones clínicas

De forma general e independientemente del origen de la alteración, el funcionamiento inadecuado del aparato locomotor se manifiesta con *alteraciones en el movimiento* y *dolor*.

»» Alteraciones en el movimiento

Los movimientos se pueden ver impedidos o limitados. También se puede ver afectada la capacidad para mantener algunas posiciones corporales (por ejemplo, mantener la cabeza erguida).

»» Dolor

El dolor a menudo se percibe en las articulaciones. Dentro del dolor, cabe destacar la *lumbalgia o lumbago*, que aproximadamente el 85% de la población va a sufrir en algún momento de su vida.

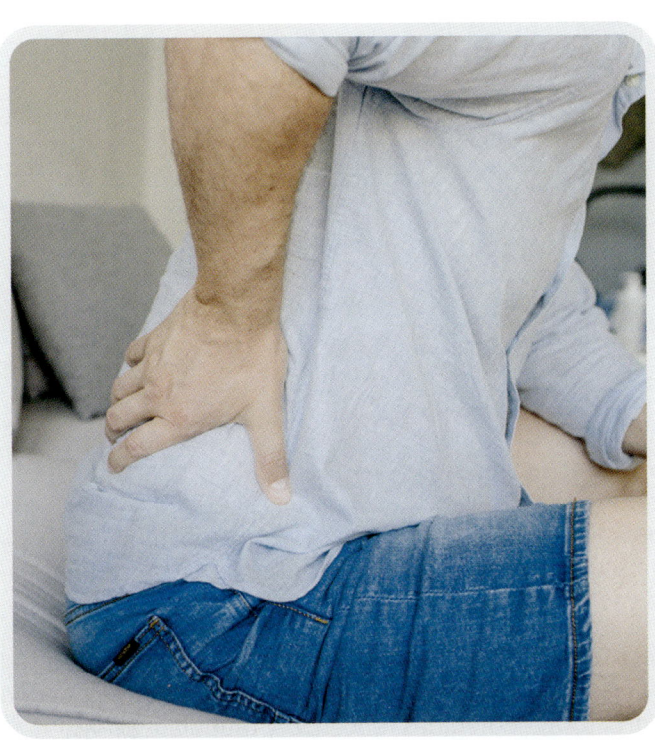

Fig. 5.12.
La lumbalgia es un problema de salud muy frecuente.

› Lumbalgia o lumbago

La lumbalgia es la percepción de dolor en la zona baja de la espalda, entre las últimas costillas y la zona glútea. Cuando el dolor se extiende por la zona posterior o lateral de la pierna hasta el talón o el pie, lo denominamos ciática.

Las causas de estos dolores pueden ser muy diversas. Se pueden deber a lesiones en ligamentos, músculos, discos vertebrales o vértebras debidas a posiciones corporales incorrectas, exceso o falta de actividad física, realizar esfuerzos sin aplicar los principios de la ergonomía y la mecánica corporal, etc. Otro grupo de posibles causas son las enfermedades, como la espondilitis anquilosante o algunos tumores e inflamaciones.

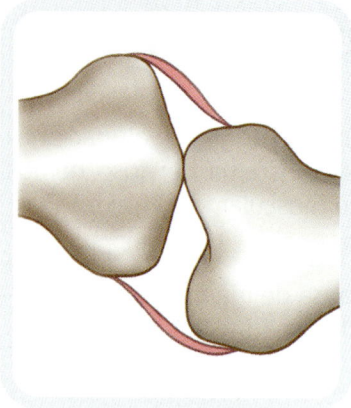

Fig. 5.13.
Separación de la articulación con distensión de los ligamentos. Si los huesos recuperan su posición espontáneamente es un esguince; si no lo hace, es una luxación.

5.3.2. Traumatismos

Las lesiones traumáticas son una posible causa de alteraciones en el aparato locomotor. Las más habituales son las siguientes:

- **Lesiones que afectan a músculos**. Se puede producir un aumento sostenido del tono muscular (contractura) o un estiramiento excesivo (distensión). También se pueden romper fibras musculares; cuando se rompen algunas fibras hablamos de rotura fibrilar, y cuando se rompen todas las fibras de un músculo, de rotura muscular.

- **Lesiones que afectan a articulaciones**. Las más comunes son:

  - **Esguince**. Se produce una separación de las dos superficies articulares, que seguidamente recuperan su posición normal. La separación provoca una distensión de los ligamentos.

  - **Luxación**. Se produce una separación de las dos superficies articulares, que no recuperan la posición.

- **Lesiones que afectan a huesos**. Los huesos son rígidos y muy resistentes, pero si un traumatismo supera su umbral de resistencia, se pueden fracturar. Las fracturas pueden ser de distintos tipos:

  - **Abierta/cerrada**. En la abierta, el hueso fracturado atraviesa los tejidos y rompe la piel; en la cerrada no hay afectación de la piel.

  - **Simple/conminuta.** En la simple o fisura hay una línea de fractura, pero el hueso mantiene su forma; en la conminuta, el hueso se separa en dos o más fragmentos.

  - **Espiral, oblicua, etc.** Son denominaciones que se aplican en las fracturas de huesos largos para describir la forma en que se ha producido la fractura.

Fig. 5.14.
Algunos ejemplos de denominaciones que se aplican a las fracturas.

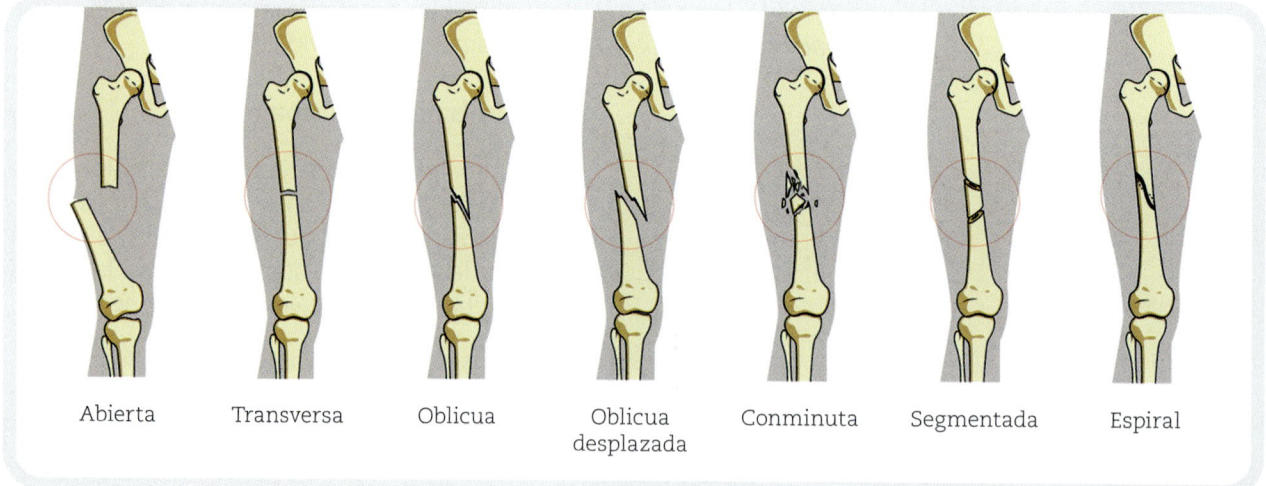

Abierta   Transversa   Oblicua   Oblicua desplazada   Conminuta   Segmentada   Espiral

›› Lesiones craneales y vertebrales

Las lesiones traumáticas pueden afectar además a tejidos colindantes y provocar roturas musculares o de vísceras, distensiones o roturas de ligamentos, roturas de vasos sanguíneos o nervios, etc.

Los traumatismos en los huesos que protegen al sistema nervioso central (cráneo y columna vertebral) son especialmente graves, ya que se pueden ver afectadas las estructuras protegidas: encéfalo y médula espinal.

Las consecuencias de estos traumatismos dependen de la zona afectada:

- En el **encéfalo** se pueden ver afectadas distintas funciones vitales, dependiendo de las funciones que regule la zona lesionada.

- En la **médula espinal** las manifestaciones dependen de la altura a la que se produce la lesión y de si la rotura de la médula es total o parcial. La rotura de la médula interrumpe la trasmisión nerviosa y, por tanto, todos los nervios situados por debajo de la lesión pierden su conexión con el sistema nervioso central.

›› Hernia discal

Los discos intervertebrales pueden romperse a causa de algún traumatismo o desgastarse con la edad o a raíz de forzarlos de forma repetitiva durante años. La rotura o desgaste de su cubierta fibrosa hace que el contenido gelatinoso de su interior salga hacia el exterior (hernia).

La hernia discal puede comprimir la médula espinal que está justo por detrás o las raíces nerviosas que salen por los lados de la columna. Se produce principalmente en la columna lumbar y cursa con dolor, alteración de la sensibilidad y deterioro de la movilidad.

Fig. 5.15. Representación de una hernia discal.

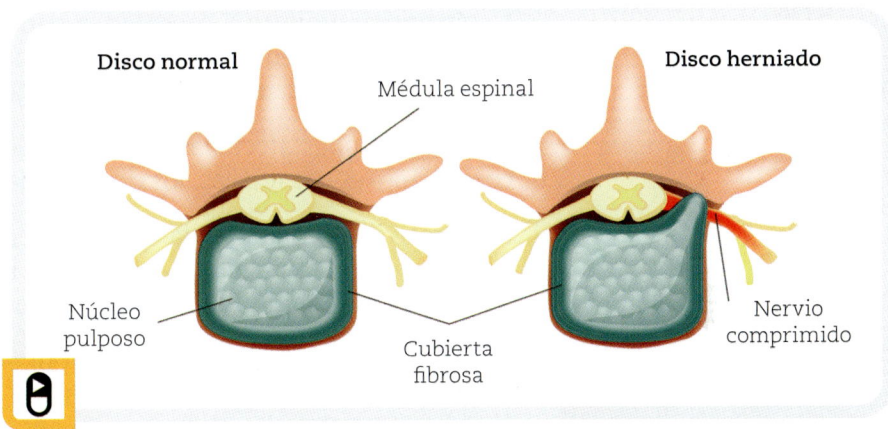

5.3.3. Enfermedades del aparato locomotor

Hay enfermedades que se manifiestan en estructuras propias del aparato locomotor, aunque en la mayoría de los casos la causa está en otros aparatos o sistemas. Por ejemplo, en alteraciones del sistema inmunitario (enfermedades autoinmunes), en déficits de ciertos minerales o vitaminas, etc.

Hay que destacar que algunas de las enfermedades son propias del envejecimiento del cuerpo, que ocasiona desgaste o pérdida de densidad en algunas estructuras. Veamos a continuación algunas de las más habituales: *osteoporosis*, *artrosis*, *artritis* u *otras enfermedades*.

›› Osteoporosis

La osteoporosis es un signo del envejecimiento; los huesos se renuevan demasiado lentamente y van perdiendo densidad, lo cual los hace más frágiles y propensos a fracturarse. Las mujeres mayores de cincuenta y los hombres mayores de setenta años tienen un riesgo más alto de sufrir osteoporosis. En estos casos, una caída o un golpe que no tendrían consecuencias graves si los huesos estuvieran bien pueden provocar una fractura.

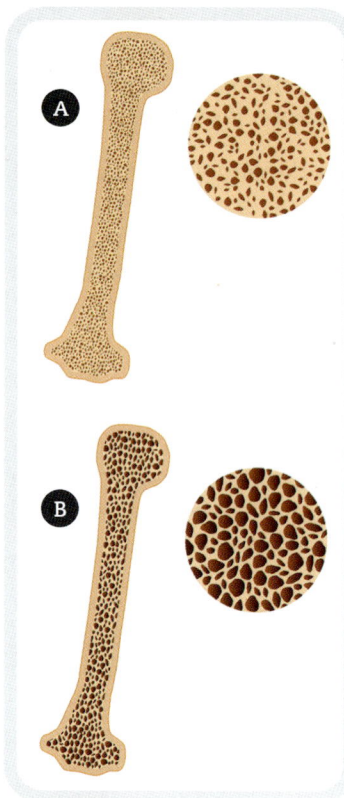

Fig. 5.16.
Hueso normal (A) y hueso con osteoporosis (B).

Las fracturas más comunes son las de cuerpos vertebrales, extremo distal del radio y cuello del fémur.

El problema de estas fracturas, aparte del efecto directo sobre la salud de la persona mayor, es que reducen su capacidad funcional y complican la evolución de otras enfermedades que pueda padecer.

> ### La prevención

La prevención en relación con la osteoporosis va en dos líneas:

- **Prevenir la pérdida de densidad ósea**. Evitar carencias de calcio y de vitamina D, dejar de fumar, limitar el consumo de bebidas alcohólicas, realizar actividad física, etc.

- **Prevenir las caídas**, como prevención de las fracturas. Corregir déficits visuales o auditivos, adecuar el entorno (instalar rampas, barandillas, retirar obstáculos de las zonas de paso, etc.), usar bastones u otros elementos si son necesarios, etc.

>> Artrosis

La artrosis se produce a causa de la degeneración del cartílago articular y del hueso adyacente, lo que produce dolor y rigidez, que aumentan a medida que va desapareciendo el cartílago.

Las articulaciones afectadas más a menudo y con más gravedad son las coxofemorales, las rodillas, los dedos de las manos y la columna.

La artrosis más común es la que afecta a las personas mayores de cincuenta años. Afecta de forma más grave a las personas obesas, a las que sufren artritis y a las que han sufrido lesiones articulares.

Sus manifestaciones son rigidez al iniciar el movimiento de la articulación afectada, dolor al moverla, hinchazón leve y sensibilidad a la presión. Con el tiempo esos signos y síntomas van agravándose, hasta llegar a incapacitar para muchas actividades cotidianas.

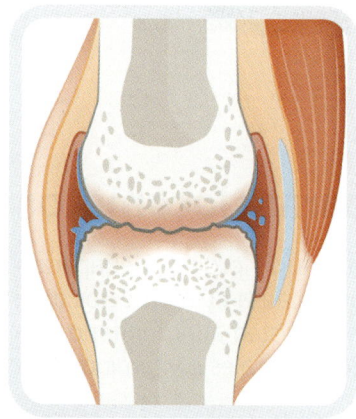

Fig. 5.17.
La artrosis se debe a un desgaste del cartílago articular, que acaba provocando que las superficies articulares de los huesos contacten directamente.

> ### Los cuidados

La artrosis causa dolor y dificulta la movilidad, y por todo ello es una de las primeras causas de dependencia entre personas mayores.

Es importante recomendar un estilo de vida saludable, con una actividad física adecuada a las capacidades de la persona. En algunos casos, el o la fisioterapeuta pueden indicar ejercicios para mejorar la movilidad.

También se debe intentar no sobrecargar la articulación: no llevar cargas, perder peso si es necesario, cambiar de posición cada cierto tiempo, evitar las actividades que puedan ser lesivas (como subir y bajar escaleras o andar por pendientes pronunciadas con artrosis en la rodilla), no realizar movimientos bruscos, etc.

Aplicar calor localmente (con una bolsa de agua caliente o una esterilla eléctrica) alivia el dolor de la artrosis, aunque a algunas personas les va mejor aplicarse frío.

En cualquier caso, la aplicación no debe superar los 20-30 minutos seguidos.

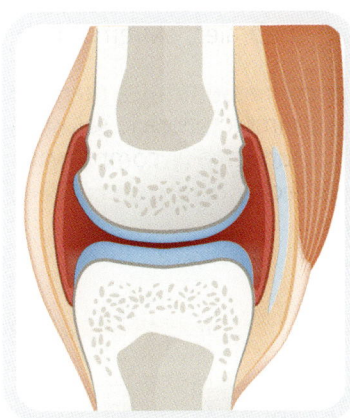

Fig. 5.18.
La artritis reumatoide provoca una erosión de los huesos y una inflamación de la membrana sinovial.

›› Artritis

La artritis es una inflamación de la articulación que causa dolor, dificultad para moverse o inflamación en diferentes partes del cuerpo, especialmente en manos, dedos, caderas, rodillas y pies.

Existen distintos tipos de artritis:

- **Osteoartritis**. Es el tipo de artritis más frecuente. Se puede deber a una lesión o al propio envejecimiento.

- **Artritis autoinmune**. Existe un funcionamiento anómalo del sistema inmunitario, que ataca tejidos propios. La artritis reumatoide es la más habitual de estas artritis.

- **Artritis infecciosa**. Se debe a una infección en la articulación, que procede de otra zona del organismo.

- **Gota**. Se debe al aumento de la concentración de ácido úrico en la sangre, lo que provoca que se depositen cristales de urato sódico en una articulación, generalmente en la del primer dedo del pie. La presencia de estos cristales provoca inflamación y mucho dolor en la articulación.

›› Otras enfermedades

Los músculos pueden sufrir procesos inflamatorios y degenerativos.

› Miositis inflamatorias

Son enfermedades inflamatorias que afectan a los músculos. Son enfermedades poco frecuentes; destacamos entre ellas:

- **Polimiositis**. Cursa con debilidad muscular de caderas, muslos, hombros, parte superior de los brazos y cuello.

- **Dermatomiositis**. Se produce un aumento progresivo de la debilidad muscular, acompañado en este caso de una erupción cutánea.

› Fibromialgia

La fibromialgia se caracteriza por dolor generalizado en músculos y articulaciones, y sensación dolorosa a la presión en algunos puntos. Además, puede ocasionar rigidez generalizada, sensación de inflamación en manos y pies y hormigueos.

El dolor se debe a una anomalía en la percepción del dolor: la persona con fibromialgia percibe como dolorosos estímulos que otras personas no perciben como tales.

La fibromialgia tiene carácter benigno porque no produce lesiones en el aparato locomotor ni en otros aparatos o sistemas del organismo, ni altera la esperanza de vida, pero tiene gran impacto en la calidad de vida de la persona que la padece.

¡*Tenlo* en cuenta!

La fibromialgia es una enfermedad frecuente, que padece entre el 2 y el 6% de la población. Es más habitual en las mujeres que en los hombres.

» Neoplasias

Las neoplasias óseas y de partes blandas son poco frecuentes y a menudo son benignas. Las malignas suelen ser metástasis de tumores en otras zonas, principalmente mama, pulmón, próstata, riñón y tiroides. El pronóstico varía fundamentalmente en función del tipo concreto de cáncer y de su extensión en el momento del diagnóstico.

Documento 5.2

El aparato locomotor y el envejecimiento

Con el envejecimiento todos los músculos esqueléticos pierden fuerza de contracción, por lo que con un movimiento súbito y violento las fibras musculares pueden romperse con más facilidad, pero casi no pierden resistencia.

Los cartílagos articulares se desgastan y los movimientos se hacen más molestos, especialmente al levantarse. Esta degeneración articular o artrosis se considerará enfermedad cuando el desgaste sea más grave de lo que es normal a una edad determinada o bien cuando sea limitante para sus actividades. También los ligamentos articulares se hacen más frágiles, y este es otro motivo para evitar los movimientos súbitos o los esfuerzos intensos. La masa ósea va menguando con los años. Al igual que ocurre con la artrosis, hablamos de osteoporosis cuando la pérdida de masa ósea es superior a la que correspondería por la edad.

Todas estas pérdidas pueden ralentizarse si la persona se mantiene físicamente activa. Lo mejor son unos ejercicios dirigidos a mantener la fuerza y la flexibilidad, con movimientos suaves, como caminar a buen ritmo o realizar tablas de alguna variante de gimnasia.

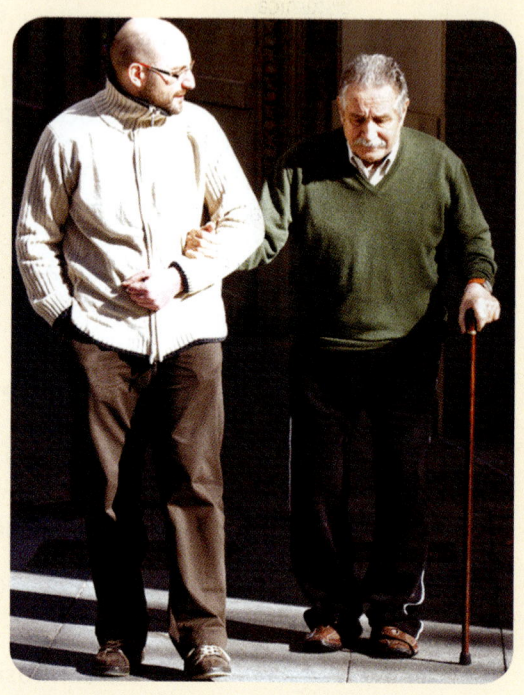

Así mismo, para conservar el calcio de los huesos y las proteínas musculares conviene que la persona coma más proteínas de las que comía durante la edad adulta y que siga una dieta rica en calcio y en vitamina D.

Actividades

19. Explica qué son la lumbalgia y la ciática, y cita algunas de sus posibles causas.

20. Describe qué ocurre cuando se produce un esguince. ¿Y en una luxación?

21. ¿Por qué una fractura en el cráneo o en las vértebras es potencialmente mucho más grave que otras fracturas?

22. Explica qué es una hernia discal y qué consecuencias tiene.

23. Uno de los principales riesgos de la osteoporosis son las fracturas óseas. Explica qué grupo o grupos de personas tienen mayor riesgo de sufrirlas y describe las medidas preventivas que pueden adoptar.

24. Explica las similitudes y diferencias que hay entre la artrosis y la artritis.

25. ¿Qué es la gota? ¿En qué grupo de enfermedades se incluye?

26. Describe las manifestaciones más comunes de la fibromialgia. Esta enfermedad, ¿afecta a la esperanza de vida? ¿y a la calidad de vida? Explica tus respuestas.

27. Explica por qué muchas enfermedades del aparato locomotor son más frecuentes a medida que se envejece.

*Para **saber más***

La osteoporosis

La osteoporosis es una enfermedad que puede tener consecuencias graves para la salud y la calidad de vida de la persona que la padece y también para su entorno, ya que puede provocar situaciones de dependencia.

¿Qué es la osteoporosis?

La Organización Mundial de la Salud define la osteoporosis como una enfermedad sistémica caracterizada por una masa ósea baja y un deterioro de la microarquitectura del tejido óseo, que conducen a una mayor debilidad ósea y a un aumento del riesgo de fracturas.

Las fracturas por fragilidad son la consecuencia de la osteoporosis y son particularmente frecuentes en las vértebras, la cadera y el antebrazo. Estas fracturas aumentan exponencialmente con la edad y suponen una causa importante de morbilidad y mortalidad en las poblaciones de personas de edad avanzada.

La osteoporosis es una enfermedad muy frecuente. Cerca de 3 millones de personas la padecen en España, la mayor parte de las cuales son mujeres. Aproximadamente, 30 de cada 100 mujeres la sufren después de la menopausia.

Cada año, la osteoporosis causa más de 1,3 millones de fracturas de vértebras, cadera y muñecas en el mundo. Las fracturas más graves son las de cadera. La mayoría de ellas requieren una delicada y costosa operación quirúrgica que no asegura la perfecta recuperación.

Un 20% de las personas mayores que han sufrido una fractura de cadera fallecen en los seis primeros meses. Del resto, muchas quedan parcialmente inválidas y requieren cuidados especiales.

Asociación Española contra la Osteoporosis (AECOS) (*http://www.aecos.es*)

La osteoporosis afecta principalmente a mujeres después de la menopausia, aunque también puede hacerlo antes o afectar a hombres, adolescentes e incluso niños. En concreto, en España, aproximadamente 2 millones de mujeres padecen osteoporosis, con una prevalencia en la población posmenopáusica del 25% (1 de cada 4).

Se estima que esta enfermedad es la causante de unas 25.000 fracturas cada año. Aproximadamente 1 de cada 3 mujeres y 1 de cada 5 hombres mayores de 50 años sufrirá una fractura osteoporósica en su vida.

Fundación Española de Reumatología (FER) (*https://inforeuma.com*)

• En grupos, elaborad una presentación sobre esta enfermedad dirigida a mujeres de edad avanzada. La presentación debe explicar en qué consiste la enfermedad, a quién afecta especialmente, cómo se detecta, qué consecuencias puede tener, qué medidas preventivas se pueden adoptar, etc

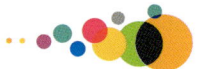

6

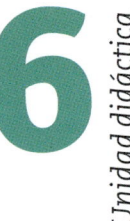

Unidad didáctica

El aparato cardiovascular

▶

Antes de empezar...

- ¿Qué función desempeña el aparato cardiovascular en la supervivencia de las células del organismo?
- Cita algunas estructuras anatómicas que formen parte del aparato cardiovascular.

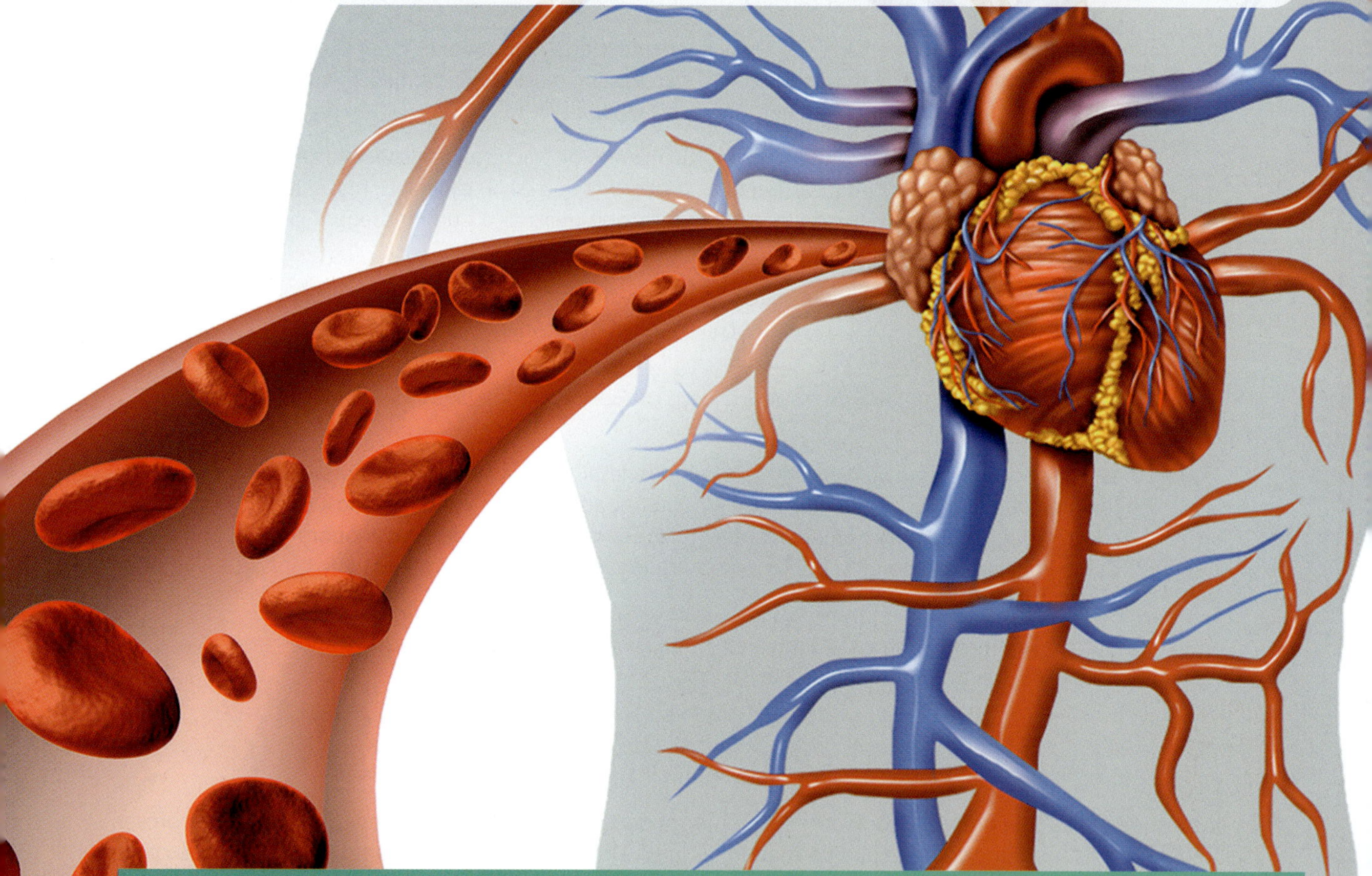

El transporte de sustancias

Todas las células del organismo necesitan recibir nutrientes y oxígeno, y disponer de un sistema de retirada de los residuos que generan. Así mismo, diversas sustancias deben llegar hasta ellas para transmitirles información, protegerlas, etc.

Esta circulación de sustancias hacia y desde las células se realiza por medio de la sangre, que circula por un conjunto de conducciones (arterias y venas), impulsada por los latidos del corazón.

El **aparato cardiovascular** está formado por el conjunto de vasos sanguíneos y del corazón, y tiene como función hacer circular la sangre por todo el organismo.

6.1. Anatomía del aparato cardiovascular

El aparato circulatorio está formado por:

- Unos conductos por los que circula la sangre: *vasos sanguíneos*.
- Una «bomba» que impulsa la sangre: *corazón*.
- Un líquido que circula por este sistema: *sangre*.

6.1.1. Los vasos sanguíneos

> El conjunto de vasos sanguíneos del organismo constituye su **sistema vascular**.

» Tipos de vasos sanguíneos

Distinguimos entre tres tipos de vasos: *arterias*, *capilares* y *venas*.

Fig. 6.1.
Tipos de vasos sanguíneos.

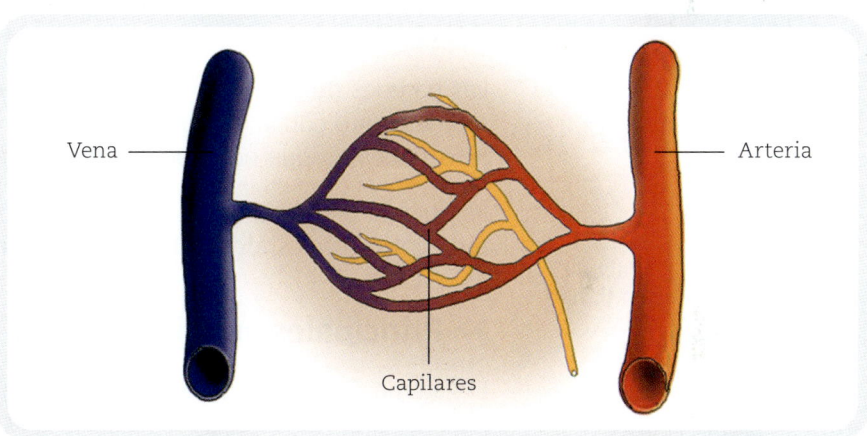

› Las arterias

Las arterias conducen sangre procedente del corazón, impulsada por los latidos cardiacos. La pared de las arterias se debe deformar muy poco, ya que de lo contrario la arteria se ensancharía con cada latido y la sangre perdería su impulso. Además, han de poder resistir la presión de la sangre sin romperse. Por todo ello, presentan paredes más gruesas que las venas. La pared de las arterias está formada por tres capas:

- **Adventicia**. Es la capa más externa. Es gruesa y contiene muchas fibras elásticas y de colágeno.
- **Media**. Es la capa más gruesa. Está formada por células musculares lisas y tejido conjuntivo.
- **Íntima**. Es la capa interna. En contacto con la sangre presenta un endotelio plano, que evita la coagulación de la sangre circulante.

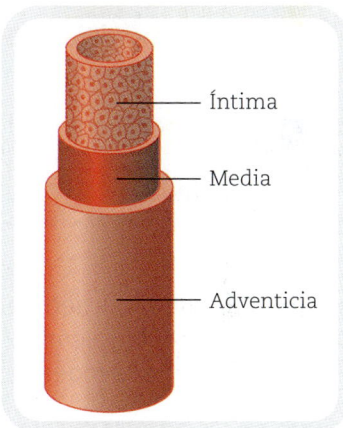

Fig. 6.2.
Capas de la pared de las arterias.

Las arterias deben llevar la sangre a todo el organismo y para hacerlo se van ramificando, primero en otras arterias, luego en arteriolas y finalmente en capilares. A medida que están más lejos del corazón y son más pequeñas, su pared necesita menos grosor.

> ## Los capilares

Las sucesivas ramificaciones de arterias y arteriolas acaban en forma de capilares, que son conductos formados por una sola capa de endotelio plano, que las moléculas pueden atravesar con facilidad.

Hay tantos capilares que el calibre de todos ellos juntos es unas mil veces mayor que el de la arteria aorta; por eso la sangre circula muy lentamente por ellos, aproximadamente a medio milímetro por segundo.

La delgadez de la pared y la lentitud del flujo consiguen que la salida de nutrientes desde la sangre y el vertido de productos de desecho hacia ella sean procesos sencillos y eficaces.

> ## Las venas

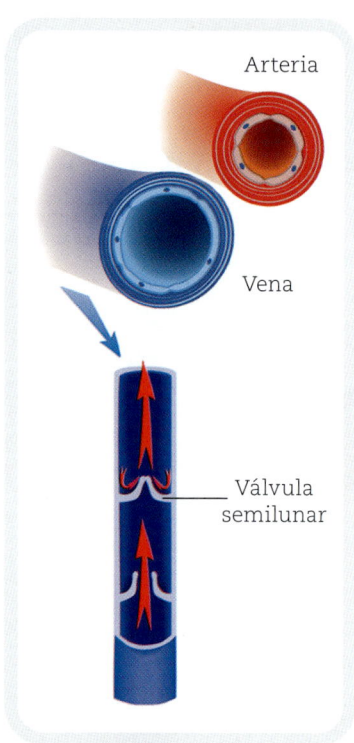

Los capilares, una vez realizado el intercambio de sustancias, van confluyendo y creando vasos cada vez más gruesos, hasta formar **vénulas**. A su vez, las vénulas van confluyendo para formar venas.

Las venas conducen la sangre hacia el corazón. Este proceso es más complicado que la circulación arterial, ya que la sangre no viene impulsada por el corazón y en buena parte del cuerpo la circulación se hace en contra de la gravedad.

Las paredes de las venas tienen la misma estructura básica que la de las arterias, pero con la capa media más fina y la adventicia algo más gruesa. Esto se debe a que no deben soportar tanta presión.

Para evitar el retroceso de la sangre, en el interior de las venas encontramos unas válvulas, denominadas **válvulas semilunares**.

Fig. 6.3.
Las paredes de las venas tienen las mismas capas que las de las arterias, pero con distintos grosores.

>> ## Principales arterias y venas

El sistema vascular debe llegar hasta todas las células del organismo. Para hacerlo, dispone de una red vascular que se forma a partir de los grandes vasos:

- **Arteria aorta**: sale del corazón con sangre oxigenada para todo el organismo.

- **Vena cava superior**: devuelve al corazón la sangre procedente de cabeza, el cuello, las extremidades superiores y el tórax.

- **Vena cava inferior**: devuelve al corazón la sangre procedente del abdomen y las extremidades inferiores.

La vascularización de las distintas regiones se realiza a partir de unos vasos principales:

- **Cabeza**. Recibe la sangre por las arterias carótidas, que proceden de la aorta. El retorno se produce por las venas yugulares, que desembocan en la vena subclavia que, a su vez, desemboca en la cava superior.

- **Extremidades superiores**. Reciben la sangre de las arterias axilares derecha e izquierda, que proceden de las arterias subclavias. En el brazo, la arteria axilar pasa a denominarse braquial, y a nivel del codo se bifurca en dos: arteria radial y arteria cubital. El retorno se realiza de forma paralela: venas radial y cubital, vena braquial, vena axilar, vena subclavia y, finalmente, vena cava superior.

● **Tórax**. Recibe la sangre de la arteria subclavia izquierda. El retorno acaba confluyendo en las venas subclavias. En la zona torácica hay además circulación entre el corazón y los pulmones, que tiene por objetivo oxigenar la sangre.

● **Abdomen**. Recibe la sangre de la aorta, que en este tramo se denomina aorta abdominal. La aorta emite diversas ramificaciones, para irrigar las vísceras abdominales. A nivel de la cuarta vértebra lumbar, la aorta abdominal se divide en dos arterias ilíacas comunes. El retorno se produce en paralelo y acaba desembocando en la vena cava inferior. En esta zona hay una vena con una función especial: la vena porta, que lleva sangre con nutrientes desde el intestino hacia el hígado.

● **Extremidades inferiores**. Reciben la sangre de las arterias femorales, que son la continuación de las ilíacas comunes. El retorno se produce por las venas femorales, que se unen a los vasos procedentes del abdomen.

Fig. 6.4.
Principales arterias y venas del organismo.

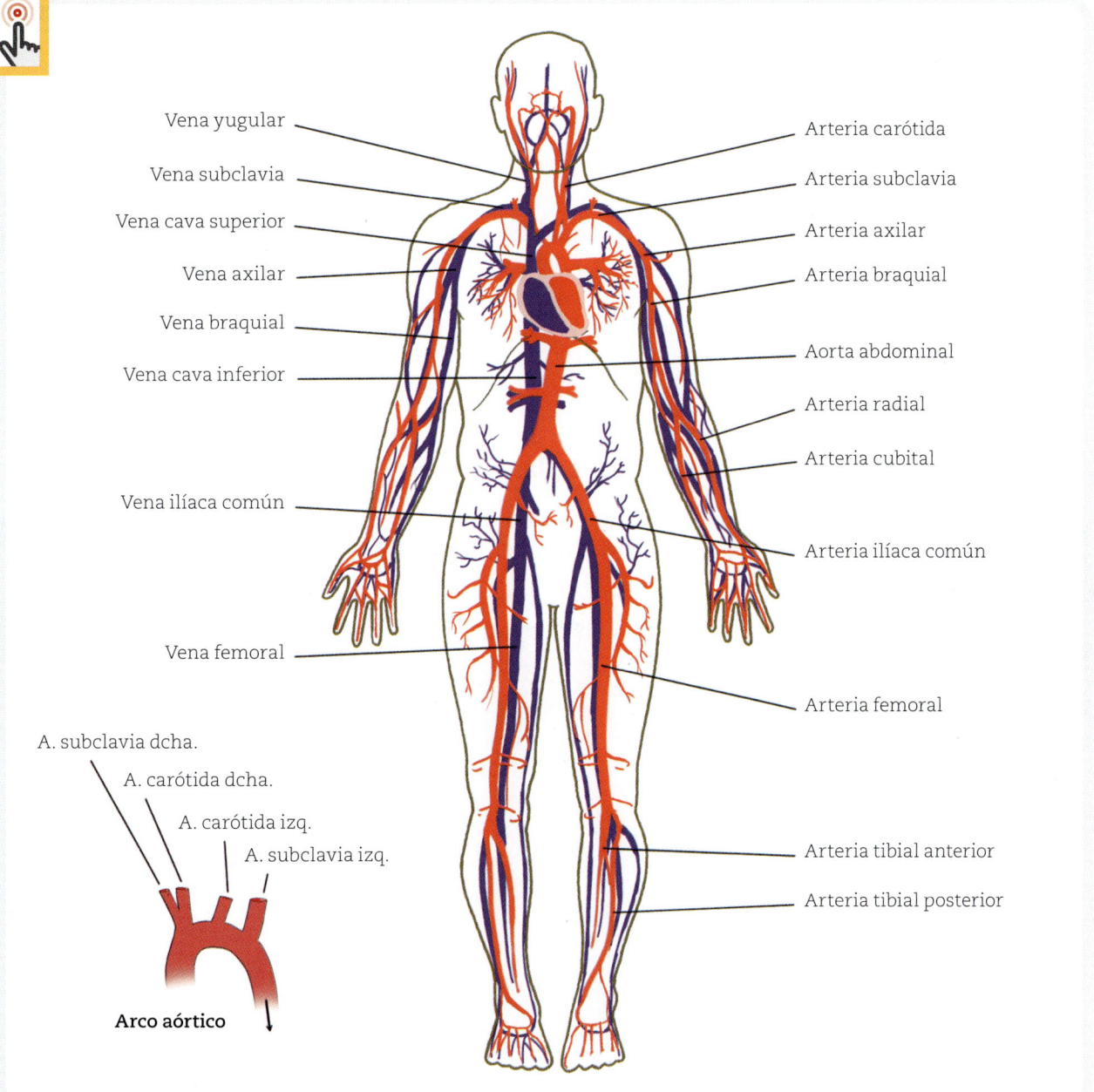

6.1.2. El corazón

El corazón está situado en el centro de la base del tórax, en el interior de la caja torácica, justo detrás de la mitad inferior del esternón y entre ambos pulmones.

❯❯ La estructura del corazón

Consta de una *pared* y cuatro *cavidades* interiores separadas por *válvulas*.

❯ La pared

La pared del corazón está formada por tres capas:

- **Pericardio**. Es la capa que recubre el corazón. Está formada por dos membranas (pericardio fibroso en el exterior y pericardio seroso en el interior), con líquido entre ellas (líquido pericárdico).

- **Miocardio**. Es el músculo cardiaco. Es un tipo de músculo especial, intermedio entre el estriado y el liso, en el que todas sus células están unidas formando una red tridimensional y conectadas de manera que el impulso nervioso se propague con gran rapidez.

- **Endocardio**. Es una capa de epitelio plano que recubre el interior de las cavidades y de las válvulas.

*¡**Tenlo** en cuenta!*

El sistema de doble membrana con líquido entremedio es muy común en el organismo. Lo encontramos en las membranas que recubren el corazón (pericardio) y también en otras como las que recubren los pulmones (pleuras), las estructuras del sistema nervioso central (meninges) o la cavidad abdominal (peritoneo).

❯ Las cavidades y las válvulas

Fig. 6.5.
Anatomía del corazón.

El corazón está formado por cuatro cavidades: dos **aurículas** en la zona craneal del corazón, y dos **ventrículos**, en la zona caudal.

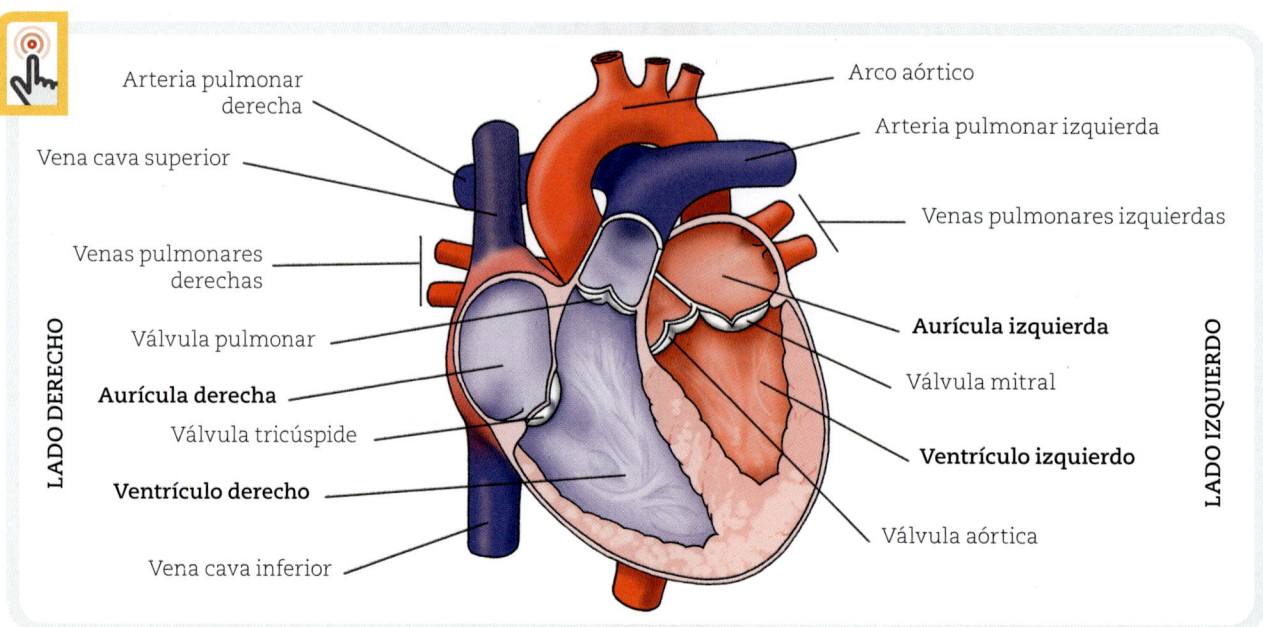

Arteria pulmonar derecha · Vena cava superior · Venas pulmonares derechas · Válvula pulmonar · **Aurícula derecha** · Válvula tricúspide · **Ventrículo derecho** · Vena cava inferior · Arco aórtico · Arteria pulmonar izquierda · Venas pulmonares izquierdas · **Aurícula izquierda** · Válvula mitral · **Ventrículo izquierdo** · Válvula aórtica · LADO DERECHO · LADO IZQUIERDO

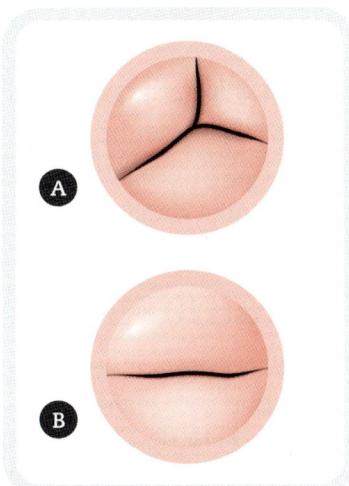

Fig. 6.6.
Estructuras de las válvulas tricúspide (A) y mitral (B).

Las cavidades están conectadas dos a dos: la aurícula derecha (AD) con el ventrículo derecho (VD), y la aurícula izquierda (AI) con el ventrículo izquierdo (VI), sin que haya ninguna comunicación entre las cavidades del lado derecho con las del izquierdo.

¡*Tenlo* en cuenta!

Puesto que no hay comunicación entre los lados derecho e izquierdo del corazón, hay una doble circulación: hay sangre que llega por la AD, pasa al VD y sale del corazón, y sangre que hace lo mismo por el lado izquierdo.

En cada conexión entre aurícula y ventrículo hay una válvula:

- Entre la AD y el VD se halla la **válvula tricúspide**, formada por tres hojas o valvas.

- Entre la AI y el VI está la **válvula mitral**, formada por dos hojas o valvas.

Estas válvulas retienen la sangre para que la aurícula correspondiente se llene y evitan que la sangre pueda retroceder mientras circula.

> Los grandes vasos

En el corazón encontramos también las zonas de entrada y salida de los que denominamos los grandes vasos, es decir, las venas y arterias que llegan al corazón o que salen de él.

Los grandes vasos son:

- En el lado derecho del corazón:
  - Dos venas que llevan sangre cargada de dióxido de carbono procedente del organismo entran por la AD. Son la **vena cava superior** y la **vena cava inferior**.
  - Una arteria sale del VD para llevar esa sangre hacia los pulmones, donde eliminará dióxido de carbono y se oxigenará. Es la **arteria pulmonar**, que enseguida se ramifica para formar la arteria pulmonar derecha y la arteria pulmonar izquierda.

- En el lado izquierdo del corazón:
  - Cuatro venas entran en la AI con la sangre oxigenada procedente de los pulmones. Son las **venas pulmonares**, dos desde cada pulmón.
  - Una arteria sale del VI llevando la sangre oxigenada que se ha de repartir por el organismo. Es la **arteria aorta**.

Al inicio de cada arteria hay una válvula: la **válvula pulmonar** y la **válvula aórtica**. Las valvas de estas válvulas son semilunares o en forma de nido de golondrina y al unirse evitan el reflujo de la sangre.

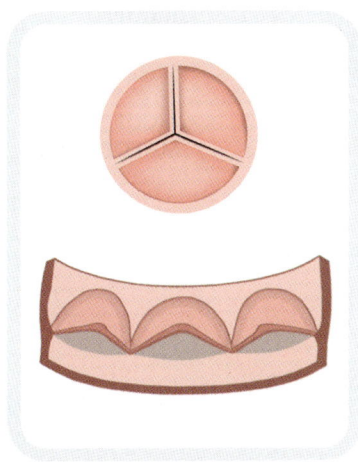

Fig. 6.7.
Las válvulas pulmonar y aórtica tienen forma de nido de golondrina.

¡*Tenlo* en cuenta!

Habitualmente hablamos de *sangre venosa* para referirnos a la que está cargada de dióxido de carbono y de *sangre arterial* para referirnos a la oxigenada. Pero debemos tener cuidado porque estas denominaciones pueden inducir a error: la arteria pulmonar lleva sangre cargada de dióxido de carbono, mientras que las venas pulmonares llevan sangre oxigenada.

Así pues, la diferencia entre una arteria y una vena no es el tipo de sangre que llevan, sino si proceden del corazón (arterias) o si van hacia él (venas).

>> Los circuitos de circulación

Las cavidades de un lado del corazón no tienen comunicación con las del otro lado. Esto supone que la sangre sigue dos circuitos:

- **Circuito mayor o general**. Se ocupa de llevar sangre oxigenada a todas las zonas del organismo y devolver al corazón la sangre cargada de dióxido de carbono. La sangre oxigenada llega a la AI por las venas pulmonares, pasa al VI y sale impulsada hacia el organismo por la arteria aorta. El retorno se hace mediante las venas cava, que desembocan en la AD.

- **Circuito menor o pulmonar**. Se ocupa de llevar sangre cargada de dióxido de carbono hacia los pulmones para que se oxigene y devolverla seguidamente al corazón. La sangre cargada de dióxido de carbono llega por las venas cava a la AD, pasa al VD y sale impulsada hacia los pulmones por la arteria pulmonar. El retorno se hace mediante las venas pulmonares, que desembocan en la AI.

¡Tenlo en cuenta!

Por el lado izquierdo del corazón circula sangre oxigenada; por el derecho, sangre cargada de dióxido de carbono.

Fig. 6.8.
Circuitos mayor y menor de circulación.

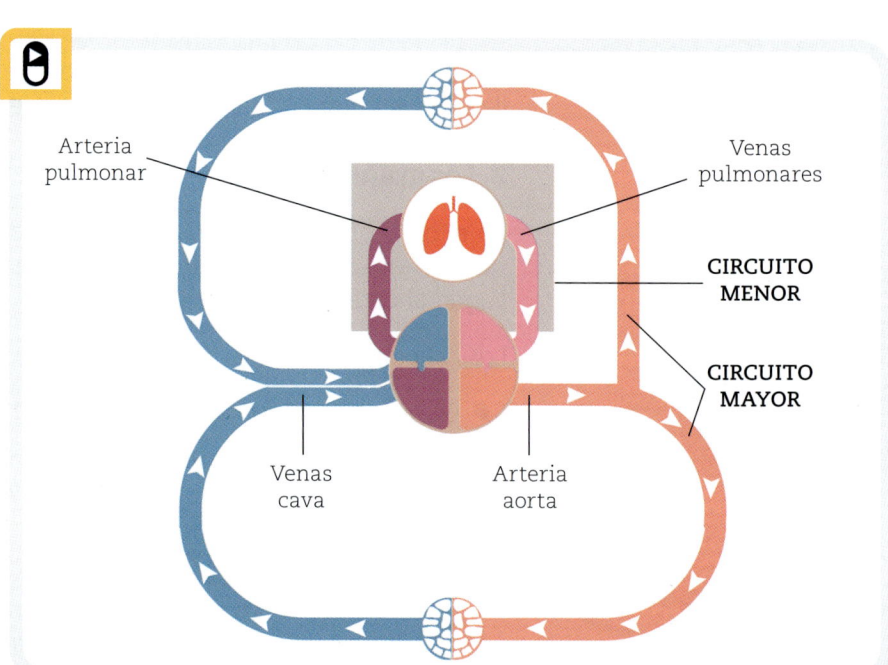

>> La irrigación del corazón

El corazón es un órgano que, como todos los demás, necesita nutrientes y oxígeno. No puede obtenerlos de la sangre que continuamente está bombeando, sino que necesita unas arterias que penetren en sus paredes y se diseminen en un árbol capilar en su interior.

Esta irrigación la proporcionan las **arterias coronarias** (derecha e izquierda), que salen del inicio de la aorta y que comienzan su trayecto formando una especie de corona alrededor del corazón.

La sangre vuelve a la circulación a través de venas, que confluyen para formar un vaso denominado **seno coronario**, que entra en la AD junto con las venas cava.

¡Tenlo en cuenta!

El corazón también necesita una inervación propia, que regule su actividad. En el apartado de fisiología nos referiremos a ella.

6.1.3. La sangre

La sangre es un tejido líquido que circula por los vasos sanguíneos. Transporta y distribuye gases (oxígeno y dióxido de carbono), nutrientes y sustancias de desecho.

Fig. 6.9.
La sangre es la muestra biológica más habitual, ya que proporciona información sobre la mayoría de los aparatos y sistemas del organismo.

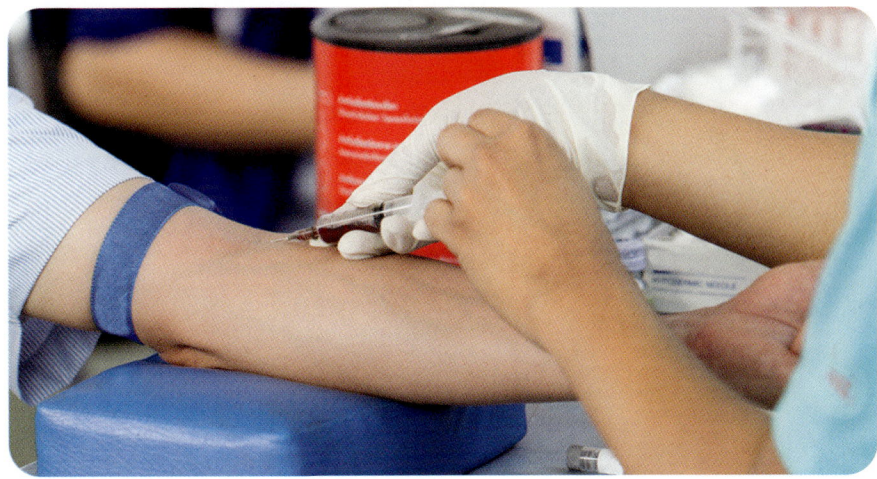

¡Tenlo en cuenta!

El cuerpo de una persona adulta tiene entre 4,5 y 6 litros de sangre, lo que corresponde aproximadamente a un 7-8% de su peso.

La composición de la sangre

La sangre tiene diversos componentes:

- Una **fracción líquida o plasma**, compuesta mayoritariamente por agua. Contiene también proteínas y otros solutos.

- Una **fracción celular**, formada por células (*eritrocitos* y *leucocitos*) y fragmentos celulares (*plaquetas*).

Fracción líquida o plasma

El plasma es la parte líquida de la sangre y constituye aproximadamente el 55% del volumen sanguíneo. Sirve como soporte para el transporte de los componentes de la fracción forme por los vasos sanguíneos, y también distribuye los nutrientes por todo el organismo y recoge las sustancias de desecho producidas para conducirlas hasta los sistemas excretores.

Documento 6.1

Plasma y suero

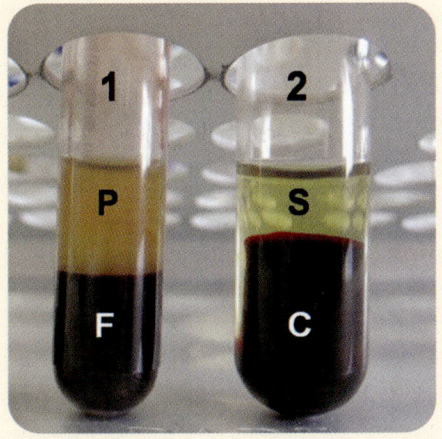

La sangre contiene factores de coagulación. Para evitar que tras una extracción se coagule se le añaden anticoagulantes. En estas condiciones, si se deja reposar o se centrifuga se obtiene un tubo como el número 1 de la imagen: los elementos formes de la sangre (F) sedimentados y el plasma (P) en la parte superior.

Si, en cambio, no se le añaden anticoagulantes, tras la extracción se desencadena el proceso de la coagulación y se forma un coágulo. En este caso, tras el reposo o la centrifugación obtenemos lo que podemos ver en el tubo 2 de la imagen: un coágulo retraído (C) y suero (S) en la parte superior.

El suero, por lo tanto, se diferencia del plasma en que no tiene factores de coagulación porque se han gastado para formar el coágulo.

> Fracción celular

En esta fracción encontramos *eritrocitos*, *leucocitos* y *plaquetas*:

Fig. 6.10.
Componentes de la fracción celular de la sangre.

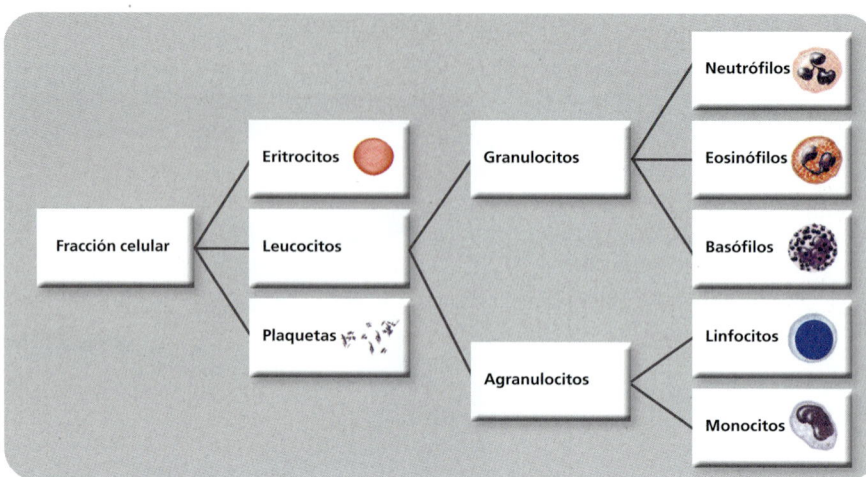

- **Eritrocitos**, **hematíes** o **glóbulos rojos**. Son células sin núcleo cuyo citoplasma está constituido en un 90% por hemoglobina, una proteína especializada en el transporte de oxígeno. La principal función de estas células es llevar el oxígeno de los pulmones a los diferentes tejidos y el dióxido de carbono de los tejidos a los pulmones.

- **Leucocitos** o **glóbulos blancos**. Son células con función defensiva que forman parte del sistema inmunitario. Estas células utilizan la sangre para llegar hasta las zonas del cuerpo en que deben actuar. Hay varios tipos de leucocitos, que se clasifican en dos grupos:

  - **Polimorfonucleares o granulocitos**: eosinófilos, basófilos y neutrófilos.

  - **Monomorfonucleares o agranulocitos**: linfocitos, monocitos y células NK.

  En la UNIDAD DIDÁCTICA 12, que dedicaremos al sistema inmunitario, explicaremos sus características y funciones.

- **Plaquetas** o **trombocitos**. Son fragmentos celulares procedentes de la fragmentación en la médula ósea de una célula de gran tamaño (megacariocito). Las plaquetas son fundamentales en la coagulación sanguínea, ya que forman parte del coágulo o trombo.

Documento 6.2

Los análisis de sangre

Las analíticas pueden estudiar distintos componentes de la sangre, pero en todas ellas se realiza un estudio básico de las células sanguíneas que incluye:

- **Recuento de eritrocitos o hematíes**. Es el número de eritrocitos por unidad de volumen sanguíneo (millones de hematíes por microlitro de sangre). También se calcula el porcentaje del volumen total de la sangre que corresponde a los hematíes (**hematocrito**) y la **concentración de hemoglobina** en la sangre.

- **Recuento de leucocitos**. Es el número de leucocitos por unidad de volumen sanguíneo (miles de leucocitos por microlitro de sangre). También se incluye un recuento diferencial de los distintos tipos de leucocitos presentes en la sangre (**fórmula leucocitaria**).

- **Recuento de plaquetas**. Es el número de plaquetas por unidad de volumen sanguíneo (miles de plaquetas por microlitro de sangre).

» Los grupos sanguíneos

Parecería que, puesto que la sangre humana tiene una composición determinada, debería ser posible realizar una transfusión de sangre de una persona a cualquier otra sin ningún problema. Pero sabemos que esto no es así.

La razón es que las células sanguíneas tienen en su superficie una serie de moléculas que son distintas de unas personas a otras. Cuando una persona recibe sangre «marcada» con moléculas que su propia sangre no tiene, su sistema inmunitario la identifica como una sustancia extraña y actúa contra ella. Existen distintos grupos de moléculas que provocan estas respuestas. Las más importantes son las que se conocen como *sistema ABO* y *sistema Rh*.

› El sistema ABO

En las membranas de los eritrocitos se localizan las moléculas que forman parte del sistema ABO. Estas moléculas son el antígeno A y el antígeno B, y se pueden presentar en cuatro combinaciones que corresponden a cuatro grupos sanguíneos:

- **Grupo A**. Los eritrocitos de las personas de este grupo presentan antígeno A y además tienen en el plasma una molécula anti-B, que es un anticuerpo que actúa contra los antígenos B.

- **Grupo B**. Los eritrocitos presentan antígeno B y en el plasma hay anticuerpos anti-A.

- **Grupo AB**. Los eritrocitos tienen los dos antígenos (A y B) y en el plasma no hay anticuerpos del sistema ABO.

- **Grupo O**. Los eritrocitos no presentan antígenos del sistema ABO, pero en el plasma hay anticuerpos anti-A y anti-B.

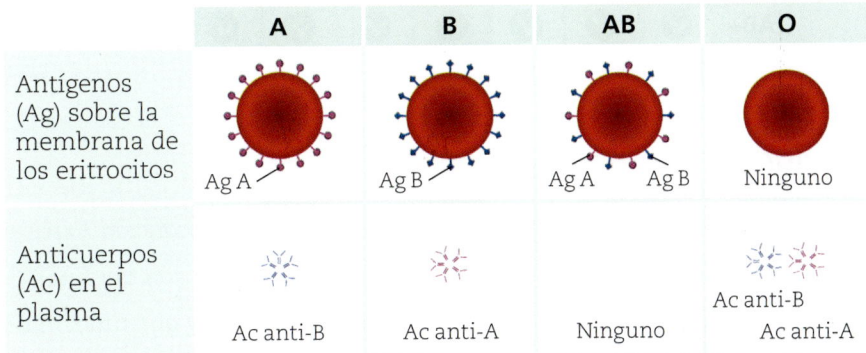

Fig. 6.11. Antígenos y anticuerpos del sistema ABO.

Si tomamos una persona del grupo A y le hacemos una trasfusión de sangre del grupo B ocurrirá que los anticuerpos anti-B de su plasma actuarán contra el antígeno B presente en los nuevos eritrocitos. Ocurre lo mismo a la inversa, si introducimos sangre del grupo A a una persona del grupo B.

En los otros dos casos la situación es distinta:

- Las personas del grupo AB no tienen anticuerpos del sistema ABO en su plasma; por tanto, pueden recibir sangre de cualquier grupo.

- Las personas del grupo O, en cambio, tienen anticuerpos para los dos antígenos (A y B) y no pueden recibir sangre que tenga alguno de ellos; por tanto, solo pueden recibir sangre de su propio grupo (O).

¡**Tenlo** *en cuenta!*

Además de los sistemas ABO y Rh hay otros sistemas que pueden generar problemas en una transfusión de sangre (como el sistema Ii, el sistema Lewis, el sistema MNS, etc.).

¡*Tenlo* en cuenta!

El 85% de la población tiene Rh positivo.

❯ El sistema Rh

Otro antígeno que se puede localizar en la superficie de los eritrocitos es el antígeno D. En este caso hay dos posibilidades, que determinan dos grupos:

- **Rh+**: los eritrocitos presentan el antígeno D en su superficie y el plasma no tiene anticuerpos frente a él. Puesto que no tiene anticuerpos, puede recibir sangre de ambos tipos.

- **Rh–**: los eritrocitos no presentan el antígeno D en su superficie y el plasma tiene anticuerpos anti-D. Si recibe sangre Rh+, los anticuerpos de su plasma actuarán contra la membrana de los nuevos eritrocitos, que tienen antígenos D.

¡*Tenlo* en cuenta!

El grupo sanguíneo que combina los sistemas ABO y Rh determina a qué grupos se puede donar sangre y de cuáles se puede recibir:

Pueden recibir sangre de...		O–	O+	A–	A+	B–	B+	AB–	AB+
	Pueden donar sangre a...								
	O–	✓							
	O+	✓	✓						
	A–	✓		✓					
	A+	✓	✓	✓	✓				
	B–	✓				✓			
	B+	✓	✓			✓	✓		
	AB–	✓		✓		✓		✓	
	AB+	✓	✓	✓	✓	✓	✓	✓	✓

El grupo O– puede donar sangre a todos los grupos, puesto que no tiene ninguno de los antígenos. Se les denomina **donantes universales**. Pero tienen todos los anticuerpos en su plasma, por lo que solo pueden recibir sangre sin antígenos, es decir, de su propio grupo.

El grupo AB+, en cambio, tiene todos los antígenos y ningún anticuerpo, por lo que puede recibir sangre de cualquier grupo. Son los **receptores universales**.

Actividades

1. Di cómo se denominan los vasos sanguíneos que salen del corazón. Explica qué estructura tienen sus paredes.

2. ¿Dónde se localizan los capilares? ¿Por qué sus paredes son tan finas?

3. Explica qué son las válvulas semilunares de las venas y qué función tienen.

4. Dibuja en tu cuaderno un esquema del corazón, que incluya sus cuatro cavidades y los grandes vasos que salen o llegan a él. Escribe el nombre de las cavidades, de los vasos y de las válvulas y marca con flechas el sentido de la circulación de la sangre dentro de este órgano.

5. Una célula sanguínea entra en el corazón por la AD. Describe el recorrido que seguirá hasta volver de nuevo a la AD.

6. ¿Cómo se irriga el músculo cardiaco? ¿Qué crees que ocurrirá si esta irrigación se interrumpe?

7. Di qué es la sangre y cita sus principales componentes, indicando cuál es su función.

8. Las personas siguientes tienen distintos grupos sanguíneos. Según lo que has aprendido, indica qué antígenos y anticuerpos de los sistemas ABO y Rh tienen cada una de ellas, y quién puede donar sangre a quién sin que se produzca una reacción transfusional.

   David: AB+   Laura: A+   Víctor: B–   Sara: O–

6.2. Fisiología del aparato cardiovascular

En este apartado estudiaremos el funcionamiento del corazón y la forma en que la sangre circula por los conductos. También describiremos un proceso necesario para preservar la integridad del sistema circulatorio: la hemostasia.

6.2.1. El ciclo cardiaco

Los latidos del corazón impulsan la sangre hacia las arterias. Para hacerlo repite sucesivamente un ciclo que, a su vez, se divide en varias fases.

» Fases del ciclo cardiaco

En la actividad del corazón distinguimos dos fases:

- La **sístole**, que es la fase en la que el corazón expulsa sangre hacia las arterias (se «vacía»).

- La **diástole**, que es la fase en que el corazón se «llena» de sangre.

La secuencia de fenómenos que ocurren entre el inicio de una sístole y el final de su diástole se denomina **ciclo cardiaco**.

Para comprender el funcionamiento del ciclo cardiaco debemos tener en cuenta que:

- La musculatura cardiaca no funciona como una unidad: cuando la musculatura de las aurículas se contrae, la de los ventrículos se relaja.

- El cierre y abertura de las válvulas determinan qué cavidades se llenan de sangre y cuáles se vacían. Es imprescindible que funcionen coordinadamente con las contracciones y relajaciones musculares.

Considerando estos datos, observamos qué ocurre en las distintas estructuras del corazón durante cada fase:

Fases	Musculatura	Válvulas tricúspide y mitral	Válvulas aórtica y pulmonar		Efectos
Sístole	A: Relajación V: Contracción	Cerradas	Abiertas		Musculatura de las aurículas relajada y válvulas de salida cerradas: la sangre se acumula en las aurículas. Musculatura de los ventrículos contraída y válvulas de salida abiertas: la sangre sale hacia las arterias.
Diástole	A: Contracción V: Relajación	Abiertas	Cerradas		Musculatura de las aurículas contraída y válvulas de salida abiertas: la sangre sale hacia los ventrículos. Musculatura de los ventrículos relajada y válvulas de salida cerradas: la sangre se acumula en los ventrículos.

»» La frecuencia cardiaca

Las sístoles y las diástoles se van sucediendo, de forma que el corazón está constantemente impulsando y captando sangre del sistema circulatorio. Las pulsaciones que genera para expulsar la sangre se pueden notar colocando los dedos sobre una arteria superficial y presionándola suavemente sobre un hueso; es el *pulso*.

> El **pulso** es la dilatación de las arterias, consecuencia de la oleada de sangre que reciben con cada sístole cardiaca. Puede palparse en las arterias próximas a la superficie corporal.

Contando las pulsaciones por minuto que percibimos al tomar el pulso obtenemos la *frecuencia cardiaca*.

> La **frecuencia cardiaca** es el número de pulsaciones por minuto (ppm) del corazón.

En personas adultas se considera normal que la frecuencia esté entre 60 y 80 ppm. Pero este parámetro varía mucho a causa de factores muy diversos: edad, actividad física, estrés, fiebre, etc.

»» La inervación cardiaca

Todas las fibras musculares del corazón deben funcionar de forma coordinada y han de ser capaces de responder inmediatamente ante cualquier cambio. Para conseguirlo el corazón dispone un sistema propio de conducción de los impulsos nerviosos, que no está formado por neuronas, sino por fibras musculares modificadas. Su funcionamiento básico es el siguiente:

1. El impulso se genera en una zona denominada **nódulo sinusal**, que está situada en la AD, cerca de la desembocadura de la vena cava superior. A cada impulso le corresponderá una contracción del corazón; por tanto, este nódulo actúa como un marcapasos.

2. El impulso se extiende por las aurículas y provoca la contracción de estas (diástole).

3. El impulso llega luego al **nódulo auriculoventricular**, que está casi en el punto de intermedio entre las cuatro cavidades del corazón.

4. El impulso se extiende por los ventrículos y provoca la contracción de estos (sístole).

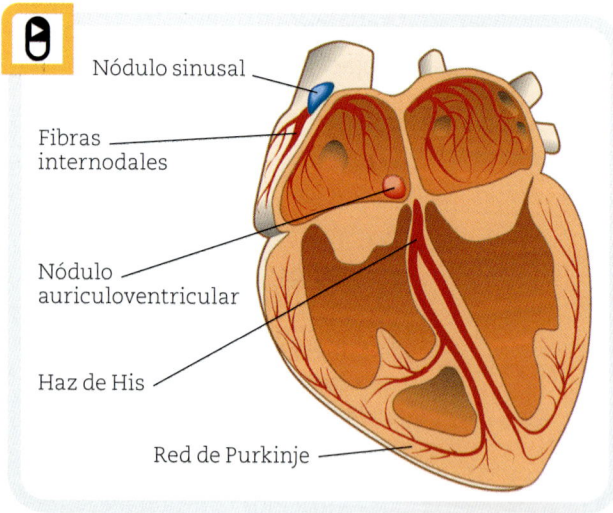

Nódulo sinusal

Fibras internodales

Nódulo auriculoventricular

Haz de His

Red de Purkinje

Fig. 6.12.
Nódulos sinusal y auriculoventricular y red de fibras musculares modificadas que transmiten el impulso nervioso.

El sistema funciona de forma que el tiempo que transcurre entre la contracción de las aurículas y la de los ventrículos es justo el necesario para que se produzca el llenado de los ventrículos.

Pero si el corazón respondiera únicamente a los impulsos el nódulo sinusal siempre latiría con la misma frecuencia. Para responder a necesidades de aumento o reducción de frecuencia interviene el **sistema nervioso autónomo o vegetativo**, mediante la inervación simpática y parasimpática. El impulso simpático aumenta la frecuencia de la contracción cardiaca y la fuerza de cada contracción, mientras que el impulso parasimpático reduce ambas.

¡*Tenlo* en cuenta!

El pulso aumenta conforme a la temperatura corporal: a más temperatura corporal, más pulsaciones por minuto.

6.2.2. La circulación de la sangre

Durante su recorrido por el organismo la sangre pasa por distintas estructuras, con características diferenciadas: arterias, capilares y, finalmente, venas.

>> La circulación arterial

La sangre sale de corazón por las arterias que, como hemos explicado, tienen paredes gruesas que resisten la presión de la sangre y facilitan la transmisión del impulso recibido del corazón.

Las arterias se van ramificando y su calibre se va reduciendo. Finalmente forman arteriolas, que se siguen ramificando hasta formar capilares.

> La presión arterial

La **presión** o **tensión arterial** (TA) es la fuerza que ejerce la sangre contra la superficie interna de las arterias. Se mide en milímetros de mercurio (mmHg).

La causa de esta presión es el empuje ocasionado por la contracción de los ventrículos, que hace avanzar la sangre en el interior las arterias. A medida que el árbol arterial se va ramificando, las arterias son más pequeñas y están más lejos del corazón, lo que hace que la presión que soportan se vaya reduciendo.

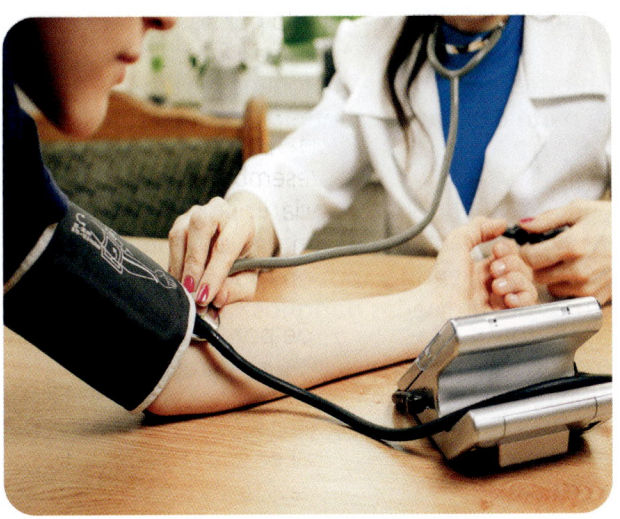

Fig. 6.13.
La presión o tensión arterial se puede ver modificada por diversos factores: nervios, actividad física, fiebre, etc.

Como la presión arterial la determinan los ciclos de vaciado y llenado del ventrículo, su valor no es constante, sino que es más alto durante la sístole y más bajo durante la diástole. Así, al medir la presión de la sangre registramos dos cifras:

- **Presión arterial sistólica o máxima** (PAS). Es la presión en el momento en que el VI se contrae y envía sangre hacia la aorta. En una persona adulta sana, de pie y en reposo, se considera normal entre 120 y 140 mmHg.

- **Presión arterial diastólica o mínima** (PAD). Es la presión en el momento en que los ventrículos están relajados y la válvula aórtica, cerrada. Su valor normal oscila entre 70 y 90 mmHg.

> El filtrado de la sangre

A nivel abdominal, salen dos arterias de la aorta: las **arterias renales**. Estas arterias van hasta los riñones, donde se produce un filtrado de la sangre.

Mediante este filtrado se retiran sustancias de desecho de la sangre y se realiza una regulación de la cantidad de agua de la sangre (es decir, del volumen de sangre en circulación o volemia). Las sustancias de desecho y el agua sobrante se eliminan en forma de orina, y la sangre filtrada es conducida a la vena cava inferior. En la UNIDAD DIDÁCTICA 9 estudiaremos este aparato y concretaremos los mecanismos por los cuales se realizan el filtrado y la regulación del volumen.

›› El intercambio capilar

Los capilares son conducciones con paredes muy finas, que permiten el intercambio de sustancias.

En el organismo, los capilares liberan oxígeno y nutrientes, y van captando dióxido de carbono y sustancias de desecho. En los pulmones realizan un intercambio gaseoso distinto: captan oxígeno y liberan dióxido de carbono.

En ambos casos, tras el intercambio los capilares comienzan a confluir hasta formar vénulas.

Puesto que la pared de los capilares es muy fina, además de la salida de oxígeno y nutrientes también se produce en ellas un filtrado de plasma, que sale hacia los espacios intercelulares. Este filtrado forma el **líquido intersticial**, que tiene una composición parecida a la del plasma, aunque con menos proteínas, porque como son moléculas grandes tienen dificultades para atravesar la pared de los capilares.

Con el objetivo de recuperar este líquido y evitar que se acumule en los espacios intercelulares es necesaria la intervención de otro sistema: el *sistema linfático*.

› El sistema linfático

El sistema linfático es un sistema de circulación abierto que llega a todos los tejidos. Tiene tres funciones básicas:

- Recuperar el líquido intersticial y devolverlo a la sangre.

- Absorber algunos nutrientes del aparato digestivo.

- Defender el organismo frente a agentes patógenos. De hecho, el sistema linfático forma parte del sistema inmunitario, que estudiaremos en la UNIDAD DIDÁCTICA 12.

El sistema se inicia con una red de finísimos capilares linfáticos, presentes en todo el organismo. Estos capilares captan el líquido intersticial, que forma la **linfa**; luego van convergiendo y formando vasos linfáticos, que llegan hasta una estructuras denominadas **ganglios linfáticos**.

En los ganglios linfáticos se produce una especie de «filtrado» de la linfa, para retirar de ella cualquier antígeno que pueda contener. La linfa, ya «limpia», sale de los ganglios y, por los vasos linfáticos, es devuelta a la circulación sanguínea.

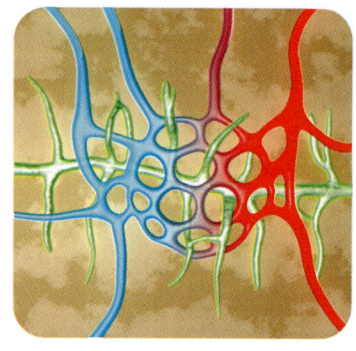

Fig. 6.14.
Al contrario que el sistema circulatorio, el linfático es un sistema abierto: sus capilares (en verde en la imagen) se originan alrededor de los capilares sanguíneos y van confluyendo para formar los vasos linfáticos.

›› El retorno venoso

Como ya hemos explicado, la circulación venosa resulta complicada, puesto que ya se ha dispersado el impulso procedente del corazón y la circulación se produce en contra de la gravedad.

En el interior de las venas hay válvulas semilunares para impedir el retroceso de la sangre, pero eso no evita que esta se pueda acumular en algunas zonas.

El sobrepeso, estar mucho tiempo de pie sin moverse o el sedentarismo son factores que complican el retorno venoso y pueden provocar la aparición de varices o de edemas (acumulación de líquido intersticial).

6.2.3. La hemostasia

Fig. 6.15.
La sed es uno de los mecanismos que utiliza el organismo para mantener su volemia.

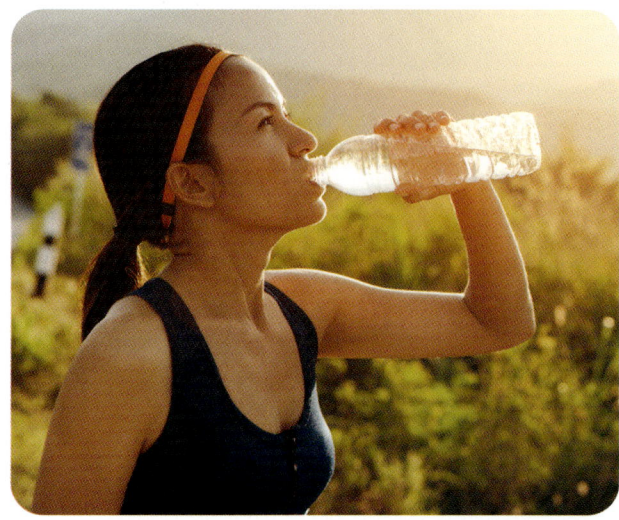

El aparato cardiovascular es un sistema cerrado por cuyo interior circula un cierto volumen de sangre.

> El volumen de sangre que hay en circulación se denomina **volemia**.

Para que los latidos cardiacos y la circulación se realicen de forma eficiente es necesario que haya un mínimo volumen de sangre dentro del sistema. Si se pierde sangre y el volumen circulante se sitúa por debajo de ese mínimo, el aparato cardiovascular no puede desempeñar sus funciones.

El organismo dispone de diversos sistemas complementarios que participan en la regulación de la volemia, estimulando o inhibiendo la sed, la producción de orina, la sudoración, etc.

Pero hay un mecanismo especialmente importante porque tiene como función evitar la pérdida de sangre en caso de lesión traumática de vasos sanguíneos: la *hemostasia*.

> La **hemostasia** es el conjunto de procesos fisiológicos que tienen por objetivo detener una hemorragia.

Sin este mecanismo, cualquier corte, rozadura, etc., se mantendría sangrando de forma continuada, lo cual haría imposible regular la volemia.

El proceso de hemostasia se desarrolla en tres fases:

1	Vasoconstricción local		La musculatura del vaso lesionado se contrae (vasoconstricción) para limitar la salida de sangre.
2	Formación de un agregado plaquetario		Las plaquetas detectan las capas internas del vaso, que en condiciones normales no están expuestas, y comienzan a unirse para formar un agregado, que tapona la zona lesionada.
3	Formación del coágulo		Se activa una cascada de reacciones químicas que terminan con la transformación de una proteína sanguínea soluble, el fibrinógeno, en otra insoluble, la fibrina. La fibrina se deposita sobre el agregado plaquetario y forma una red, que atrapará a células sanguíneas.

Una vez parada la pérdida de sangre, el coágulo va cambiando mientras se van regenerando los tejidos lesionados. Una vez que la recuperación está prácticamente finalizada, se produce la destrucción del coágulo. Si la lesión ha sido grave quedará una cicatriz.

¡Tenlo *en cuenta!*

No confundas los términos «homeostasia» y «hemostasia».

La homeostasia es el conjunto de mecanismos que un organismo utiliza para mantener el equilibrio de su medio interno; los sistemas endocrino y nervioso son los responsables de regularla.

La hemostasia, en cambio, es el conjunto de mecanismos por los cuales el organismo detiene una hemorragia.

Actividades

9. Copia la siguiente tabla en tu cuaderno y complétala indicando si la musculatura está contraída o relajada, y las válvulas abiertas o cerradas en cada fase del ciclo cardiaco:

	Sístole	Diástole
Musculatura AD	-------------------	-------------------
Válvula tricúspide	-------------------	-------------------
Musculatura VD	-------------------	-------------------
Válvula pulmonar	-------------------	-------------------
Musculatura AI	-------------------	-------------------
Válvula mitral	-------------------	-------------------
Musculatura VI	-------------------	-------------------
Válvula aórtica	-------------------	-------------------

10. ¿Qué vasos sanguíneos reciben sangre cuando los ventrículos se contraen? ¿Hacia dónde van? La sangre de ambos vasos, ¿es igual?, ¿en qué se diferencia?

11. Explica qué es la frecuencia cardiaca. El valor de la frecuencia cardiaca, ¿es constante? Explica tu respuesta.

12. Practica la toma del pulso. Coloca los dedos índice y medio en la zona interior muñeca, en la base del pulgar y presiona levemente. Notarás pulsaciones, cuéntalas durante 30 segundos y multiplica el resultado por dos. Anota el resultado con la unidad correspondiente.

13. ¿Dónde se genera el impulso nervioso que provoca la contracción del miocardio? Describe la transmisión de ese impulso y explica cómo se relaciona ese recorrido con el ciclo cardiaco.

14. Di qué es la presión o tensión arterial y explica por qué este parámetro tiene dos valores distintos.

15. ¿Qué es la linfa? Explica la relación entre el sistema linfático y el cardiovascular.

16. Decimos que el sistema linfático es abierto y el circulatorio cerrado. Explica en qué consiste esta diferencia.

17. Explica qué diferencias hay entre la circulación en las arterias y la circulación en las venas, y detalla qué diferencias anatómicas entre ambos tipos de vasos se derivan de ellas.

18. ¿Cómo se relacionan la volemia y la hemostasia? ¿Qué ocurriría con la volemia si no se produjeran los mecanismos de hemostasia ante una lesión? ¿Qué consecuencias tendría esto para el aparato cardiovascular?

19. Explica qué son un agregado plaquetario y un coágulo, y describe cómo se relacionan entre ellos.

20. Mientras preparas la comida te haces un pequeño corte en un dedo. Explica con detalle el proceso que seguirá tu organismo para que la herida deje de sangrar. ¿Cómo se denomina este proceso?

6.3. Patología del aparato cardiovascular

Las enfermedades del aparato cardiovascular son potencialmente muy graves, ya que pueden implicar la incapacidad del organismo para proveer de oxígeno y nutrientes a sus células, lo cual es un riesgo para la vida.

6.3.1. Manifestaciones cardiovasculares

Las principales *manifestaciones clínicas* del aparato cardiovascular no son claramente indicativas de su origen. En cambio, hay una serie de parámetros que se pueden medir o registrar y que proporcionan información muy precisa: son los *parámetros* funcionales del aparato cardiovascular.

›› Manifestaciones clínicas

Dos de las más clásicas son el *dolor torácico* y los *edemas*. Cabe destacar que son manifestaciones que se pueden deber a causas muy diversas.

› El dolor torácico

El dolor torácico es una manifestación clínica que preocupa mucho a las personas que lo sufren, ya que lo asocian a una posible afección cardiaca. Efectivamente, esta es una posibilidad, pero no la causa más frecuente. El dolor torácico se puede deber a alteraciones en distintos órganos. La tabla siguiente muestra la proporción que corresponde a las principales causas del dolor torácico:

Etiología del dolor torácico	Frecuencia de aparición
Origen musculoesquelético y de pared torácica	36-49%
Origen cardiovascular	16-22%
Origen pleuropulmonar	3-8%
Origen gastrointestinal	2-19%
Origen psíquico	5-8%
Otras causas	16-17%

El dolor torácico de origen cardiaco suele ser un dolor opresivo, acompañado de sensación de ardor o rigidez en el pecho y se suele irradiar a los brazos, los hombros, el cuello, la mandíbula, la garganta o la espalda.

› Los edemas

Una TA baja, un aumento de la permeabilidad capilar o cualquier circunstancia que dificulte el retorno venoso puede hacer que se acumule líquido intersticial sin que el sistema linfático sea capaz de recuperarlo.

> El acúmulo de líquido intersticial se denomina **edema**.

Los edemas son más habituales en las piernas, tobillos y pies, aunque se pueden formar en cualquier zona del cuerpo. La presencia de edemas puede indicar un trastorno cardiovascular, aunque hay otras muchas causas que pueden provocarlos, como ciertas alteraciones renales o hepáticas.

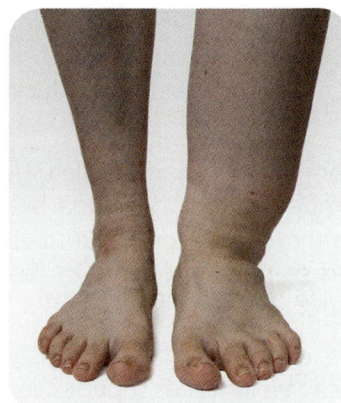

Fig. 6.16.
Edema en una pierna.

» Parámetros cardiovasculares

Hay varios parámetros que proporcionan información muy relevante sobre el aparato cardiovascular. Los más destacados son la *tensión arterial* y el *pulso*.

› La tensión arterial

La **tensión arterial** (TA) es la presión producida por la sangre cuando pasa por una arteria. Tiene dos valores: la máxima, medida durante la sístole, y la mínima, durante la diástole.

Se considera que los valores normales están sobre 70-90 mmHg de mínima y 120-140 mmHg de máxima. Las alteraciones se denominan:

- **Hipotensión arterial**: cuando la máxima está por debajo de 80 mmHg.
- **Hipertensión arterial**: cuando la máxima y/o la mínima se mantienen elevadas de forma sostenida. No se puede establecer que hay una hipertensión con una sola medición.

› El pulso

El **pulso** (P) es el número de pulsaciones por minuto (ppm) del corazón.

En personas adultas se considera normal un pulso de entre 60 y 80 ppm, aunque el valor está influido por muchos factores (edad, temperatura ambiental, actividad física, etc.). Las alteraciones del pulso se denominan:

- **Bradicardia**: el pulso es inferior a 60 ppm.
- **Taquicardia**: el pulso es superior a 100 ppm.

6.3.2. Enfermedades vasculares

Una **enfermedad vascular** es un trastorno que afecta las arterias o las venas.

Este trastorno puede tener distintas causas, como la *afectación de vasos* o *patologías obstructivas*.

» Afectación de vasos

Es el caso de los *aneurismas* y las *varices*. También se pueden producir afectaciones debidas a traumatismos.

- Un **aneurisma** es un ensanchamiento anormal de las paredes de una arteria. Si un aneurisma crece, puede romperse y provocar una hemorragia peligrosa e incluso la muerte. La mayoría de los aneurismas se producen en la aorta, aunque también se pueden formar en las arterias del cerebro y otras partes del cuerpo.
- Las **varices** son una alteración de las venas, que están más dilatadas y sinuosas de lo normal. Generalmente aparecen en las venas superficiales de las extremidades inferiores y se forman cuando hay dificultades de retorno venoso y la sangre queda «remansada». Se manifiestan como venas muy visibles, con dolor, hiperestesia y pesadez o calor en las piernas.

¡**Tenlo** en cuenta!

La interrupción de los latidos cardiacos durante más de unos segundos se denomina **paro cardiaco**.

El paro cardiaco es la consecuencia última de muchas afectaciones distintas, entre las cuales la mayoría de las enfermedades y accidentes cardiocirculatorios graves.

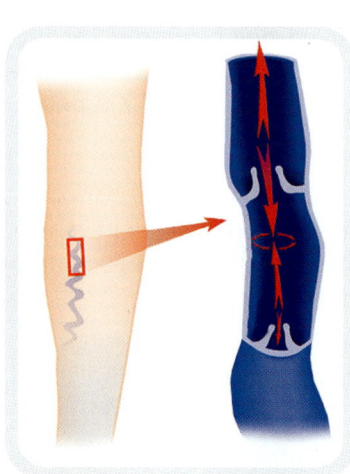

Fig. 6.17.
Varices.

>> Patologías obstructivas

Las más comunes son

- **Embolia**. Un émbolo (cualquier elemento anormal que circula en el flujo sanguíneo) queda encajado en un vaso sanguíneo y lo obstruye.

- **Trombosis**. Se forma un coágulo en el interior de un vaso sanguíneo. El coágulo puede dificultar la circulación o, si se desprende, actuar como un émbolo.

- **Aterosclerosis**. Consiste en la formación de placas, denominadas ateroscleróticas, en las paredes internas de los vasos sanguíneos. Las placas se forman por el depósito de grasa, calcio y células muertas, y dificultan el flujo sanguíneo normal en el vaso, pudiendo llegar a obstruirlo. Además:
  - Si una placa se desprende y pasa a la circulación, se convierte en un émbolo.
  - Si una placa se rompe o se ulcera activa la coagulación y se forma un coágulo (trombosis).

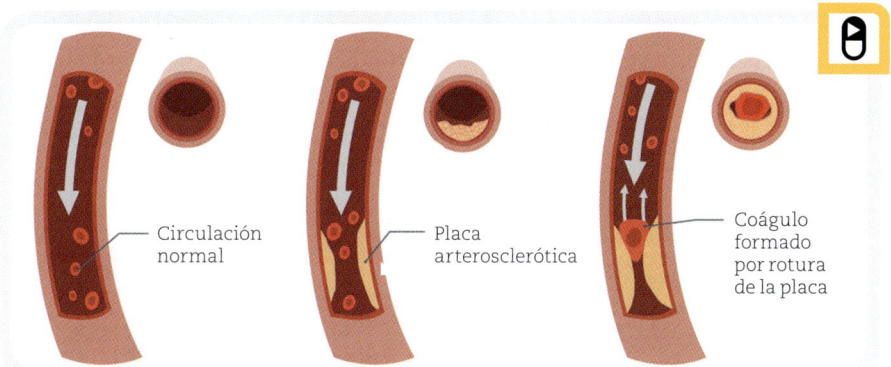

Fig. 6.18.
Las placas ateroscleróticas pueden activar la formación de coágulos.

Circulación normal

Placa aterosclerótica

Coágulo formado por rotura de la placa

6.3.3. Enfermedades cardiacas

> La **insuficiencia cardiaca** es la incapacidad del corazón de bombear suficiente sangre como para atender las necesidades del organismo.

Los síntomas más frecuentes son disnea, cansancio, edemas, etc. Si la insuficiencia es grave habrá disnea intensa, dolor torácico y taquicardia. Las causas más frecuentes de insuficiencia cardiaca son las *arritmias*, *las cardiopatías isquémicas*, las *valvulopatías* y la *hipertensión arterial*.

¡Tenlo *en cuenta!*

Los factores de riesgo más importantes para sufrir una trombosis son las varices, la insuficiencia cardiaca, la edad avanzada y el reposo durante horas sin mover las piernas. También contribuyen la obesidad, el embarazo, el cáncer, un infarto cerebral o la toma de anticonceptivos orales.

Documento 6.3

Las cifras de la enfermedad cardiovascular

- La Organización Mundial de la Salud (OMS) calcula que en 2015 murieron 17,7 millones de personas por enfermedades cardiovasculares, lo que representa un 31% de todas las muertes registradas en el mundo.

- Las enfermedades cardiovasculares son la principal causa de fallecimiento en todo el mundo: cada año mueren más personas por alguna patología relacionada con la salud cardiovascular que por cualquier otra causa.

- En España la enfermedad cardiovascular también es la primera causa de muerte. Además, en la actualidad mueren más mujeres que hombres por esta causa en nuestro país (un 6% más de muertes entre mujeres que entre hombres).

Fuente: Fundación española del corazón (https://fundaciondelcorazon.com)

» Arritmias

Las **arritmias** son trastornos del sistema eléctrico del corazón, que alteran la frecuencia y el patrón del ritmo cardiaco.

La alteración puede ser por un ritmo demasiado rápido (taquicardia) o demasiado lento (bradicardia) o por un ritmo irregular. Uno de los trastornos del ritmo más graves es la **fibrilación ventricular** (FV), un tipo de arritmia en el cual los latidos cardiacos se descoordinan, lo cual hace que el corazón deje de ser eficaz en el bombeo de la sangre.

La gravedad de una arritmia está determinada por el tipo de arritmia, su intensidad y su localización.

» Cardiopatías isquémicas

Una **cardiopatía isquémica** es una alteración de la función cardiaca debida a la falta de irrigación del músculo cardiaco.

En cuatro de cada cinco casos, la causa de la cardiopatía isquémica es la obstrucción de alguna arteria coronaria debido a la presencia de placas de aterosclerosis.

Fig. 6.19.
Las cardiopatías isquémicas afectan a la irrigación del músculo cardiaco.

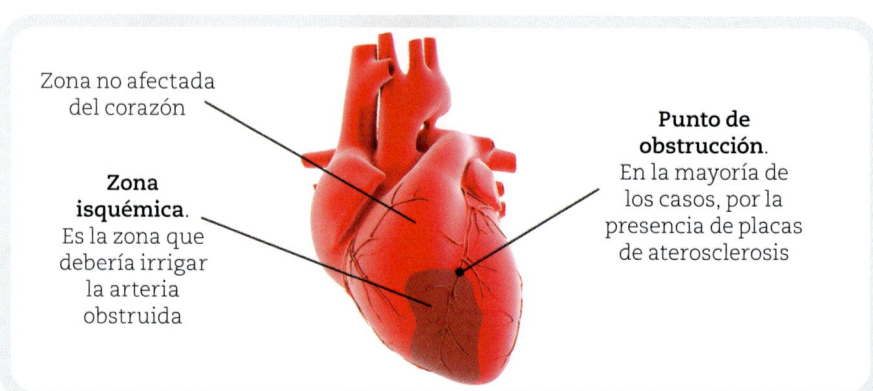

Zona no afectada del corazón

Zona isquémica. Es la zona que debería irrigar la arteria obstruida

Punto de obstrucción. En la mayoría de los casos, por la presencia de placas de aterosclerosis

› Manifestaciones de una cardiopatía isquémica

La falta de irrigación del miocardio se manifiesta en tres formas:

- **Angina de pecho**. Es un dolor torácico intenso por falta de irrigación al corazón, pero es de corta duración, mejora con el reposo y no produce lesiones permanentes. Los desencadenantes de la angina suelen ser situaciones de esfuerzo, de las que la más típica es un esfuerzo físico después de comer y beber, especialmente si hace frío.

- **Infarto agudo de miocardio**. Es un cuadro de dolor mucho más intenso, que no cede con el reposo, y que suele persistir más de treinta minutos. Durante el infarto se produce la necrosis o muerte del tejido cardiaco que ha dejado de irrigarse. Las consecuencias clínicas del infarto dependen de cuál es la zona afectada, de la extensión de la afectación y de la rapidez con que la persona reciba asistencia especializada.

- **Muerte súbita**. Es una interrupción de la actividad cardiaca que provoca de forma fulminante un estado de inconsciencia y la muerte.

> **Factores de riesgo de las cardiopatías isquémicas**

La tabla siguiente recoge los principales factores de riesgo de las cardiopatías isquémicas.

Factores no modificables (biológicos)	**Edad**: la incidencia de la enfermedad aumenta claramente con la edad. Es excepcional antes de los 35 años. **Sexo**: el riesgo de los hombres entre 35 y 50 años cuadruplica al de las mujeres, pero con la menopausia aumenta el riesgo de ellas, hasta igualar al de los varones.
Factores modificables (estilos de vida)	**Tabaquismo**: los fumadores de 30 a 40 años tienen cinco veces más riesgo de sufrir un infarto que los no fumadores. **Dieta inadecuada**, que favorezca niveles altos de colesterol (hipercolesterolemia) y triglicéridos en sangre. **Obesidad**, especialmente la obesidad abdominal. **Sedentarismo**, que además favorece la obesidad y la hipercolesterolemia.
Factores asociados a enfermedades	**Hipertensión arterial**. **Diabetes** con glucemias altas (el exceso de glucosa en sangre lesiona las arterias) **Algunos trastornos genéticos**, causa de buena parte de los infartos de miocardio en personas menores de 55 años.

Todos estos factores de riesgo contribuyen de forma independiente: cuantos más factores tenga una persona, más riesgo tendrá de sufrir la enfermedad. Por eso es poco útil actuar contra uno solo si persisten los otros; lo que debe hacerse es un esfuerzo moderado contra todos los factores a la vez.

>> **Valvulopatías**

El término **valvulopatía** engloba un conjunto de enfermedades causadas por un mal funcionamiento de las válvulas del corazón.

Las válvulas cardiacas pueden ver alterada su función, ya sea por obstrucción o por un cierre defectuoso. Las causas pueden ser malformaciones congénitas, infecciones, traumatismos, etc.

En el caso de personas de edad avanzada, lo más común son las **valvulopatías degenerativas**, debidas al envejecimiento. Las válvulas se endurecen y su movilidad se limita; los efectos dependerán de la válvula y del grado de pérdida de funcionalidad que sufra. Cuando la válvula no puede cumplir su función es necesario aplicar tratamiento quirúrgico para repararla o reemplazarla.

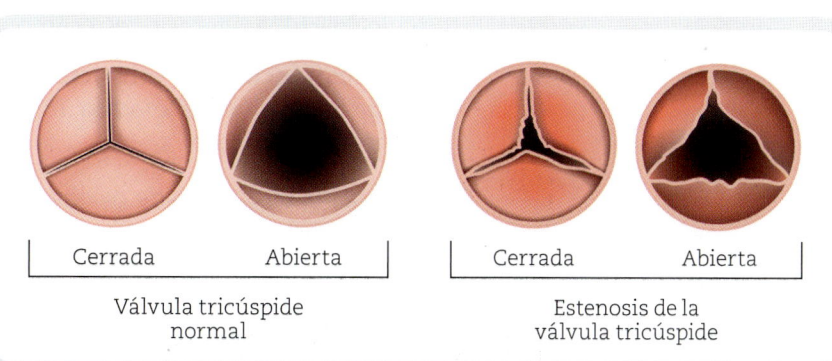

Fig. 6.20. Comparación entre una tricúspide normal y otra afectada por una estenosis.

Cerrada — Abierta — Válvula tricúspide normal

Cerrada — Abierta — Estenosis de la válvula tricúspide

» Hipertensión arterial

> Se considera que una persona sufre **hipertensión arterial** cuando su presión es significativamente superior a los intervalos de valores considerados normales.

La hipertensión arterial es el principal factor de riesgo cardiovascular, ya que una tensión elevada que se mantiene de forma continuada en el tiempo puede provocar daños en el corazón y las arterias, así como en otros órganos, como los riñones. En el caso de que se produzca una elevación excesiva, el funcionamiento del corazón se puede ver afectado hasta el punto de producirse un paro cardiaco. La hipertensión se trata desde dos perspectivas: la adquisición de hábitos de vida saludables y la medicación. En cuanto a los hábitos, es necesario modificar la dieta para reducir la sal y las grasas, controlar el peso, evitar el sedentarismo, evitar el tabaquismo, etc.

¡Tenlo en cuenta!

En general, se considera que hay hipertensión cuando la TA supera los 140/90 mmHg, pero también hay especialistas que toman como umbral tensiones más bajas.

6.3.4. Enfermedades sanguíneas

Las enfermedades sanguíneas más comunes son las *anemias* y las *leucemias*, aunque hay muchas otras posibles, como las que afectan a la coagulación.

¡Tenlo en cuenta!

La sangre no contiene de forma natural ningún tipo de microorganismo. Cuando algún microrganismo llega a ella (procedente de una infección en alguna zona del cuerpo o por una punción o una herida) pone en riesgo la salud y puede acabar desencadenando un *shock* séptico.

» Las anemias

> La **anemia** es un cuadro en el que la capacidad de la sangre para transportar oxígeno está reducida.

La anemia, por tanto, está relacionada con la cantidad de eritrocitos y/o con su capacidad funcional. Las principales causas de anemia son:

- Una **pérdida de sangre** (hemorragia).

- Una **reducción de la producción de eritrocitos** (total o parcial). Se puede deber a una insuficiencia medular, a un déficit de factores necesarios para la formación de los eritrocitos (hierro, vitamina B12 o ácido fólico), a alteraciones hormonales o a neoplasias.

- Una **destrucción de eritrocitos** superior a la normal: hemolisis. Se puede deber a una alteración inmunológica, a la presencia de tóxicos, a una infección, etc.

En cualquier caso, la falta de oxígeno llevará a que la persona sufra taquicardia, palpitaciones y disnea, en especial cuando haga esfuerzos. Padecerá también astenia, cefalea, hipotensión postural, palidez de la piel y de las mucosas, cabello frágil, edemas en los tobillos, etc. Como es lógico, se podrán presentar otras manifestaciones clínicas dependiendo de la causa primaria de la anemia.

> ## La anemia ferropénica

Una de las causas más comunes de anemia es la falta de hierro, que provoca la denominada anemia ferropénica.

En el 90% de los casos la causa del déficit es un sangrado crónico, mayoritariamente digestivo o vaginal. Es imprescindible buscar la causa y resolverla si es posible.

En cuanto al tratamiento, se dan suplementos de hierro hasta que las concentraciones de hemoglobina vuelvan a la normalidad y después tres meses más, hasta que se repongan los depósitos de hierro del organismo. En la gran mayoría de los casos se administra el hierro por vía oral.

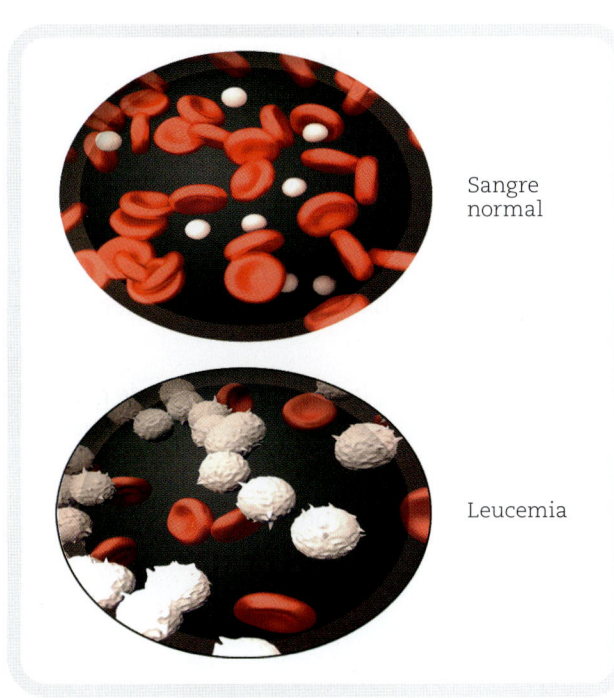

Sangre normal

Leucemia

Fig. 6.21.
Representación gráfica de una leucemia.

>> Las leucemias

La **leucemia** es un tipo de cáncer que afecta a los leucocitos.

Los distintos tipos de leucocitos se forman en la médula ósea; cuando hay una leucemia, se forman leucocitos anormales, que van sustituyendo a los sanos en la sangre, y se detecta un número anormalmente alto del tipo celular afectado.

Existen diferentes tipos de leucemia, con pronósticos y posibilidades de tratamiento muy distintas. Las leucemias, en general, afectan a alrededor de 5.000 personas al año en España, y es el tipo de cáncer más frecuente en la infancia. Las manifestaciones más comunes de las leucemias son cansancio, debilidad, palidez o falta de apetito y a medida que avanza la enfermedad, fiebre intermitente, dolor de huesos, infecciones y hemorragias.

>> Los trastornos de la coagulación

La coagulación impide que la sangre escape a través de lesiones en los vasos; si este proceso no se desarrolla correctamente, el organismo no puede actuar para impedir la pérdida de sangre y se producirán hemorragias y hematomas con cierta facilidad. Si la pérdida es significativa, habrá una reducción de la volemia, que afectará a todo el organismo. Los trastornos pueden originarse en:

- Las **plaquetas**, por déficit o mal funcionamiento, lo que dificulta la formación del agregado plaquetario que tapona la lesión en primera instancia y que sirve de soporte para el coágulo.

- Los **factores de coagulación**, imprescindibles para la formación del coágulo. En muchos casos estos déficits se deben a causas genéticas; un tipo concreto de deficiencia de un factor de coagulación es la hemofilia.

Pero también puede ocurrir que el problema no sea una coagulación insuficiente sino todo lo contrario: que se formen coágulos de forma descontrolada o innecesaria. Esto puede ocurrir de forma puntual (*tromboflebitis*) o de forma generalizada (*coagulación intravascular diseminada*).

❯ Tromboflebitis

La trombosis es la formación de un coágulo dentro de un vaso sanguíneo, por lo general en una vena. Cuando el coágulo se queda fijado en la pared del vaso, lo inflama y produce una **tromboflebitis**.

Las causas que pueden provocar la formación de estos trombos son diversas: estar sentado en una misma posición durante mucho tiempo, haber dado a luz recientemente, embarazo, obesidad, llevar un catéter permanente, fracturas de la pelvis o el fémur, cirugías recientes, etc.

El trombo, como ya hemos explicado, puede desprenderse (émbolo) y viajar por la corriente venosa, con el riesgo de que puede quedar encajado en un vaso pequeño y obstruirlo.

❯ Coagulación intravascular diseminada

La coagulación intravascular diseminada (CID) es un trastorno grave en el que hay un exceso de trombina, que es el enzima que cataliza la transformación de fibrinógeno en fibrina. Este exceso hace que aumente el consumo de factores de coagulación y plaquetas en la sangre.

Esta situación provoca la formación de pequeños coágulos dentro de los vasos sanguíneos. Estos coágulos en circulación pueden taponar vasos e interrumpir la irrigación de distintos órganos.

Por otra parte, si se produce alguna lesión, la falta de factores de coagulación y plaquetas dificultará la reacción del organismo y se podrá producir una hemorragia.

La causa de la CID suele ser una inflamación, una infección o un proceso neoplásico.

Actividades

21. El dolor torácico, ¿tiene como causa más habitual una enfermedad cardiaca? Describe las características más comunes del dolor torácico cuando es de origen cardiaco.

22. Copia la tabla siguiente en tu cuaderno y complétala:

	¿Qué es?	¿Dónde se suelen producir?
Aneurismas	------------	------------
Varices	------------	------------

23. Explica cómo se puede producir una embolia y una trombosis en una persona que tiene aterosclerosis.

24. Di en qué consiste una insuficiencia cardiaca y cita algunas de sus causas más frecuentes.

25. Define *taquicardia*, *bradicardia* y *fibrilación ventricular*.

26. ¿Qué es una cardiopatía isquémica? Explica en qué formas puede manifestarse.

27. Cita cinco factores de riesgo de la cardiopatía isquémica. Di cuáles son evitables y cuáles no.

28. Explica qué es una valvulopatía degenerativa.

29. Cita las medidas que se proponen habitualmente para el control de la hipertensión arterial.

30. Di qué es una anemia y cita los tres mecanismos por los cuales se puede desencadenar.

*Para **saber más***

Tu salud cardiovascular

Las enfermedades cardiovasculares son la mayor causa de muerte según la OMS; sin embargo, muchas de ellas son evitables con unas buenas actuaciones preventivas. En esta actividad os proponemos profundizar en este tipo de medidas, que podéis poner en práctica desde ahora mismo.

En internet disponéis de muchas páginas especializadas en salud cardiovascular, pero para hacer esta actividad os recomendamos utilizar el sitio web de la FUNDACIÓN ESPAÑOLA DEL CORAZÓN, aunque la podéis complementar con información obtenida de otras páginas.

- Entra en el sitio web: *http://www.fundaciondelcorazon.com.*
- Entra en la pestaña de PREVENCIÓN:
  - Calcula tu nivel de riesgo cardiovascular, cumplimentando el sencillo cuestionario en línea.
  - Revisa los diferentes factores de riesgo y valora cuáles te afectan principalmente.
- Entra en la pestaña ALIMENTACIÓN:
  - Visita la PIRÁMIDE DE SALUD y descubre algunas de las claves para que tu alimentación sea equilibrada, nutritiva y saludable.
  - Calcula las calorías que necesitas y tu índice de masa corporal (IMC) con las CALCULADORAS DE NUTRICIÓN.
- Entra en la pestaña EJERCICIO:
  - En esta página encontrarás consejos para realizar la práctica deportiva adecuada a tus características.
- Como conclusión de toda la información que has consultado:
  - Reflexiona sobre tu estilo de vida y valora cuáles son tus niveles de riesgo a corto y a largo plazo.
  - Establece algunas medidas correctivas que contribuirán a reducir tu riesgo cardiovascular y llevar una vida más sana.

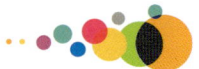

El aparato respiratorio

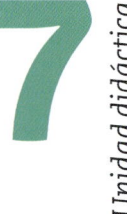

Antes de empezar...

- ¿Qué función desempeña el aparato respiratorio en la supervivencia de las células del organismo?
- Cita algunas estructuras anatómicas que formen parte del aparato respiratorio.

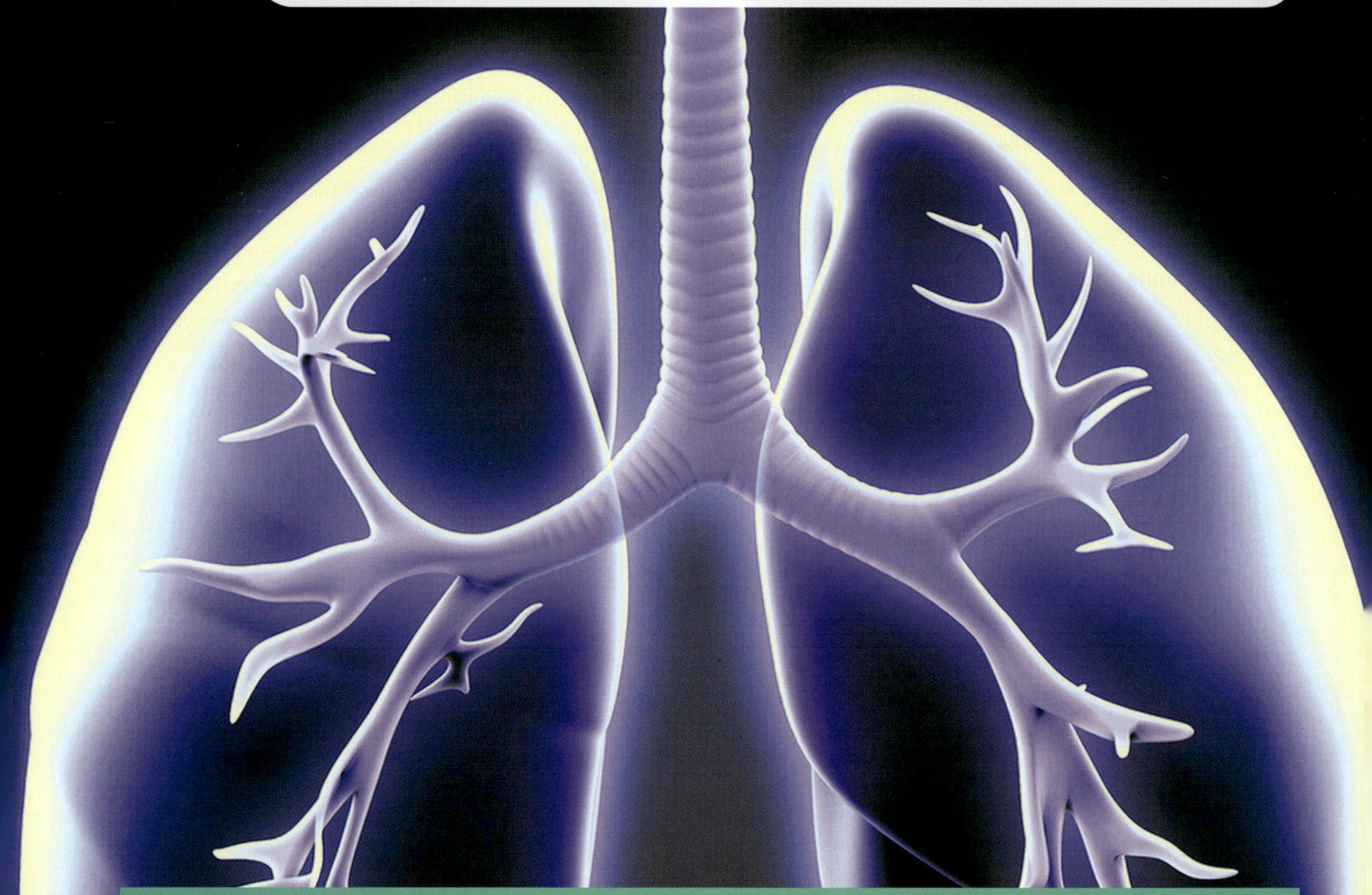

La captación de oxígeno

Todas las células del organismo necesitan oxígeno para sobrevivir y funcionar correctamente. Para que cada una de ellas pueda recibir oxígeno es necesario que el organismo disponga de mecanismos para captar oxígeno del exterior (aparato respiratorio) y distribuirlo por todo el organismo (aparato cardiovascular). Estos mecanismos se utilizan también para retirar del organismo el dióxido de carbono que se forma a nivel celular.

El **aparato respiratorio** está formado por una serie de conductos que tienen como función captar oxígeno y liberar dióxido de carbono, y una zona de intercambio de gases.

7.1. Anatomía del aparato respiratorio

El aparato respiratorio tiene dos zonas diferenciadas, con distintas funciones:

- Las *vías aéreas,* por las cuales circula el aire.

- La *zona de intercambio gaseoso*, en la que tiene lugar el intercambio de gases entre el aparato respiratorio y la sangre.

También es importante destacar el papel de los *músculos respiratorios*, necesario para que se produzca la ventilación.

7.1.1. Las vías aéreas

Las vías aéreas se dividen en dos zonas: las *vías aéreas superiores o altas* (fosas nasales, faringe y laringe) y las *vías aéreas inferiores o bajas* (tráquea, bronquios y bronquiolos).

En estos conductos hay glándulas unicelulares que segregan moco para mantenerlos húmedos y evitar que se desequen con la circulación del aire.

›› Vías aéreas superiores o altas

Están formadas por las *fosas nasales*, la *faringe* y la *laringe*.

› Fosas nasales

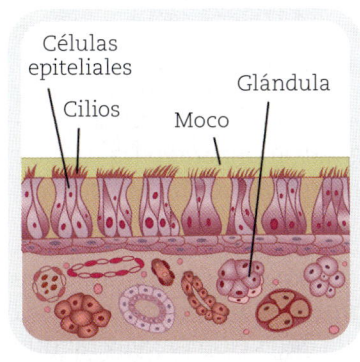

Células epiteliales
Cilios
Glándula
Moco

Fig. 7.1.
Mucosa respiratoria de las fosas nasales.

Son dos cavidades separadas por un tabique y comunicadas con el exterior por los **orificios nasales**, que son la puerta de entrada y salida de aire. Lateralmente a ambas cavidades se localizan los **cornetes nasales**, que son estructuras de hueso esponjoso. Hay tres cornetes (superior, medio e inferior); el espacio que queda debajo de cada uno ello se denomina **meato** (superior, medio e inferior).

Estas estructuras definen la forma interior de las fosas nasales. Las fosas están recubiertas en su mayor parte por mucosa respiratoria o pituitaria roja, que contiene células secretoras de moco y células ciliadas. El moco humidifica la mucosa y el movimiento de los cilios arrastra las partículas extrañas hacia la faringe para que sean eliminadas.

¡*Tenlo* en cuenta!

Recuerda que la mucosa olfativa o pituitaria amarilla está situada en la parte superior de las fosas nasales y contiene los receptores olfativos.

En las fosas nasales encontramos también la desembocadura de:

- **Senos paranasales**, en los meatos superior e inferior. Algunos huesos del cráneo (frontales, esfenoides, etmoides y maxilar superior) presentan cavidades o senos, cuya función principal es aligerar peso, aunque también participan en la respiración y la fonación. Estos senos desembocan en las fosas nasales para eliminar moco y partículas extrañas.

- **Conducto nasolagrimal**, en el meato inferior. Este conducto procede del sacro lagrimal.

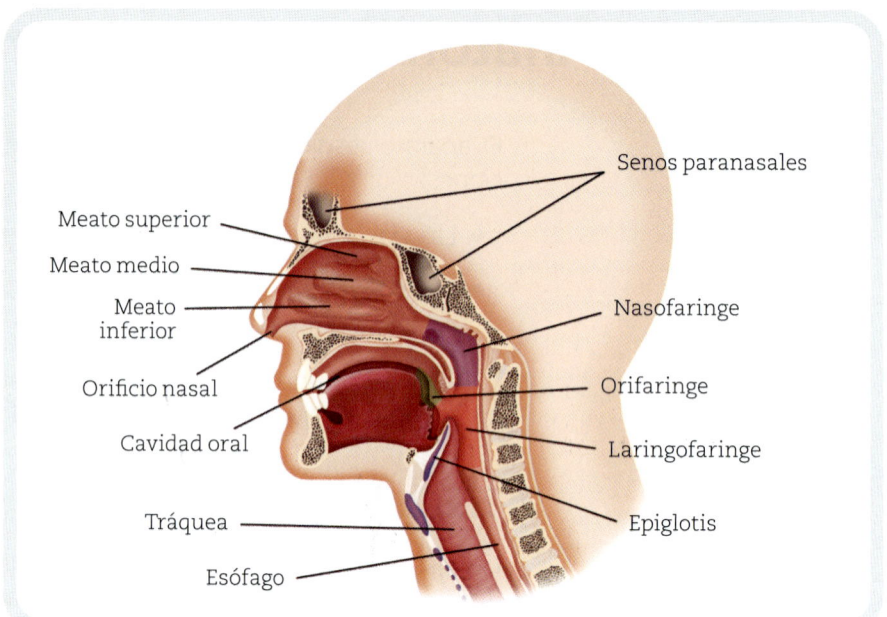

Meato superior

Meato medio

Meato inferior

Orificio nasal

Cavidad oral

Senos paranasales

Nasofaringe

Orifaringe

Laringofaringe

Tráquea

Esófago

Epiglotis

Fig. 7.2.
Vías aéreas
superiores o altas.

> **Faringe**

La faringe conecta la cavidad nasal y la cavidad oral con el esófago y con la laringe. Es una zona de paso mixta para alimentos y aire, y forma parte tanto del aparato respiratorio como del digestivo. También participa en la fonación, actuando como caja de resonancia. Se divide en tres partes:

● La **nasofaringe**. Está por detrás de las fosas nasales, por encima del paladar blando. En sus paredes laterales desembocan las trompas de Eustaquio, que comunican la nasofaringe y el oído y que tienen como función regular la presión en el oído medio.

● La **bucofaringe**. Está por detrás de la cavidad bucal. En ella se localizan las **amígdalas,** unos órganos del sistema inmunitario cuya función es retener y destruir gérmenes que entran con el aire o con el alimento.

● La **laringofaringe**. Es la última porción de la faringe y de ella salen dos conductos: la laringe, por delante, y el esófago, por detrás. Entre la laringe y el esófago se localiza la **epiglotis**, que es una estructura cartilaginosa que cierra la laringe durante la deglución para evitar que los alimentos pasen a las vías respiratorias.

¡*Tenlo en cuenta!*

Cuando se contraen los músculos del tórax y del abdomen con la laringe cerrada, se aumenta la presión dentro del tórax y del abdomen, lo que colabora en la tos, el vómito, la micción, la defecación y el parto. Este proceso de aumento de la presión toracoabdominal se denomina **maniobra de Valsalva**.

> **Laringe**

La laringe es un tubo de unos 5 cm que comunica la faringe con la tráquea. Se localiza en la cara anterior del cuello, por delante del esófago. Está constituida por varios cartílagos, que la mantienen abierta durante la inspiración. Uno de ellos forma la **epiglotis**, una estructura que cierra el conducto respiratorio durante la deglución.

En la laringe encontramos una región denominada **glotis**, formada por dos pares de pliegues o **cuerdas vocales**. Los pliegues superiores se denominan cuerdas vocales falsas y los inferiores, cuerdas vocales verdaderas. Las cuerdas vocales pueden juntarse y cerrar completamente el paso del aire.

Las cuerdas vocales verdaderas son las responsables de la emisión de los sonidos propios del habla, gracias a su capacidad para vibrar cuando el aire espirado pasa entre ellas.

>> Vías aéreas inferiores o bajas

Están formadas por la *tráquea,* los *bronquios* y los *bronquiolos.*

> Tráquea

La tráquea es un tubo que tiene entre 11 y 13 cm de longitud. Desciende por el cuello y el mediastino (cavidad situada entre los dos pulmones, dorsalmente al esternón) y acaba dividiéndose en dos ramas (los bronquios).

El conducto es elástico longitudinalmente, lo que le permite alargarse y acortarse durante los movimientos respiratorios, siguiendo el «hinchado» y «deshinchado» de los pulmones.

Para evitar que el conducto se colapse, está reforzado con entre 16 y 20 anillos de cartílago en forma de C. La porción abierta de los cartílagos está situada dorsalmente, para permitir la distensión del esófago cuando los alimentos circulan por él.

> Bronquios y bronquiolos

Los bronquios son los dos conductos en que se divide la tráquea. Cada bronquio va hacia uno de los pulmones y luego va ramificándose sucesivamente. Las ramificaciones de los bronquios se denominan bronquiolos que, a su vez, se siguen ramificando.

> Pulmones

Los pulmones son dos órganos esponjosos y elásticos situados en la cavidad torácica. Esta cavidad está protegida por una serie de estructuras óseas (costillas, columna vertebral y esternón) y cerrada caudalmente por un músculo denominado **diafragma**.

Entre ambos pulmones hay un espacio, el **mediastino**, en el que están ubicados el corazón, los grandes vasos, la tráquea y los bronquios. En la cara medial de los pulmones, la que está en contacto con el mediastino, ambos pulmones presentan una zona por la que penetran en ellos los bronquios, las arterias, las venas y los nervios; son los **hilios pulmonares**.

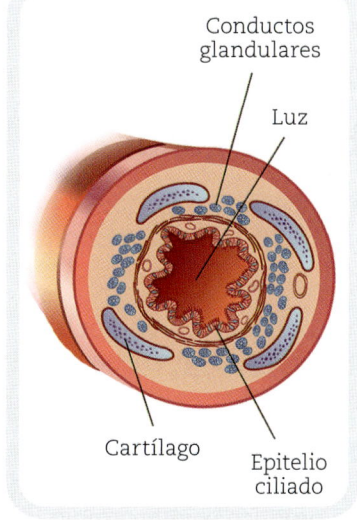

Fig. 7.3.
Corte transversal de un bronquio.

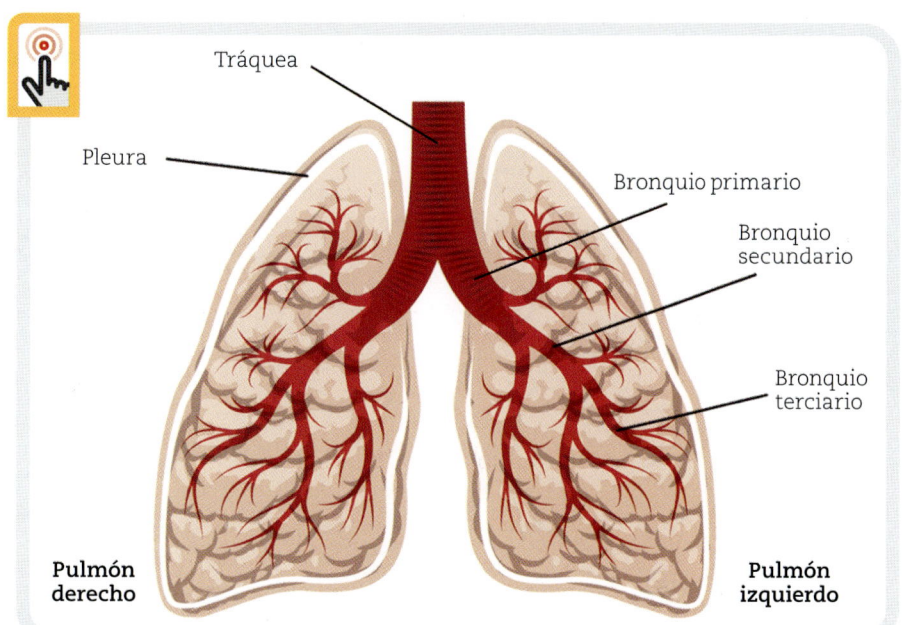

Fig. 7.4.
Vías respiratorias inferiores o bajas.

¡*Tenlo* en cuenta!

Si colocas dos portaobjetos uno sobre otro con una gota de agua entre ambos verás que resulta muy sencillo hacer que se deslicen entre ellos. Pero en cambio, separarlos será más difícil que si no hubiera agua entre ellos. Las dos capas de la pleura tienen un funcionamiento equivalente.

Externamente se observa que el pulmón derecho está formado por tres lóbulos (superior, inferior y medio) y el izquierdo por dos (superior e inferior).

Los pulmones están recubiertos por una doble membrana: la **pleura**. La pleura tiene:

- Una capa externa, la **pleura parietal**. Esta capa está unida a la pared interna de la cavidad torácica.

- Una capa interna, la **pleura visceral**. Es una capa que recubre cada pulmón.

Entre ambas capas hay un espacio interpleural, que contiene una pequeño volumen de líquido (**líquido pleural**). Este líquido permite que las superficies se deslicen muy fácilmente entre ellas, con muy poca fricción entre el pulmón y los demás órganos de la caja torácica, en cada inspiración y cada espiración.

7.1.2. La zona de intercambio de gases

En el extremo de cada uno de los conductos más pequeños en que se han dividido los bronquios y bronquiolos se localizan las estructuras responsables del intercambio gaseoso.

Cada conducto terminal de las vías aéreas se continúa con un pequeño conducto (**conducto alveolar**) a continuación del cual se encuentra el **saco alveolar**.

Esta estructura está formada por un grupo de **alveolos**, que son pequeñas cavidades con una pared muy fina y rodeadas por abundantes capilares. En esta zona es donde finalmente se produce el intercambio de gases, entre el aire contenido en el alveolo y la sangre que circula por los capilares que lo rodean.

Puesto que esta estructura se repite en el extremo de todas las ramificaciones de las vías aéreas, el número de alveolos y la superficie de intercambio de gases entre ambos pulmones son muy elevados. Una persona tiene 300 y 600 millones de alveolos y una superficie total de intercambio gaseoso de unos 100 m².

Fig. 7.5.
Estructura externa de los pulmones y zona de intercambio de gases.

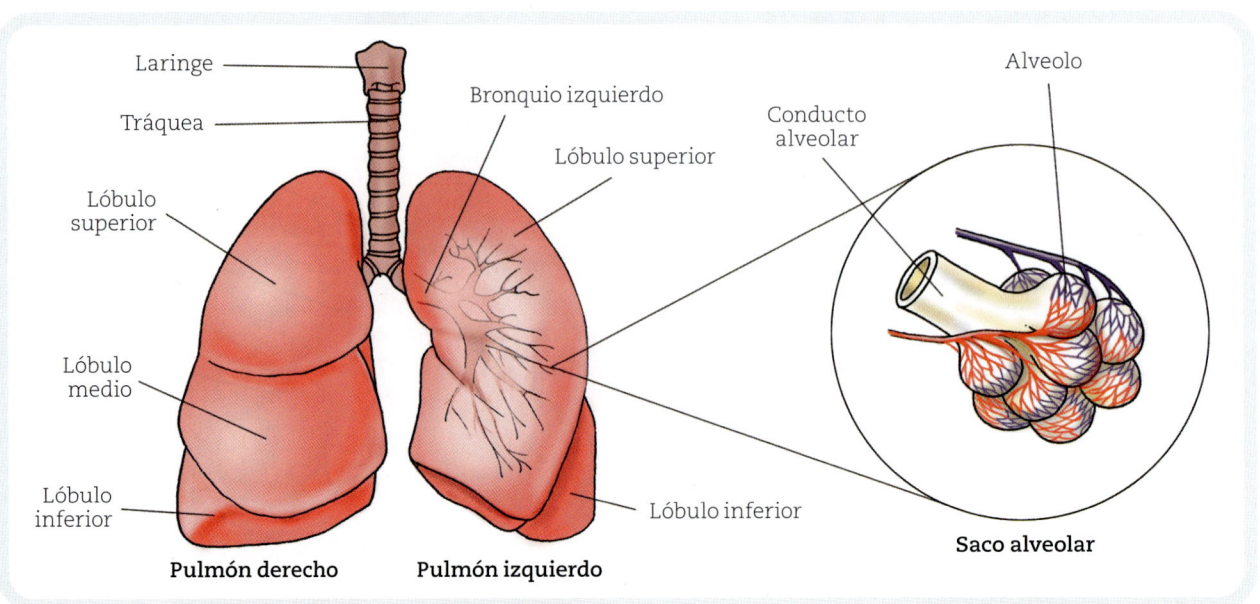

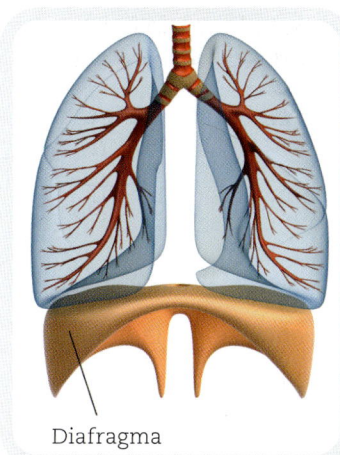

Diafragma

Fig. 7.6.
Localización del diafragma.

7.1.3. Los músculos respiratorios

En la respiración participan músculos ubicados en distintas zonas: el tórax, el abdomen, la espalda e incluso el cuello. Pero sin duda, el más importante de todos ellos es el **diafragma**.

El diafragma es un músculo circular que cierra la parte inferior de la cavidad torácica, separándola de la cavidad abdominal. Se inserta en las vértebras lumbares, en las costillas inferiores y en el extremo caudal del esternón.

Cuando está relajado, durante la espiración, el diafragma tiene forma de cúpula. Y cuando sus fibras musculares se contraen, el músculo se aplana y la cavidad torácica aumenta su capacidad; esto ocurre durante la inspiración.

¡*Tenlo* en cuenta!

Otros músculos que participan en la respiración son los intercostales externos, el esternocleidomastoideo, el escaleno, el pectoral menor, el serrato, los intercostales internos y varios músculos abdominales.

Actividades

1. Cita las partes que distinguimos en las vías aéreas superiores y en las inferiores.

2. Describe la estructura de las fosas nasales.

3. La faringe es una estructura común a los aparatos respiratorio y digestivo. Explica por qué los alimentos no pasan a las vías respiratorias.

4. Di en qué tramo o tramos de las vías respiratorias se localizan las estructuras siguientes y di cuál es la función principal de cada una de ellas:

   a) Cuerdas vocales.

   b) Cartílagos hialinos.

   c) Amígdalas.

   d) Pituitaria roja.

   e) Epiglotis.

   f) Células ciliadas.

5. Describe anatómicamente la tráquea y su posición respecto del esófago. ¿Esta localización condiciona la estructura de la tráquea? Explica cómo y por qué.

6. Explica qué son el hilio pulmonar y el mediastino.

7. Explica qué es la pleura, cómo es su estructura y qué funciones tiene.

8. Describe la forma y función de los sacos alveolares y de los alveolos.

9. De las siguientes afirmaciones, reescribe en tu cuaderno las que sean falsas para que pasen a ser verdaderas:

   a) El diafragma cierra dorsalmente la cavidad torácica.

   b) Los hilios pulmonares se localizan en la zona de los pulmones en contacto con el diafragma.

   c) La capa externa de la pleura se denomina pleura visceral.

   d) Cada uno de los pulmones está dividido en dos lóbulos.

   e) El intercambio de gases tiene lugar en los conductos alveolares.

   f) En el interior de los alveolos hay sangre.

7.2. Fisiología del aparato respiratorio

La función fisiológica que desarrolla el aparato respiratorio es la *respiración*.

> La **respiración** es el proceso por el cual el organismo capta oxígeno del aire ambiental y elimina dióxido de carbono.

En la respiración distinguimos dos procesos: la *ventilación* y la *hematosis*.

Documento *7.1*

La respiración interna o celular

Hay que diferenciar la respiración que se produce en el aparato respiratorio de un conjunto de reacciones bioquímicas (metabolismo) que tiene lugar en las células y que se denomina **respiración interna o celular**.

El oxígeno captado en el aparato respiratorio atraviesa la pared alveolar y pasa a la sangre, donde se une a moléculas de hemoglobina de los eritrocitos. Cada célula toma de la sangre el oxígeno que necesita y lo utiliza para realizar reacciones de oxidación que degradan moléculas orgánicas (nutrientes).

$$\text{Molécula orgánica} + O_2 \rightarrow \text{Energía} + CO_2 + H_2O$$

Estas reacciones proporcionan energía aprovechable por la célula y que se puede almacenar. Pero producen dióxido de carbono, que difunde a través de la membrana celular y pasa a la sangre, donde circula disuelto en el plasma hasta el aparato respiratorio, que lo expulsa el exterior.

7.2.1. La ventilación

> La **ventilación** es el proceso mecánico de entrada y salida de aire a través de las vías aéreas.

La inspiración y la espiración crean una circulación del aire entre el exterior y los alveolos. Las vías respiratorias son los conductos que canalizan este aire.

➤➤ Inspiración y espiración

La ventilación consta de dos fases, que se van repitiendo de forma sucesiva: la *inspiración* y la *espiración*.

➤ La inspiración

La entrada de aire se produce normalmente a través de la nariz, aunque también puede entrar por la boca. Dada la forma interior de las fosas nasales, el flujo de aire entrante choca contra sus paredes y después contra las restantes mucosas respiratorias. Esto permite que:

- El aire inspirado se caliente hasta la temperatura corporal y se humedezca. De esta manera, el aire llegará a los alveolos en unas condiciones más similares a las del medio interno.

¡Tenlo en cuenta!

Es preferible inspirar por la nariz, porque al inspirar por la boca esta se reseca. También es mejor espirar por la nariz, porque su mucosa recupera una buena parte de la humedad del aire alveolar, ahorrando agua al organismo.

- Las partículas sólidas que puedan haber entrado en las fosas nasales con la inspiración queden retenidas. La acción de los cilios presentes en la mucosa ayudará a su expulsión.

Seguidamente el aire sigue el curso de las vías aéreas hasta llegar a los alveolos.

La inspiración se consigue por la contracción de músculos respiratorios. Su contracción hace que la capacidad de la cavidad torácica aumente y como la pleura está fijada al interior de esta cavidad y a los pulmones, tira de estos y hace aumentar su tamaño. La estructura de la pleura permite que los pulmones puedan modificar su tamaño sin sufrir fricciones.

En condiciones de reposo el único músculo respiratorio que interviene es el diafragma. Durante la contracción este músculo se aplana, lo que aumenta el volumen de la caja torácica y al mismo tiempo empuja hacia abajo las vísceras abdominales e hincha el abdomen. Este tipo de respiración se denomina **respiración abdominal o tranquila**.

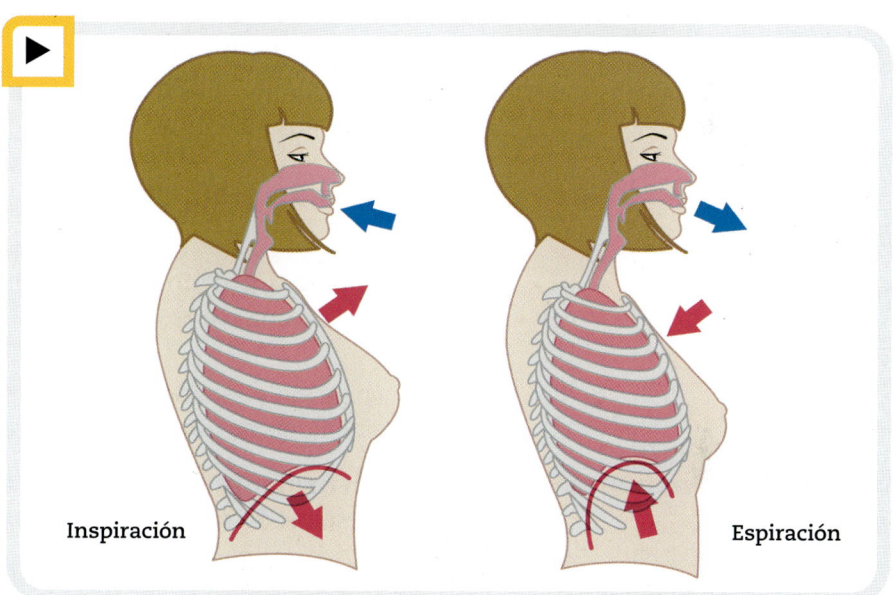

Inspiración · Espiración

Fig. 7.7.
La ventilación.

Pero en ocasiones se necesita un aporte mayor de oxígeno (al hablar, al hacer ejercicio físico, al cantar, etc.), y para conseguirlo es necesario captar más aire y que este circule más rápidamente. En estas situaciones, además del diafragma participan otros músculos en la inspiración (intercostales externos y, si es necesario, esternocleidomastoideos, escalenos, serratos y pectorales menores).

La acción conjunta de estos músculos respiratorios tira de las costillas hacia arriba y hacia fuera, lo que aumenta la longitud y la anchura de la caja. Este tipo de respiración se denomina **respiración torácica o forzada**.

› La espiración

Al contrario que la inspiración, que se produce por contracción muscular, la espiración se produce de forma pasiva.

La relajación del diafragma y de los demás músculos respiratorios que se hayan contraído durante la inspiración hace que la cavidad torácica recupere su tamaño, lo cual comprime a los pulmones, que expulsan el aire. La pleura evita que los pulmones se colapsen durante este proceso.

>> Parámetros relacionados con la ventilación

Hay algunos parámetros objetivos que se valoran en relación con la respiración. Podemos destacar entre ellos la *frecuencia*, la *intensidad o profundidad* y el *ritmo* de las ventilaciones.

> La frecuencia

La sucesión de inspiraciones y espiraciones se realiza con una frecuencia que se va adecuando a las necesidades de oxígeno del organismo.

> La **frecuencia respiratoria** es el número de respiraciones por minuto (rpm).

En reposo, una persona adulta sana mantiene una frecuencia respiratoria de entre 12 y 16 rpm. Las alteraciones denominan:

- **Taquipnea**: la frecuencia respiratoria es superior a 24 rpm. Se puede deber a actividad física, un sobresalto, factores ambientales, algunas enfermedades y otros factores.

- **Bradipnea**: la frecuencia respiratoria es inferior a 10 rpm. Es una alteración menos frecuente.

> La intensidad o profundidad

> La **intensidad o profundidad respiratoria** es el volumen de aire que se moviliza en cada respiración.

En cada inspiración y espiración el organismo capta y libera un cierto volumen de aire. Podemos definir los siguientes volúmenes:

- **Volumen corriente** (VC). Es el volumen de aire que se inspira o espira en una respiración normal. Es de unos 500 ml.

- **Volumen de reserva inspiratorio** (VRI). Es el volumen adicional que se puede inspirar mediante una inspiración forzada, tras una inspiración normal. Es de unos 3.000 ml.

- **Volumen de reserva espiratorio** (VRE). Es el volumen adicional que se puede espirar mediante una espiración forzada, tras una espiración normal. Es de unos 1.100 ml.

- **Volumen residual** (VR). Es el volumen de aire que queda en los pulmones y las vías respiratorias después de una espiración forzada; es un volumen que no se puede exhalar. Es de unos 1.200 ml.

> El ritmo

Las inspiraciones y las espiraciones se suceden con un ritmo regular. Algunos trastornos pueden hacer que el ritmo se vuelva irregular; el patrón que siga ese ritmo proporciona información sobre la posible causa.

---

*¡**Tenlo** en cuenta!*

Diversos factores pueden alterar la frecuencia respiratoria. En el apartado dedicado a patología respiratoria estudiaremos algunos de ellos.

*¡**Tenlo** en cuenta!*

En un día tranquilo, sin esfuerzos físicos destacables, el aparato respiratorio de una persona mueve unos 10.000 l de aire.

*¡**Tenlo** en cuenta!*

Cuando aumenta la profundidad y la frecuencia de los movimientos respiratorios hablamos de hiperventilación o batipnea; la causa más habitual es un estado nervioso. La disminución se denomina hipoventilación.

7.2.2. La hematosis

La **hematosis** es el intercambio de gases que tiene lugar en los alveolos.

En este intercambio, el oxígeno del aire contenido en los alveolos pasa a la sangre y el dióxido de carbono de esta, a los alveolos.

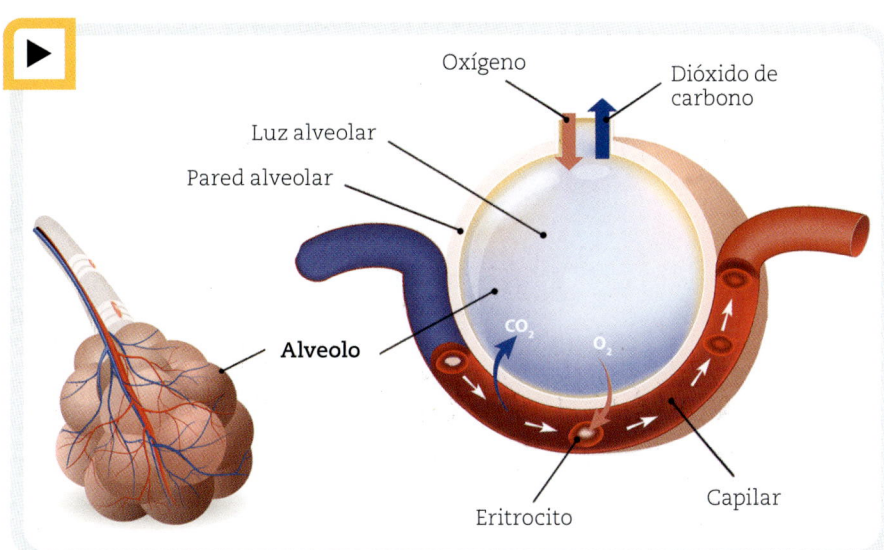

Fig. 7.8.
El intercambio de gases tiene lugar en los alveolos.

El intercambio gaseoso es un proceso que se produce de forma muy rápida, porque:

- La barrera que hay entre la luz de los alveolos y la sangre es muy delgada, ya que tiene apenas una micra de grosor.

- La superficie total de intercambio, teniendo en cuenta todos los alveolos de ambos pulmones, es muy grande, de hasta 100 m^2.

La transferencia de gases se realiza por difusión simple, sin gasto de energía. Los gases difunden desde la zona con mayor concentración hacia la zona de menor concentración. Una vez en la sangre, el oxígeno captado se combina con la hemoglobina de los eritrocitos. El dióxido de carbono, en cambio, circula disuelto en el plasma.

Actividades

10. Explica qué ocurre en la nariz durante la inspiración.

11. Explica con detalle, ayudándote de esquemas si lo necesitas, qué le pasa al tórax durante la inspiración y durante la espiración. Diferencia entre respiración abdominal y respiración torácica.

12. Define los siguientes términos: *frecuencia respiratoria*, *profundidad respiratoria* y *ritmo respiratorio*.

13. Di cómo se denominan los volúmenes siguientes:

a) El que eres capaz de expulsar después de haber espirado normalmente.

b) El que queda en tus pulmones después de hacer una espiración forzada.

c) El que captas durante una inspiración normal.

d) El que eres capaz de inspirar después de haber inspirado normalmente.

14. ¿Qué es la hematosis? Explica qué factores permiten que este proceso se realice de forma tan rápida.

7.3. Patología del aparato respiratorio

Las enfermedades del aparato respiratorio pueden poner en compromiso el aporte de oxígeno a las células, lo cual puede tener consecuencias graves.

Cuando las células o los tejidos no disponen de suficiente oxígeno decimos que se produce una **hipoxia**. En esta situación puede haber fallos de funcionamiento o, incluso, muerte celular en los tejidos afectados.

La hipoxia se puede deber a procesos patológicos del aparato respiratorio, aunque también hay otras posibles causas (insuficiencia cardiaca o interrupción del riesgo sanguíneo).

7.3.1. Manifestaciones respiratorias

Los trastornos del aparato respiratorio producen manifestaciones muy típicas y propias de este aparato y alteraciones en parámetros respiratorios.

» Manifestaciones clínicas

Las manifestaciones clínicas más frecuentes son: *tos, expectoración, disnea y cianosis*.

- **Tos**. Es una espiración brusca, explosiva, que quiere eliminar el agente extraño que está irritando las vías respiratorias. Puede ser seca o productiva, la productiva es aquella en la que al toser se elimina moco (esputo). Y, según su duración, puede ser crónica o aguda.

  Las causas de la tos pueden ser muy diversas: alergias respiratorias, resfriados, asma, infecciones respiratorias, tabaquismo, etc.

Fig. 7.9.
La tos puede ser seca o productiva.

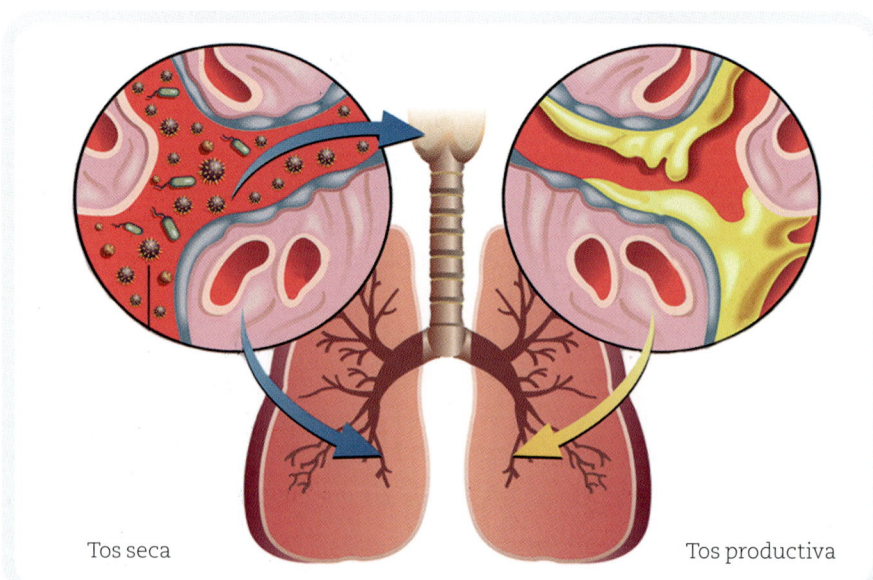

Tos seca · Tos productiva

¡***Tenlo*** *en cuenta!*

El estornudo también es una espiración explosiva, que sale por la nariz y la boca, y que raramente se debe a un problema grave. Las causas más frecuentes son ciertas alergias (polen, polvo, ácaros, etc.), resfriados y agentes ambientales (polvo, condimentos alimentarios, sequedad del aire, etc.)

- **Expectoración**. Es la expulsión de moco, esputo o líquidos desde el tracto respiratorio por medio de la tos o carraspeo. La expectoración es normal, como parte del proceso para limpiar los bronquios. Pero una frecuencia excesiva de expectoración, un volumen elevado de esputo o una apariencia anormal de este pueden indicar la existencia de una enfermedad en las vías respiratorias. Cuando la expectoración presenta sangre hablamos de **hemoptisis**.

- **Disnea**. Es la dificultad para respirar o la sensación subjetiva de falta de aire. Es una manifestación que se puede deber a problemas respiratorios, pero también a problemas circulatorios o cardiacos, a trastornos de ansiedad, etc.

- **Cianosis**. Es una coloración azulada que presentan la piel y las mucosas de algunas zonas del cuerpo cuando en los vasos sanguíneos que las irrigan hay una elevada concentración de hemoglobina sin oxígeno. Se distingue entre cianosis *central* y cianosis *periférica*.

  - La **periférica** se manifiesta en las extremidades y se suele deber a una disminución del flujo sanguíneo periférico por causas cardiovasculares.

  - La **central** se manifiesta con coloración azulada en los labios, la lengua y la zona torácica. Se debe en la mayoría de los casos a un trastorno del aparato respiratorio, aunque también puede tener causas cardiovasculares, hematológicas, nerviosas o de otro tipo.

» Parámetros respiratorios

Al igual que ocurre con el aparato cardiovascular, hay distintos parámetros que se pueden estudiar para valorar la actividad respiratoria. Podemos destacar:

- **Frecuencia respiratoria** (rpm): normal, taquipnea (superior a 24 rpm) o bradipnea (inferior a 10 rpm).

- **Ritmo respiratorio**. La forma en que se altera el ritmo proporciona una aproximación a la enfermedad o trastorno que la pueda estar causando.

Documento 7.2

Alteraciones del ritmo respiratorio en personas inconscientes

En algunas personas en estado de inconsciencia se puede observar una alteración del **ritmo respiratorio normal** (A). Entre las posibles alteraciones podemos destacar tres patrones anormales que están claramente definidos:

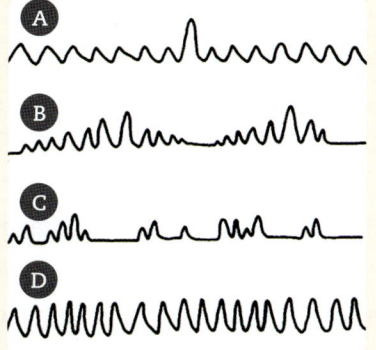

- **Respiración de Cheyne-Stokes** (B). Se observa taquipnea y seguidamente una disminución de la frecuencia, en ciclos que se van repitiendo. En una persona que ha sufrido un accidente la causa puede ser una lesión de la parte alta del cerebro; en otras situaciones puede tener otras causas, como la insuficiencia cardiaca.

- **Respiración atáxica o de Biot** (C). La respiración es muy irregular, con respiraciones profundas seguidas de apneas. En una persona que ha sufrido un accidente indica la presencia de una lesión en la zona inferior del encéfalo y tiene mal pronóstico.

- **Respiración de Kussmaul** (D). La respiración es rápida, profunda y laboriosa. Este tipo de respiración se puede presentar en personas que se encuentran en coma diabético.

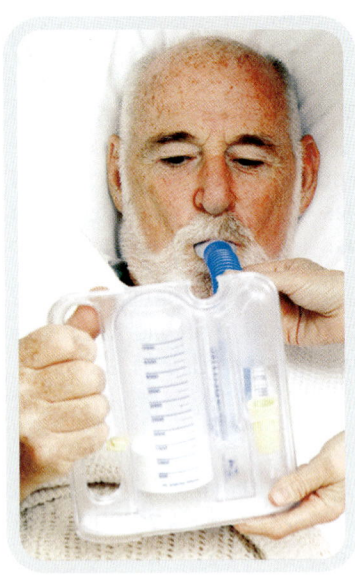

Fig. 7.10.
Un modelo de espirómetro.

- **Capacidades pulmonares**. Teniendo en cuenta los distintos volúmenes respiratorios (corriente, de reserva inspiratorio, de reserva espiratorio y residual) se pueden estudiar las capacidades pulmonares:

  - **Capacidad inspiratoria** (CI). Es el máximo volumen de aire que se puede inspirar, tras una espiración normal y realizando una inspiración forzada. Es de unos 3,5 l.

$$CI = VC + VRI$$

  - **Capacidad vital** (CV). Es el máximo volumen de aire que se puede expulsar, tras una inspiración forzada. Es de unos 4,6 l.

$$CV = VRI + VC + VRE$$

  - **Capacidad pulmonar total** (CPT). Es el volumen máximo de aire que puede contener el aparato respiratorio. Es de unos 6 l.

$$CPT = VC + VRI + VRE + VR$$

La medición de las capacidades pulmonares se realiza utilizando un dispositivo denominado espirómetro.

7.3.2. Enfermedades respiratorias

Las enfermedades respiratorias causan signos y síntomas respiratorios, pero además pueden limitar la capacidad funcional del aparato respiratorio, lo que provoca trastornos y lesiones a todo el organismo.

> La **insuficiencia respiratoria** es la disminución de la capacidad pulmonar para realizar el intercambio gaseoso.

La insuficiencia respiratoria provoca una oxigenación deficiente de la sangre, lo cual tiene consecuencias en todo el organismo: corazón, cerebro, etc.

Las causas pueden ser muy diversas: depósitos en las vías respiratorias debidos al consumo de tabaco, asma, infecciones respiratorias, cáncer, etc.

» Bronquitis aguda

> La **bronquitis** es una inflamación de los bronquios que estrecha su calibre y dificulta la respiración.

Distinguimos entre bronquitis *crónica* y *aguda*. La crónica es un tipo de *enfermedad pulmonar obstructiva crónica* (EPOC), que estudiaremos a continuación.

La aguda puede ser:

- **Infecciosa**. A menudo los mismos agentes que causan el resfriado común o la gripe pueden propagarse hasta los bronquios y causar una bronquitis aguda.

- **Irritativa**. Los principales agentes irritativos son el humo del tabaco y contaminantes ambientales.

- **Alérgica**. Es una reacción de hipersensibilidad a agentes ambientales que se manifiesta en los bronquios; este tipo de bronquitis la conocemos como *asma bronquial*, que estudiaremos a continuación.

El cuadro clínico incluye tos, fiebre, disnea, dolor torácico al respirar y dolor muscular por el esfuerzo de toser. La tos es primero seca y después productiva, es decir, con eliminación de moco.

En la mayoría de los casos la bronquitis mejora en unos días, aunque la tos puede perdurar durante varias semanas. Para el tratamiento se necesita reposo, analgésicos, antipiréticos y beber muchos líquidos hasta que acabe la fiebre. La inhalación de vapores o los humidificadores ambientales facilitan la eliminación del moco bronquial.

Fig. 7.11.
Cambios en los bronquios durante una crisis asmática.

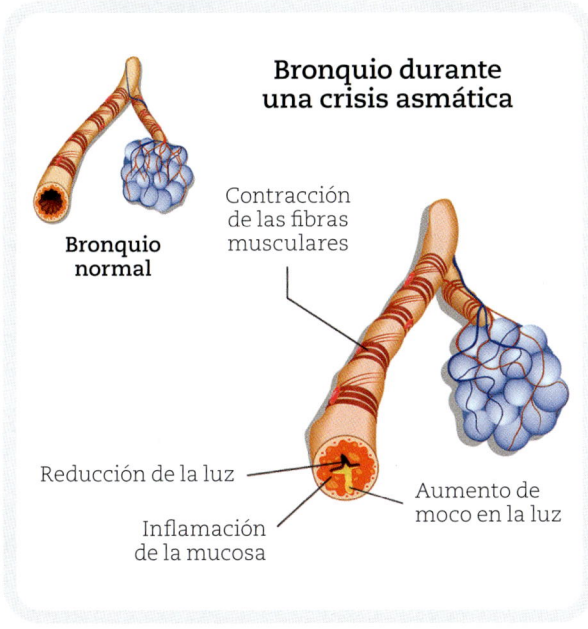

Bronquio durante una crisis asmática

Bronquio normal

Contracción de las fibras musculares

Reducción de la luz

Inflamación de la mucosa

Aumento de moco en la luz

›› Asma bronquial

El **asma bronquial** es una inflamación crónica de las vías aéreas bajas, generalizada y reversible.

La causa del asma es una reactividad exagerada de los bronquios y bronquiolos a sustancias que a otras personas les afectan muy poco o nada, como el polen, el polvo, etc. La pared de la vía se inflama, con edema y con un exceso de moco, reduciendo el calibre de los bronquios y bronquiolos y dificultando la respiración. La obstrucción ocurre en crisis, de duración más o menos larga. Durante la crisis se sufre disnea y se oyen silbidos al espirar; además, hay opresión torácica y tos con esputos. Cuando la crisis termina, o bien cuando hace efecto el tratamiento, las vías respiratorias vuelven a su calibre y a su funcionamiento normales.

*¡**Tenlo** en cuenta!*

El asma afecta a entre el 5 y el 10% de la población infantil, aunque también existen asmas de inicio en la edad adulta. Y parece que su prevalencia y su gravedad están aumentando.

›› Neumonía

La **neumonía** o **pulmonía** es una inflamación del tejido pulmonar, especialmente de los alveolos. Los alveolos se llenan de líquido y pus y los gases apenas pueden difundirse.

La causa más frecuente es la infección por bacterias o virus. Las neumonías bacterianas necesitan tratamiento con antibióticos, y en la mitad de los casos, también un ingreso hospitalario.

*¡**Tenlo** en cuenta!*

La neumonía por agentes infecciosos es una enfermedad que puede producirse en algunas situaciones especiales:

- Algunas bacterias que no son patógenas en condiciones normales pueden causar una neumonía si el sistema inmunitario de la persona está deprimido. Estas bacterias son agentes patógenos oportunistas y las infecciones que causan, **infecciones oportunistas** (IO).
- Algunas personas ingresadas o en tratamiento por otras patologías pueden contraer la enfermedad en el entorno sanitario. Este tipo de infecciones se denominan **infecciones nosocomiales**.

Fig. 7.12.
Los alveolos en una
neumonía.

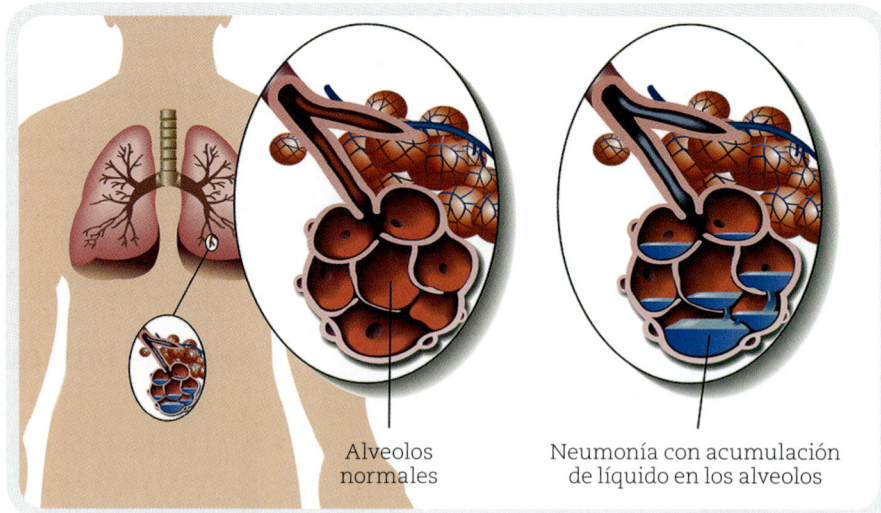

Alveolos
normales

Neumonía con acumulación
de líquido en los alveolos

La neumonía puede afectar a un lóbulo pulmonar completo, a un segmento de lóbulo, a los alveolos próximos a los bronquios o al tejido intersticial.

La enfermedad presenta cuadros de infección y dificultad respiratoria: fiebre, escalofríos, tos dolorosa y con esputos, dolor al respirar y taquicardia y, acaso, cianosis.

≫ Tuberculosis

La tuberculosis es una infección general que afecta a los pulmones y a menudo también a otros órganos. La produce la bacteria *Mycobacterium tuberculosis*.

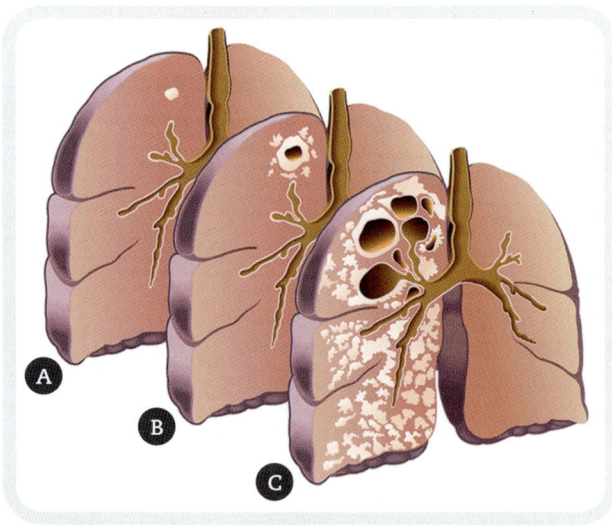

Es una enfermedad muy contagiosa. La transmisión solo pueden realizarla personas que tengan activa la enfermedad a través de partículas que expelen con la tos, estornudos, al hablar, etc.

Las primeras manifestaciones son leves, lo que dificulta el diagnóstico: tos seca, febrícula, fatiga, anorexia, pérdida de peso, sudoración, molestias digestivas, etc. Pero con el tiempo lesiona de modo irreversible el tejido pulmonar. La tuberculosis se cura con facilidad con antibióticos, en pautas que pueden durar más de seis meses. El problema es que la persona percibe una mejora rápida y a menudo no completa el tratamiento, lo cual facilita la reactivación de la enfermedad y ayuda a crear resistencias bacterianas.

Fig. 7.13.
Evolución de la tuberculosis:
inicio de la infección (A),
formación del tuberculoma
(B) y extensión de la
enfermedad (C).

≫ Enfermedades pulmonares obstructivas crónicas

Las enfermedades pulmonares obstructivas crónicas (EPOC) son enfermedades crónicas que pueden tener distintas causas y que se caracterizan por una obstrucción de las vías bajas que provoca dificultades para respirar. La obstrucción de los conductos incrementa la producción de moco y dificulta su eliminación. Se produce tos con esputos, pero se mantiene moco acumulado, lo que puede favorecer las infecciones. Por otra parte, se produce disnea, primero al hacer esfuerzos, pero a medida que progresa la EPOC, se manifiesta incluso en reposo.

Estas enfermedades no tienen cura, de manera que su tratamiento tiene como objetivo aliviar las manifestaciones y evitar las enfermedades concurrentes, que, a veces, pueden ser mortales.

En el diagnóstico las mejores pruebas complementarias son la espirometría y la gasometría. La primera demuestra el enlentecimiento de la espiración forzada y la segunda, que en la sangre hay menos oxígeno y más dióxido de carbono del que debería.

Dos de las enfermedades incluidas en el grupo de EPOC son la *bronquitis crónica* y el *enfisema pulmonar*.

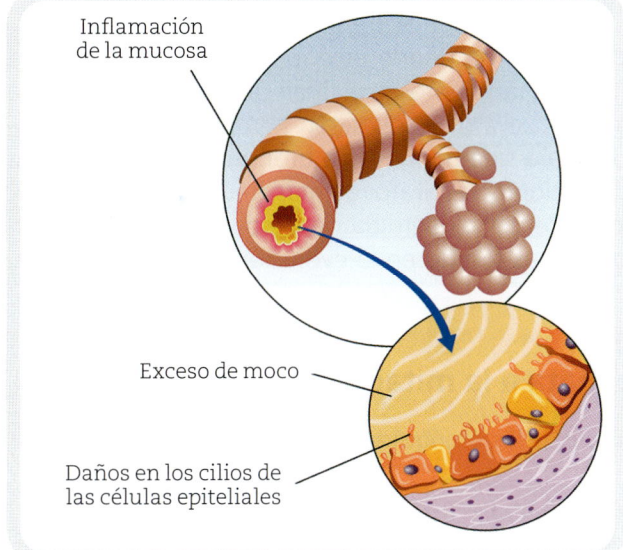

Inflamación de la mucosa

Exceso de moco

Daños en los cilios de las células epiteliales

Fig. 7.14.
Afectaciones en una bronquitis crónica.

¡**Tenlo** en cuenta!

Las EPOC afectan al 20% de las personas mayores de 65 años. Constituyen la tercera causa más común de muerte y la segunda de incapacidad.

❯ Bronquitis crónica

La bronquitis crónica es una inflamación crónica de los bronquios que estrecha su calibre y dificulta la respiración. Los bronquios inflamados producen una secreción mucosa abundante, lo que provoca tos y dificultad para respirar. El tabaquismo es la causa más común, aunque respirar aire contaminado, humo o polvo de forma continuada también puede causarla.

❯ Enfisema pulmonar

El enfisema pulmonar consiste en el agrandamiento de los alveolos pulmonares de forma permanente. Los alveolos se dañan y el intercambio gaseoso queda comprometido. Con el tiempo también se ven afectadas las fibras elásticas que mantienen abiertas las vías respiratorias más pequeñas, lo que facilita que estas puedan colapsarse. La causa más común de enfisema es el consumo de tabaco, que contiene productos químicos que dañan las paredes de los alveolos. Otras posibles causas son la contaminación ambiental, el asma o algunos trastornos genéticos.

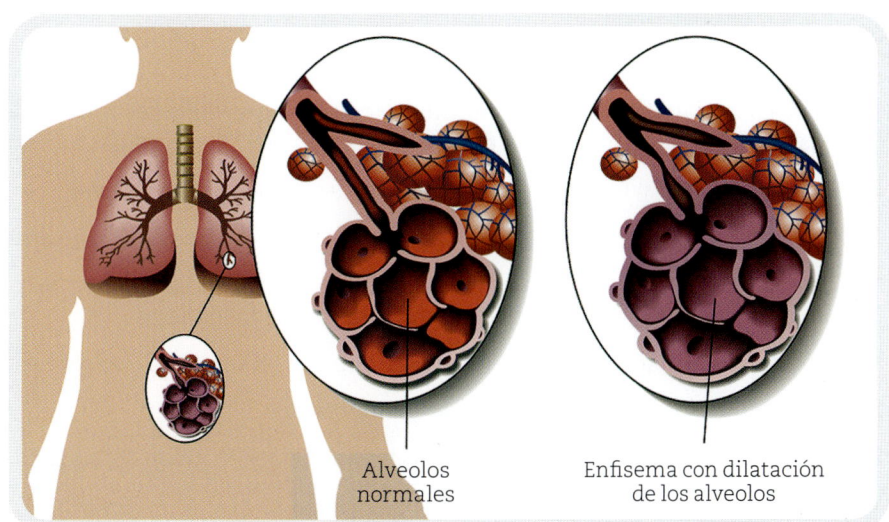

Fig. 7.15.
El enfisema es una enfermedad obstructiva que lesiona los alveolos de forma permanente.

Alveolos normales

Enfisema con dilatación de los alveolos

>> Cánceres broncopulmonares

El término se utiliza en plural porque hay cuatro tipos anatomopatológicos de cánceres que afectan a los bronquios y a los pulmones. Por eso, las manifestaciones, las posibilidades de tratamiento y el pronóstico dependerán en buena parte del tipo concreto de cáncer.

Por lo que respecta a las causas de estos cánceres, el consumo de tabaco es el responsable del 80% de ellos, y del 12 al 15% tienen que ver con la exposición a agentes químicos o físicos en el ambiente de trabajo.

El cáncer de pulmón puede permanecer durante años en estado silente, de manera que cuando se diagnostica puede estar ya muy extendido.

Sus manifestaciones dependen de dónde esté localizado: si está dentro del bronquio causará tos, o el aumento de esta en una persona que ya la sufría. Los esputos que evacúe a menudo serán hemoptoicos –manchados con sangre–, pero es rara una hemorragia bronquial más intensa. La persona puede sufrir infecciones respiratorias más frecuentes o un dolor torácico localizado y persistente. La pérdida de peso y la debilidad muscular son manifestaciones más tardías en la evolución de estos cánceres.

Documento 7.3

El tabaco es el único producto legal que mata a la mitad de sus usuarios

El humo del tabaco provoca una inflamación crónica leve de los bronquios, que poco a poco va empeorando hasta dar manifestaciones.

Hay una buena correlación entre la cantidad de humo de tabaco inhalada y la intensidad de la afectación bronquial: si se ha fumado poco, solamente algunos individuos caerán enfermos, pero con una exposición lo suficientemente intensa, la mayoría de las personas fumadoras sufrirán una bronquitis crónica y después una enfermedad pulmonar obstructiva crónica.

El tabaco es la causa de cerca del 30% de las muertes por cánceres, del 20% de las muertes por enfermedades coronarias y accidentes vasculares cerebrales y del 80% de las enfermedades pulmonares obstructivas crónicas. Por todo ello, se ha calculado que fumar acorta la vida en unos veinte años, de media.

De entre las personas que sufren cáncer de pulmón, el 90% han tenido contacto continuado con el humo del tabaco. Hay una relación directa clara entre la cantidad de cigarrillos fumados (activa o pasivamente) a lo largo de la vida y el riesgo de cáncer. En el humo del tabaco se han identificado más de cuatro mil sustancias químicas diferentes: algunas son irritantes de la mucosa respiratoria y otras son directamente cancerígenas.

Actividades

15. ¿Qué es la cianosis? Di cuál es el tipo de cianosis que en la mayoría de los casos se debe a trastornos del aparato respiratorio y detalla en qué zonas del cuerpo se suele manifestar.

16. Define *capacidad vital*, *capacidad inspiratoria* y *capacidad pulmonar total*.

17. Explica qué es una insuficiencia respiratoria y pon tres ejemplos de enfermedades que la provoquen.

18. El asma bronquial y la bronquitis crónica son enfermedades crónicas que afectan a los bronquios. Detalla las similitudes y diferencias entre ambas enfermedades.

19. Describe la situación de los alveolos durante una neumonía. ¿Afecta esto a su función? ¿Cómo?

20. Explica qué son las EPOC y cómo se manifiestan.

21. ¿Por qué las vías pulmonares más pequeñas se pueden colapsar en caso de enfisema pulmonar? ¿Cuál es la causa más frecuente de esta enfermedad?

Para *saber más*

Las EPOC

Las EPOC son enfermedades crónicas, y eso significa que no pueden curarse, por lo que su tratamiento tiene como objetivo aliviar las manifestaciones y la aparición de nuevas enfermedades. Sin embargo, adoptando una serie de normas y un estilo de vida saludable la persona podrá tener una calidad de vida aceptable.

En esta actividad se trata, precisamente, de conocer cómo repercute esta enfermedad en la vida de la persona y qué medidas se pueden adoptar para mejorar su calidad de vida.

Información

En internet puedes encontrar varios testimonios de personas con EPOC que relatan sus experiencias. Te proponemos estas dos páginas:

- *http://www.pulmonesyvida.es/vivir-con-la-epoc*. En ella aparecen testimonios en vídeos de pocos minutos, en los que diferentes personas explican las limitaciones que les causa la enfermedad y cómo actúan en su vida diaria.

- *http://www.escueladepacientes.es*. En esta página puedes ver o descargar el vídeo «Vivir con la EPOC», en la que dos personas diagnosticadas de EPOC y sus parejas relatan sus experiencias y como hacen frente a la enfermedad.

Además de la información obtenida en los videos anteriores, recomendamos la lectura del material *Manual de rehabilitación respiratoria para personas con EPOC*, que se puede consultar o descargar del sitio web http://www.escueladepacientes.es.

- En pequeños grupos, sintetizad la información obtenida y elaborad en un programa informático una presentación de unos 15 minutos de duración, que deberéis exponer al resto de la clase.

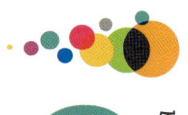

8
Unidad didáctica

El aparato digestivo

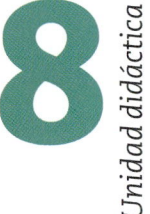

Antes de empezar...

- ¿Qué función desempeña el aparato digestivo en la supervivencia de las células del organismo?
- Cita algunas estructuras anatómicas que formen parte del aparato digestivo.

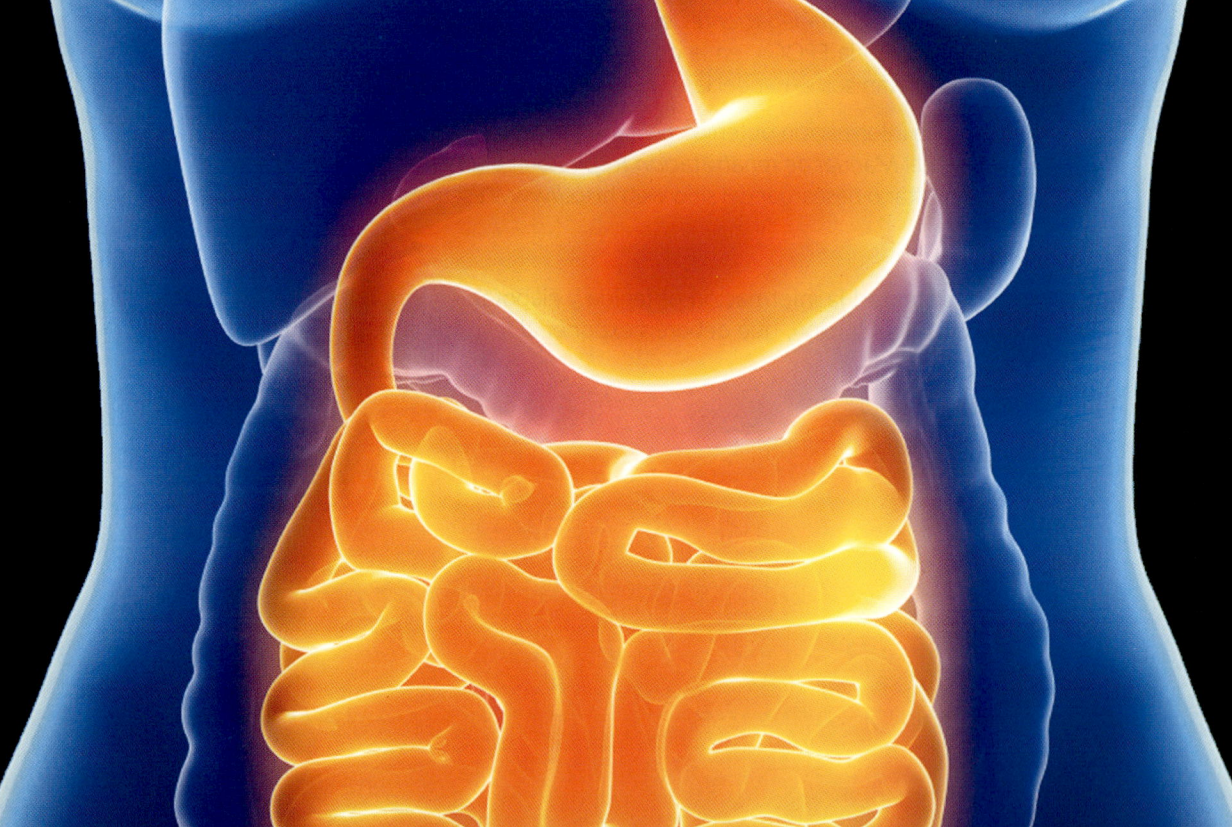

La captación de nutrientes

Las células del organismo necesitan disponer de nutrientes para mantener su actividad y desarrollar sus funciones, de la misma forma que necesitan oxígeno. Los nutrientes proceden del medio externo y el organismo los adquiere por medio de los alimentos.

Los alimentos se deberán procesar para extraer los nutrientes que contienen y las sustancias no aprovechables se deberán expulsar del organismo. El *aparato digestivo* es el responsable de llevar a cabo estas actividades.

El **aparato digestivo** está formado por una secuencia de tubos y cavidades en las que se obtienen, procesan y absorben los nutrientes de los alimentos.

8.1. Anatomía del aparato digestivo

El aparato digestivo está formado, en realidad, por un conducto abierto al exterior por sus dos extremos. Por esta razón, la luz de ese conducto se considera medio exterior.

8.1.1. El tubo digestivo

El conducto comienza en la boca, sigue por la faringe y el esófago, después se ensancha para formar el estómago, continua con los intestinos y el recto y acaba en el ano.

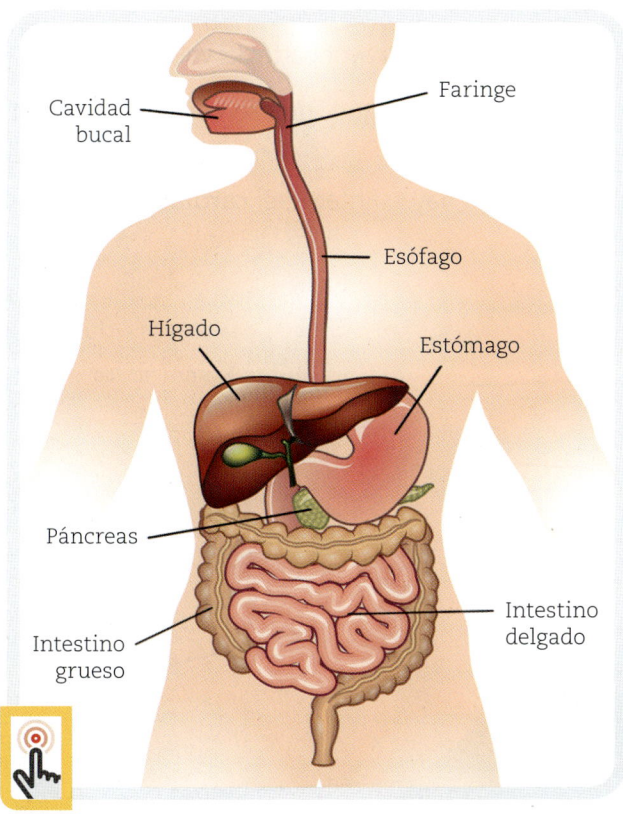

Cavidad bucal · Faringe · Esófago · Hígado · Estómago · Páncreas · Intestino grueso · Intestino delgado

Fig. 8.1.
Aparato digestivo.

>> La cavidad bucal

La cavidad bucal es la zona por donde entran los alimentos y donde se producen las primeras transformaciones. En ella identificamos:

- **Labios**. Forman un anillo muscular en la pared anterior de la boca.

- **Carrillos**. Son las paredes laterales de la cavidad.

- **Paladar**. Es el techo de la cavidad bucal y la separa de las fosas nasales.

- **Lengua**. Contiene un gran número de músculos estriados, lo que le da una gran movilidad. En la capa mucosa de su cara dorsal tiene las papilas gustativas, receptores del sentido del gusto.

- **Dentadura**. Las piezas dentales son elementos muy duros enclavados en los huesos maxilares superior e inferior. Tienen una parte visible y una raíz dentaria, oculta en la encía.

En la cavidad bucal también se localizan las desembocaduras de las glándulas salivales.

>> La faringe

La faringe es un conducto común a los aparatos digestivo y respiratorio. Se divide en tres porciones, que hemos estudiado en la unidad anterior: la **nasofaringe**, la **bucofaringe** y la **laringofaringe**.

En esta zona hay dos estructuras que evitan que los alimentos pasen a las vías respiratorias o que el aire inspirado pase al esófago:

- La **epiglotis**, situada entre la laringe y el esófago. Es un cartílago que cierra la laringe durante la deglución para evitar que los alimentos pasen a las vías respiratorias.

- El **músculo constrictor inferior de la faringe**, en la zona de conexión con el esófago. Este músculo se relaja durante la deglución para abrir el paso hacia el esófago; el resto del tiempo está contraído, para evitar que el aire inspirado entre en el esófago.

» El esófago

Es un tubo de 25 a 30 cm de largo, situado por delante de la columna dorsal y por detrás de la tráquea y del corazón.

Desciende por la cavidad torácica por la zona denominada mediastino, atraviesa el diafragma a través de una abertura en este músculo (hiato esofágico), y penetra en la cavidad abdominal para desembocar en el estómago.

» El estómago

Es una porción dilatada y musculosa del tubo digestivo. Está situado en la parte superior izquierda de la cavidad abdominal, justo por debajo del diafragma. En el estómago distinguimos tres zonas:

- El **fondo (*fundus*)**. Es la parte cefálica, por encima del cardias.

- El **cuerpo**. Ocupa el centro y supone la mayor parte del volumen gástrico.

- El **antro**. Es la parte caudal del estómago, que se continuará con el duodeno.

En la entrada y salida del estómago hay esfínteres: el **cardias** en la entrada y el **píloro** en la salida.

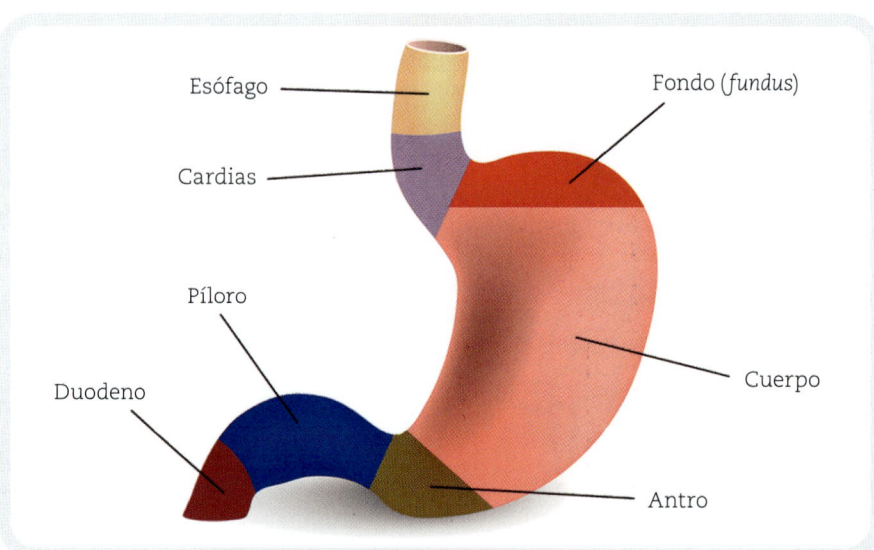

Fig. 8.2.
Partes del estómago.

Cuando el estómago está vacío, su superficie interna tiene multitud de pliegues longitudinales, que desaparecen cuando el órgano se llena.

La estructura de la pared gástrica es compleja y en ella hay que destacar la presencia de:

- **Células secretoras de enzimas**, que formarán parte del jugo gástrico.

- **Glándulas**, que secretan:
  - Ácido clorhídrico, que es un componente del jugo gástrico.
  - Iones bicarbonato (CO_3H^-) y moco, para proteger a la pared gástrica de la acción del ácido clorhídrico.

- **Musculatura lisa**, organizada en tres capas con orientaciones espaciales distintas.

≫ El intestino delgado

Es la porción más larga del tubo digestivo y está plegada en la cavidad abdominal, rodeada por la capa visceral del peritoneo. Tiene una longitud de 6-7 m.

*¡**Tenlo** en cuenta!*

El intestino delgado tiene 2-3 cm de diámetro, mientras que el grueso tiene un diámetro de unos 6 cm.

Su recorrido comienza en el píloro y acaba en otra estructura que actúa como un esfínter, la válvula ileocecal. Está dividido en tres secciones:

- **Duodeno**. Tiene una longitud de unos 25 cm y forma de C. En él desembocan el colédoco o conducto biliar y el conducto pancreático.

- **Yeyuno**. Es el tramo intermedio y tiene una longitud de unos 2,5 m.

- **Íleon**. Es el último tramo. Tiene una longitud entre 3,5 y 4 m y acaba en válvula ileocecal, que lo separa del colon.

El duodeno está fijado a la pared dorsal de la cavidad abdominal y mantiene su posición. El yeyuno y el íleon, en cambio, son muy móviles.

> La pared del intestino delgado

La pared interna del intestino delgado está recubierta por un epitelio con características especiales, con el objetivo de ampliar la superficie útil para la absorción:

- El epitelio forma proyecciones, denominadas **vellosidades intestinales**, que se pueden ver a simple vista en una sección del conducto.

- Las células epiteliales que forman el epitelio (**enterocitos**) tienen **microvellosidades** en la zona que delimita la luz del conducto.

Fig. 8.3.
Los contoneos del tubo, las vellosidades intestinales y las microvellosidades consiguen aumentar la superficie de absorción.

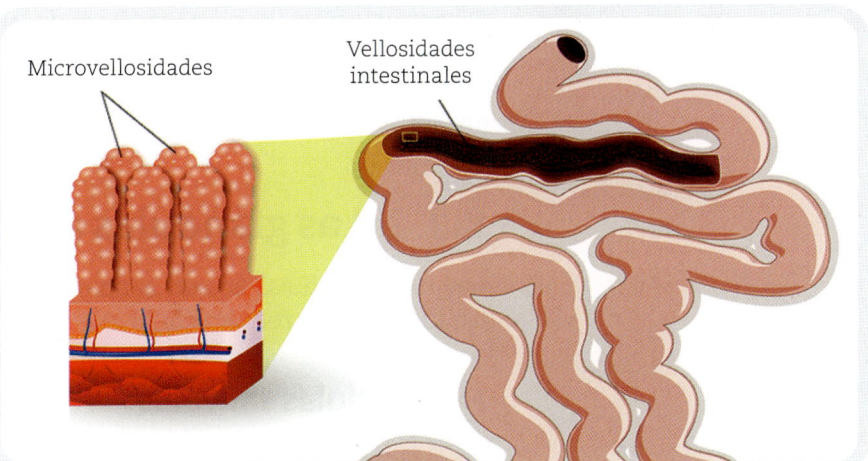

*¡**Tenlo** en cuenta!*

La longitud del tubo del intestino delgado y las características propias de su epitelio de revestimiento hacen que la superficie de absorción total sea muy grande, de 250-300 m². Sin las vellosidades y las microvellosidades, la superficie de absorción sería de tan solo de unos 0,5 m².

❯❯ El intestino grueso

El intestino grueso tiene una longitud de entre 1,5 y 2 m. Se inicia en la válvula ileocecal y termina en el recto. Está dividido en dos secciones: el *ciego* y el *colon*.

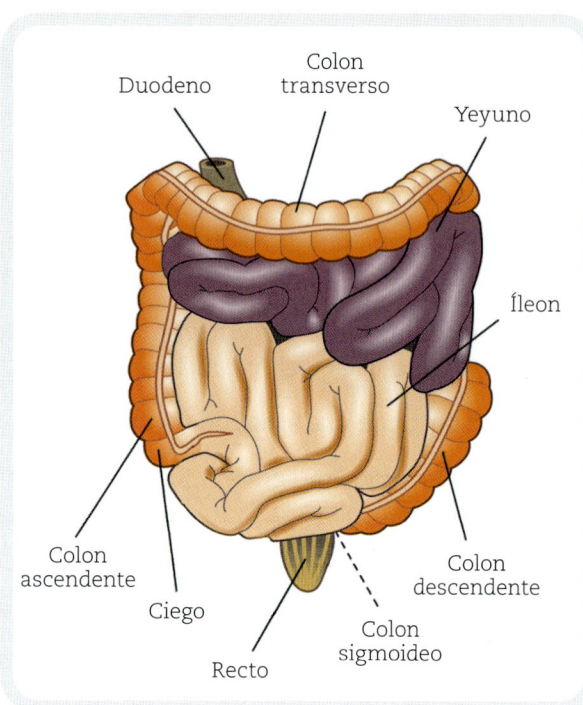

Duodeno — Colon transverso — Yeyuno — Íleon — Colon ascendente — Ciego — Recto — Colon sigmoideo — Colon descendente

Fig. 8.4.
Partes del intestino.

- **Ciego**. Es el primer tramo y mide entre 5 y 8 cm. En la abertura de entrada se localiza la **válvula ileocecal**, que actúa como un esfínter.

  En esta zona encontramos el **apéndice vermiforme**, un órgano que tiene forma de tubo estrecho, de unos 5-10 cm. Conecta con el ciego cerca de la válvula ileocecal y por el otro extremo está cerrado.

- **Colon**. Se divide en cuatro partes:

  - **Colon ascendente**: sube verticalmente hasta el nivel del hígado.

  - **Colon transverso**: va hacia la izquierda por delante del intestino delgado, hasta el borde del bazo.

  - **Colon descendente**: baja verticalmente hasta la cresta ilíaca izquierda.

  - **Colon sigmoideo**: comunica con el recto. Tiene una forma de S más o menos pronunciada.

❯❯ El recto

El recto es un tubo de 15 a 20 cm. Es recto en el plano frontal, pero en el plano sagital sigue las curvaturas del sacro y del cóccix, y acaba dirigiéndose hacia atrás, para unirse al conducto anal.

❯❯ El conducto anal

El conducto anal tiene apenas 3 cm de largo y se dirige hacia abajo y atrás. En su extremo se abre al exterior mediante una abertura denominada **ano**. El ano tiene dos esfínteres, uno **interno** de músculo liso y actividad involuntaria, y otro **externo**, de músculo estriado y actividad voluntaria.

8.1.2. Las glándulas anexas

Hay unas glándulas anexas al aparato digestivo: las *glándulas salivales*, el *hígado* y el *páncreas*.

❯❯ Glándulas salivales

Las hay de dos tipos:

- **Glándulas salivales menores**. Hay entre 600 y 1.000. Son pequeñas glándulas que vierten en la cavidad bucal.

- **Glándulas salivales mayores**. Son glándulas que forman órganos anatómicamente diferenciados, que vierten en la cavidad bucal a través de un conducto excretor. Son tres parejas de glándulas:

---

*¡**Tenlo** en cuenta!*

Por delante del recto se localiza la próstata en los hombres y el útero en las mujeres.

- Dos **glándulas parótidas**, ubicadas en el extremo posterior de la mandíbula.

- Dos **glándulas submaxilares**, ubicadas por debajo de la mandíbula.

- Dos **glándulas sublinguales**, ubicadas en la base de la boca.

Fig. 8.5.
Glándulas salivales mayores.

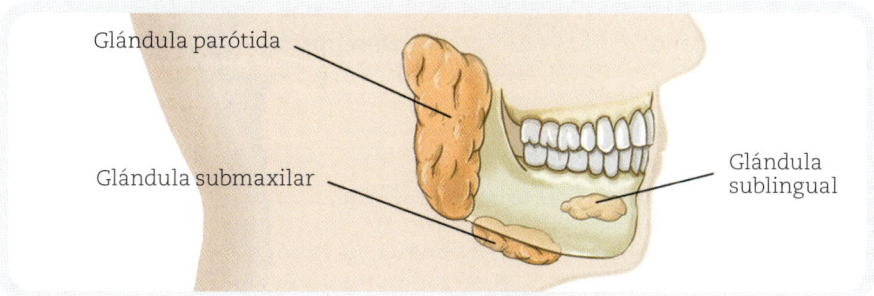

¡Tenlo en cuenta!

La célula propia del hígado es el **hepatocito**. Estas células se disponen alrededor de una vena, formando una estructura con forma hexagonal que se denomina **acino hepático**.

❯❯ El hígado

El hígado está situado en el cuadrante superior derecho del abdomen, inmediatamente por debajo del diafragma, y rodeado por las costillas del lado derecho. Pesa alrededor de 1,5 kg.

Es un órgano que participa en la digestión, pero además realiza otras funciones, como el almacenamiento de algunos nutrientes o la eliminación de toxinas de la sangre. En lo que hace referencia a su participación en la digestión, el hígado produce la **bilis**, una secreción que ayuda en la digestión. La bilis se almacena en una especie de bolsa situada junto al hígado, la **vesícula biliar**, y se vierte al duodeno durante la digestión a través del **conducto biliar o colédoco**.

❯❯ El páncreas

El páncreas es una glándula alargada, de 12-15 cm, en la que distinguimos tres porciones: cabeza, cuerpo y cola. Tiene un conducto central, denominado **conducto pancreático**, que desemboca en el duodeno. El páncreas es una glándula mixta, con secreciones exocrinas (**secreción o jugo pancreático**) que vierte al duodeno, y secreciones endocrinas (**hormonas**) que vierte a la sangre.

Fig. 8.6.
Anatomía del hígado y el páncreas.

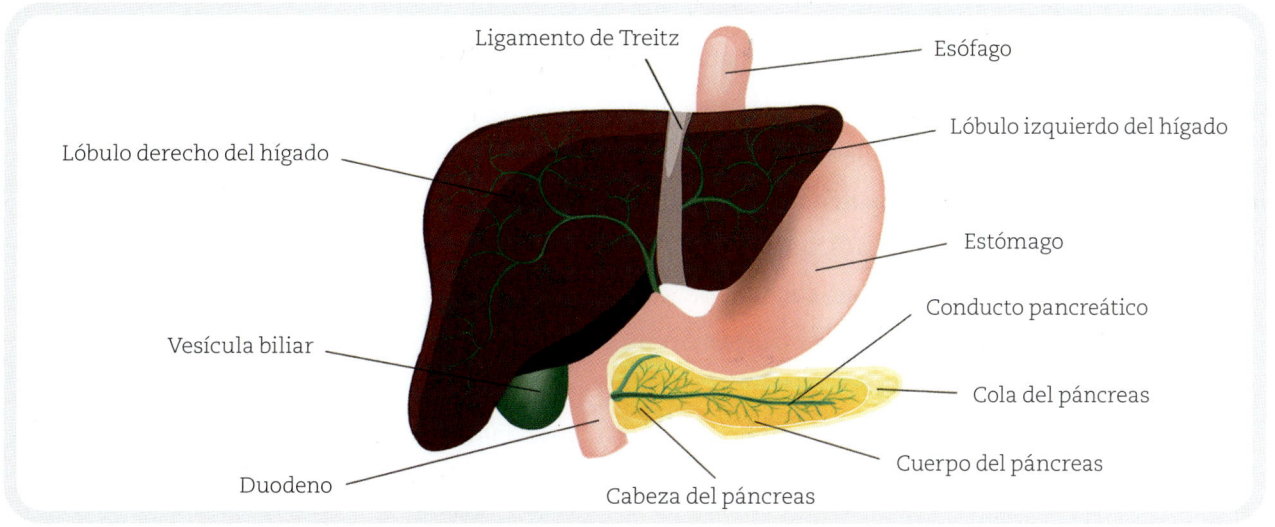

Actividades

1. Dibuja un esquema del aparato digestivo y escribe el nombre de cada uno de sus elementos.

2. Copia en tu cuaderno la tabla siguiente y complétala incluyendo una breve descripción de las estructuras anatómicas indicadas y poniendo dónde está situada cada una de ellas:

Órgano	Descripción	Localización
Faringe	--------------------	--------------------
Esófago	--------------------	--------------------
Estómago	--------------------	--------------------
Intestino delgado	--------------------	--------------------
Intestino grueso	--------------------	--------------------
Recto	--------------------	--------------------
Conducto anal	--------------------	--------------------
Hígado	--------------------	--------------------
Vesícula biliar	--------------------	--------------------
Páncreas	--------------------	--------------------

3. Cita las principales estructuras de la pared del estómago y explica brevemente qué papel juega cada una de ellas en el proceso digestivo.

4. ¿Qué características anatómicas del intestino delgado permiten incrementar la superficie de su mucosa? ¿Por qué es necesario que la superficie de la mucosa sea grande?

5. Cita las estructuras anatómicas que actúan como esfínteres a lo largo del tubo digestivo y explica qué función tiene cada una de ellas.

6. Describe la localización y estructura del conducto anal.

7. ¿Dónde se forma la bilis? Explica qué recorrido realiza esta secreción desde la glándula en que se forma hasta que desemboca en el tubo digestivo.

8. El páncreas es una glándula mixta. ¿Qué significa esto?

9. De las siguientes afirmaciones, detecta las que son falsas y escríbelas corregidas en tu cuaderno para que se conviertan en verdaderas:

   a) La mucosa de la lengua contiene las papilas gustativas.

   b) Las glándulas salivales son glándulas endocrinas.

   c) La mayor parte del tubo digestivo está en la cavidad torácica.

   d) El esófago está situado por delante del corazón.

   e) El cardias separa el estómago del duodeno.

   f) El fondo se localiza en la zona superior del estómago.

   g) Los conductos biliar y pancreático desembocan en el duodeno.

   h) En el ano hay dos esfínteres.

   i) El hígado está situado en la zona inferior derecha del abdomen.

   j) El peritoneo tapiza las paredes de la cavidad abdominal.

8.2. Fisiología del aparato digestivo

La función fisiológica que desarrolla el aparato digestivo es la *digestión*.

La **digestión** es el conjunto de procesos de transformación de los alimentos que tiene por objetivo degradarlos hasta conseguir sustancias sencillas que puedan ser absorbidas.

La digestión es un proceso secuencial, que se desarrolla en varias etapas: el *tránsito por el tubo digestivo*, durante el cual los nutrientes se liberan y absorben, y la *defecación*, mediante la cual se expulsan las materias que el organismo no ha absorbido.

Para acabar al apartado incluiremos una breve referencia a los procesos por los que pasarán los nutrientes que han sido absorbidos: *metabolismo*.

8.2.1. El tránsito por el tubo digestivo

El proceso digestivo a lo largo del tubo digestivo se desarrolla en varias fases: *oral*, *esofágica*, *gástrica*, *intestinal* y *colónica*.

>> Fase oral

Las primeras transformaciones de los alimentos se realizan en la boca, donde se preparan los alimentos para pasar al tubo digestivo.

> Masticación e insalivación

Fig. 8.7.
Algunas personas necesitan apoyo para realizar la fase oral de la digestión.

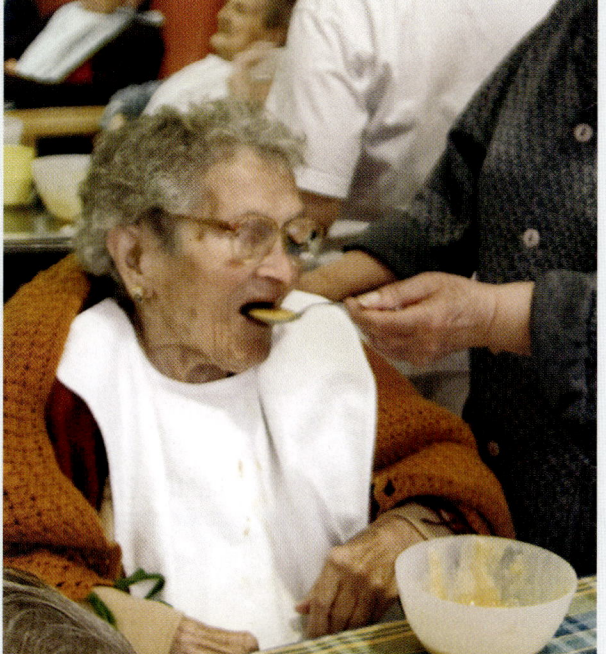

Mediante la masticación y la insalivación, el alimento se convierte en una pasta blanda y húmeda, denominada **bolo alimenticio**. En estos procesos intervienen principalmente:

- La dentadura, que corta, desgarra y tritura los alimentos.

- Las glándulas salivales, que vierten saliva a la cavidad bucal. La saliva ayuda a formar el bolo alimenticio y, además, contiene un enzima que inicia la digestión de algunos carbohidratos.

- La lengua, que con su movilidad ayuda tanto a la masticación como a la insalivación. Consigue que el bolo resultante sea homogéneo y participa en su deglución.

¡Tenlo en cuenta!

La saliva contiene un enzima, la amilasa salival, que rompe moléculas de almidón y glucógeno. Su acción es muy limitada, ya que al llegar al estómago queda inactivada por el pH ácido, por lo que el alimento está poco tiempo en contacto con ella.

❯ Deglución

La deglución consiste en el paso del bolo alimenticio desde la boca hacia el esófago. Es un proceso complejo que tiene lugar en dos fases, una *voluntaria* y otra *involuntaria*.

Fig. 8.8.
Proceso de deglución.

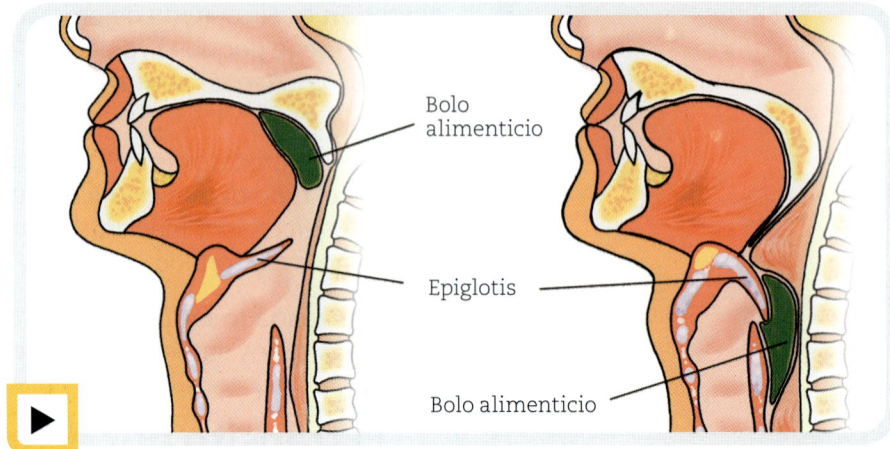

Bolo alimenticio

Epiglotis

Bolo alimenticio

¡Tenlo en cuenta!

La dificultad para tragar se denomina *disfagia* y el dolor al tragar, *odinofagia*.

- **Fase voluntaria**. La lengua se levanta y empuja el bolo hacia la faringe. El bolo, a su vez, levanta el paladar blando, ocluyendo la nasofaringe.

- **Fase involuntaria**. A partir de este momento se inicia el **reflejo de deglución**, un conjunto de actos involuntarios. Primero la epiglotis cierra la laringe e inmediatamente después el músculo constrictor inferior de la faringe se relaja. De esta forma queda cerrado el paso hacia las vías respiratorias y abierto el del tubo digestivo. El bolo alimenticio atraviesa entonces esta zona y entra en el esófago.

❯❯ Fase esofágica

Esta es una fase de tránsito, en la que no se producen modificaciones del bolo alimenticio. Al recibir el bolo, la musculatura del esófago realiza **contracciones peristálticas**, que son contracciones sucesivas que van empujando el bolo hacia el estómago.

Fig. 8.9.
Contracciones peristálticas de la musculatura de la pared del esófago.

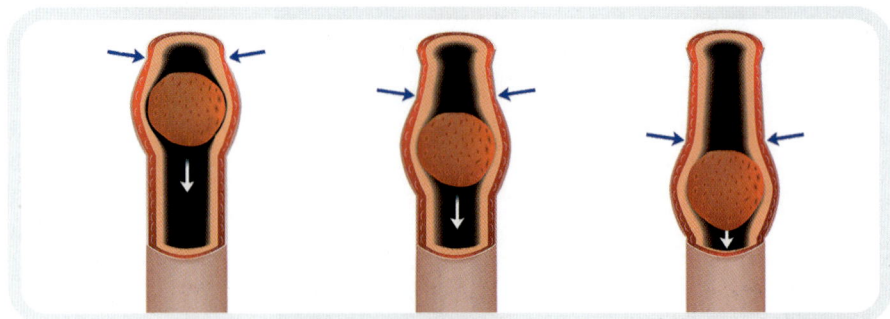

¡Tenlo en cuenta!

El peristaltismo es un mecanismo que el organismo utiliza para movilizar:
- Los alimentos a lo largo del tubo digestivo.
- La orina desde los riñones hasta la vejiga.
- La bilis desde la vesícula biliar hasta el duodeno.

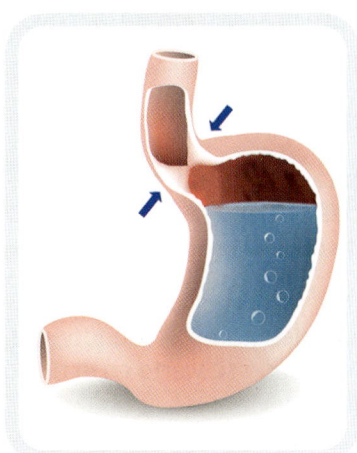

Fig. 8.10.
Durante la fase gástrica el cardias permanece cerrado para evitar reflujos hacia el esófago.

>> Fase gástrica

El bolo alimenticio entra en el estómago a través del **cardias**. Este esfínter cierra el estómago y evita que su contenido retroceda hacia el esófago.

En el interior del estómago, el bolo es sometido a la acción de los jugos gástricos y a contracciones de la musculatura del estómago.

¡*Tenlo* en cuenta!

El estómago retiene los alimentos entre 2 y 6 horas según la cantidad y el tipo de alimento.

El jugo gástrico contiene:

- Diversos **enzimas digestivos**, capaces de romper moléculas orgánicas presentes en los alimentos. El enzima gástrico más importante es la pepsina, que rompe las proteínas y libera sus aminoácidos.

- **Ácido clorhídrico** (HCl), que crea un pH ácido en la cavidad. Este pH es necesario para que los enzimas digestivos puedan realizar su actividad, pero podría lesionar la pared gástrica. Para protegerla, unas glándulas presentes en ella secretan moco y bicarbonato, que la recubren.

Los movimientos de la musculatura de la pared del estómago ayudan a que los jugos gástricos puedan actuar de forma efectiva, ya que agitan y mezclan el contenido gástrico. De esta forma, los enzimas pueden llegar a todos los componentes del bolo.

Tras la acción de los enzimas y la mezcla del contenido gástrico el bolo alimenticio se convierte en una sustancia pastosa denominada **quimo**.

Los movimientos del estómago conducen el quimo hacia el **píloro**, que cierra la cavidad caudalmente. La salida del quimo hacia el duodeno no se hace de golpe, sino en varias veces, liberando cada vez un volumen pequeño, para que el duodeno tenga tiempo de ir actuando sobre el quimo.

Documento 8.1

Los nutrientes

Los alimentos proporcionan los distintos tipos de nutrientes que nuestro organismo necesita:

- Los **carbohidratos o glúcidos**. Su principal función es proporcionar energía, aunque algunos tienen función estructural.

- Los **lípidos**. Constituyen la principal reserva de energía del organismo, aunque algunos tienen función estructural.

- Las **proteínas**. Su principal función es estructural, aunque también pueden proporcionar energía.

- Las **vitaminas** y los **minerales**. Intervienen en funciones de regulación.

Además de los nutrientes clásicos debemos citar el **agua**, una sustancia imprescindible para la vida. También es importante citar la **fibra dietética**, que si bien no tiene ningún valor nutricional (ni siquiera se absorbe), sí es esencial para el buen desarrollo del proceso digestivo.

» Fase intestinal

En esta fase se completa la digestión, se produce la absorción de la mayoría de los nutrientes y se inicia la reabsorción de agua.

› Las secreciones

En el primer tramo del duodeno, en la **papila duodenal mayor**, desembocan los conductos que vierten la *bilis* y las *secreciones pancreáticas*. Además, a lo largo del intestino, una serie de *glándulas intestinales* vierten sus secreciones a la luz del conducto.

- **Bilis**. Es un líquido amarillo verdoso que se genera en el hígado y se almacena en la vesícula biliar. Durante la digestión se vierte en el duodeno a través del conducto biliar o colédoco.

  La bilis contiene básicamente:

  - **Sales biliares y lecitina**, que emulsionan los ácidos grasos para favorecer su absorción.

  - **Iones bicarbonato** para compensar la acidez del quimo.

  - **Bilirrubina y biliverdina**, que son pigmentos resultantes de la degradación de la hemoglobina de los eritrocitos. El organismo utiliza esta vía para eliminarlos.

  - **Colesterol**, ya que la bilis es también la vía de eliminación del exceso de colesterol del organismo.

- **Secreción pancreática**. El páncreas es una glándula mixta (exocrina y endocrina). La secreción exocrina la vierte en el duodeno durante la digestión, a través del **conducto pancreático.**

  La secreción o jugo pancreático es rica en **enzimas**, que digieren almidón, lípidos y proteínas. Al igual que la bilis, también contiene **iones bicarbonato**, con la misma función.

- **Secreciones intestinales**. En la pared del intestino delgado hay distintos tipos de pequeñas glándulas que vierten sus secreciones a la luz del conducto. Hay glándulas secretoras de moco e iones bicarbonato, y otras secretoras de enzimas (maltasa, sacarasa, lactasa, lipasa intestinal, peptidasas y aminopeptidasas).

¡**Tenlo** *en cuenta!*

El nombre de los enzimas digestivos se construye a partir del nombre de la molécula sobre la que actúan y el sufijo –*asa*. Por ejemplo, la lactasa es el enzima que degrada la lactosa, o una peptidasa es un enzima que degrada péptidos.

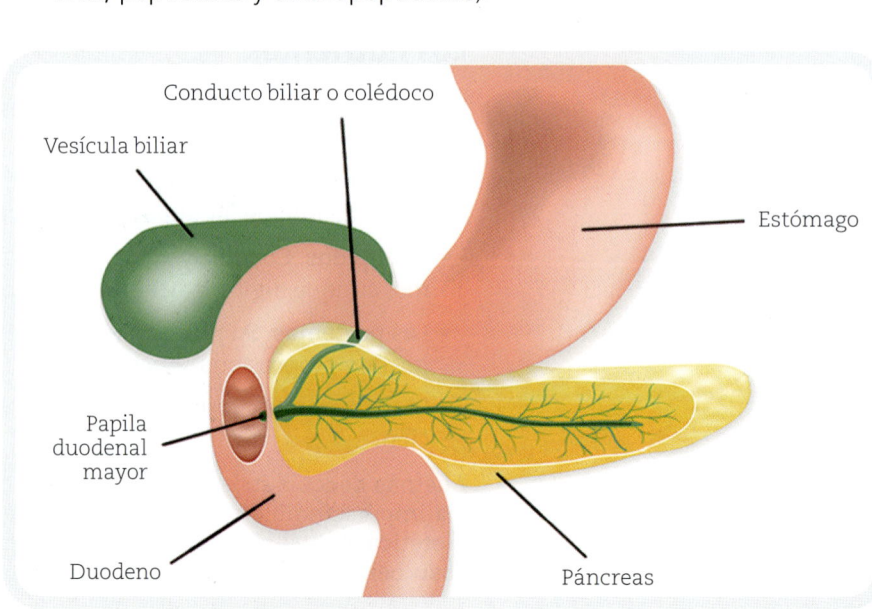

Fig. 8.11.
Las secreciones biliares y pancreáticas se vierten en la papila duodenal mayor.

¡***Tenlo*** *en cuenta!*

La mayoría de los iones bicarbonato (CO_3H^-) vertidos en el duodeno se retiran del tubo digestivo en el siguiente tramo de este, el yeyuno. En esa zona se absorbe sodio, mediante un proceso activo que implica la salida de hidrones (H^+) hacia la luz del conducto. Estos hidrones reaccionan con el ion bicarbonato:

$$CO_3H^- + H^+ \longrightarrow CO_2 + H_2O$$

El dióxido de carbono difunde hacia la sangre y es eliminado por vía pulmonar. El agua se va absorbiendo por arrastre osmótico.

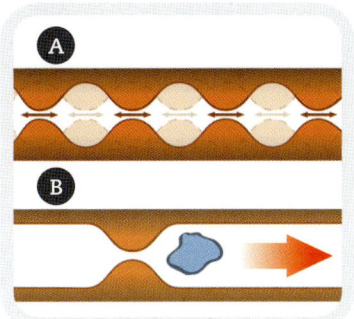

Fig. 8.12.
Movimientos de segmentación (A) y movimientos peristálticos (B).

❯ Los movimientos intestinales

Los movimientos del intestino agitan y mezclan el quimo con las distintas sustancias presentes en la luz del conducto, y van empujando la mezcla hacia los siguientes segmentos. Esto se consigue con dos tipos de movimientos:

- Los **movimientos de segmentación** son contracciones y relajaciones rítmicas de los segmentos adyacentes del tubo, de manera que el contenido se mueve de delante atrás y va mezclándose.

- Los **movimientos peristálticos** son contracciones ordenadas a lo largo del tubo, como las olas, que van empujando el contenido hacia delante.

❯ La absorción

Mientras el contenido se mezcla y avanza, gracias a los movimientos intestinales, los enzimas van actuando sobre él y completan la digestión. Los nutrientes que se van «liberando» atraviesan la pared intestinal y entran en los capilares que la rodean. Estos capilares acaban confluyendo en la vena porta, que los conducirá hasta el hígado.

Las sustancias no absorbibles permanecen en el intestino y siguen su curso por él en forma de **quilo**, más fluido que el quimo y ya con pocos nutrientes.

Fig. 8.13.
Los nutrientes circulan por la luz intestinal y van penetrando en los enterocitos, las células del epitelio intestinal, que los conducen hasta los vasos sanguíneos.

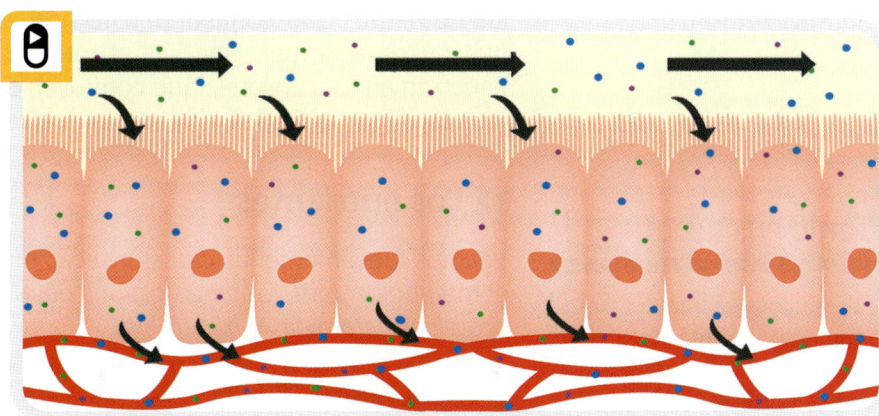

❯❯ Fase colónica

En el colon se produce la máxima reabsorción de agua, un proceso que se ha iniciado en el intestino delgado. También se absorben sustancias procedentes de la microbiota presente en la zona. Esta microbiota secreta enzimas capaces de fermentar algunas sustancias que nuestro organismo no es capaz de digerir ni de absorber. Durante estos procesos de fermentación se forman gases.

La microbiota del colon desempeña además una función protectora de la mucosa, porque compite con las bacterias patógenas y evita que estas puedan actuar.

En su curso por el colon, el quilo pierde fluidez y se convierte en **heces**, que se almacenan temporalmente en el recto.

¡*Tenlo* en cuenta!

Existen bacterias de la microbiota intestinal que son capaces de sintetizar vitamina B8 o biotina y vitamina K; algunas también pueden sintetizar vitamina B12. El organismo humano absorbe estas vitaminas, que pueden estar presentes en suficiente cantidad como para que no sea necesario tomarlas con la dieta.

8.2.2. La defecación

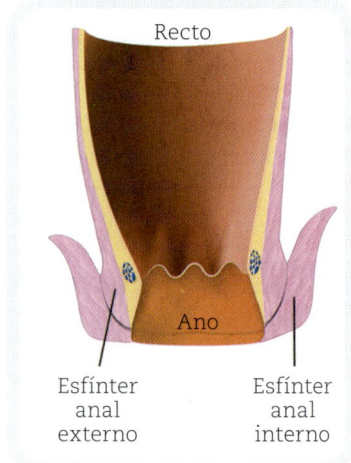

Recto
Ano
Esfínter anal externo
Esfínter anal interno

Fig. 8.14.
Estructura del ano.

Las paredes del recto se pueden distender, lo cual permite que las heces se puedan almacenar en él. Cuando hay un cierto volumen acumulado, unos receptores del sistema nervioso vegetativo lo detectan y estimulan el reflejo de la defecación.

El esfínter anal interno, involuntario, se relaja, dejando pasar las heces. Pero el esfínter anal externo es de movimiento voluntario, así que la persona puede mantenerlo contraído hasta que llegue el momento adecuado para evacuar.

Durante la defecación, el recto se acorta y un movimiento peristáltico propulsa las heces hacia el ano que, ya con ambos esfínteres abiertos, permite su salida a exterior.

8.2.3. El metabolismo

Durante la digestión, el organismo degrada los alimentos para obtener los nutrientes que contienen, y rompe estos nutrientes en «unidades» que pueda absorber. Una vez absorbidos, la mayoría de los nutrientes penetran en los capilares, que confluyen en la vena porta, que va hacia el hígado. Algunos lípidos, en cambio, son recogidos por el sistema linfático.

➤➤ Los nutrientes

¡**Tenlo** en cuenta!

La glucosa es una molécula imprescindible para las células, ya que estas obtienen la energía que necesitan mediante la oxidación de la glucosa (glucólisis). Para que las células puedan disponer en cada momento de la glucosa que necesitan siempre hay una cierta cantidad circulando en la sangre (glucemia).

Veamos brevemente las características más destacadas de la absorción y el metabolismo de los cinco grupos de nutrientes: *carbohidratos*, *lípidos*, *proteínas*, *vitaminas* y *minerales*.

➤ Carbohidratos

Los carbohidratos de los alimentos se degradan en **monosacáridos**, que pueden atravesar la pared intestinal y pasar a los capilares, que van confluyendo en la vena porta, que va al hígado.

En el hígado, los monosacáridos que no son **glucosa** (principalmente galactosa y fructosa) son convertidos en ella por acción enzimática. Parte de la glucosa pasa la circulación y la sobrante se almacena en forma de **glucógeno** (cadena ramificada de glucosas). Cuando es necesario, se rompen moléculas de glucógeno para liberar glucosa a la sangre.

> Lípidos

Los lípidos son insolubles en agua, que es el componente mayoritario de todas las secreciones que se vierten en el tubo digestivo. Esto hace que las partículas lipídicas tiendan a aglomerarse (como las gotas de aceite en el agua).

Para permitir que los enzimas puedan actuar sobre ellas y que se alcance un nivel de disgregación que permita su absorción es esencial el papel de las sales biliares y la lecitina de la bilis. Estas secreciones emulsionan los lípidos en forma de gotas muy pequeñas, sobre las cuales pueden actuar los enzimas.

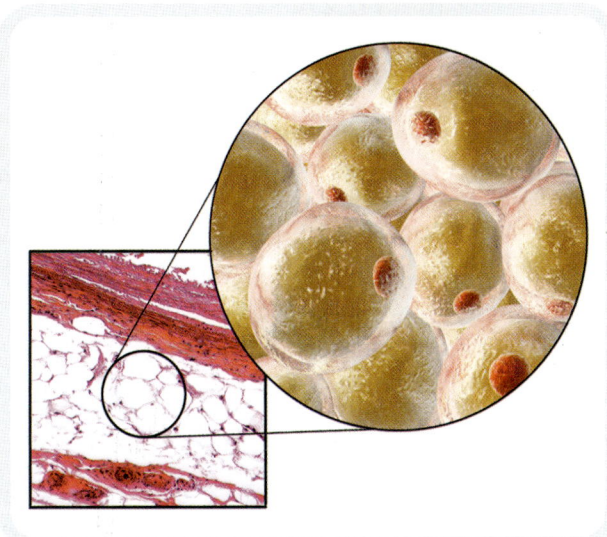

Los ácidos grasos resultantes de la acción enzimática sobre algunos lípidos atraviesan la pared intestinal y van hacia el hígado por la vena porta. Otros lípidos más complejos siguen una vía distinta: pasan a los conductos linfáticos, por donde circulan formando unas estructuras denominadas quilomicrones.

Al igual que ocurre con la glucosa, el organismo también almacena lípidos. Este almacén se realiza en los adipocitos, las células que forman el tejido adiposo. Además de funciones de amortiguación y aislamiento técnico, estos depósitos grasos actúan como reserva de energía. Si el organismo no puede obtener suficiente energía a partir de la glucosa hay una vía metabólica para obtenerla mediante la oxidación de ácidos grasos.

Fig. 8.15.
Tejido adiposo y adipocitos.

¡*Tenlo* en cuenta!

El almacenamiento de ácidos grasos en los adipocitos se realiza en forma de triglicéridos. Un triglicérido está formado por tres ácidos grasos y una molécula de glicerol.

¡*Tenlo* en cuenta!

Hay muchos tipos distintos de lípidos y diversas clasificaciones posibles. Una división que es importante tener en cuenta es la que distingue entre lípidos que tienen ácidos grasos en su composición (lípidos saponificables) y los que no los tienen (lípidos insaponificables).

> Proteínas

La acción enzimática degrada las proteínas y libera sus aminoácidos. Los aminoácidos atraviesan la pared intestinal mediante un sistema de transporte activo (que requiere energía). Seguidamente siguen el mismo curso que la mayoría de los nutrientes: vena porta e hígado.

> Vitaminas y minerales

Ambos tipos de nutrientes se absorben mayoritariamente en el intestino delgado por mecanismos de difusión y pasan a la vena porta. Cabe destacar que hay un grupo de vitaminas que químicamente son lípidos y que, por tanto, se absorben siguiendo los mecanismos que utilizan los lípidos. Son las vitaminas que conocemos como liposolubles: A, D, E y K.

>> El papel del hígado

El hígado es una glándula compleja, que desempeña muchas funciones en el organismo.

Entre las funciones más importantes podemos destacar:

- Secreta la bilis, necesaria para la digestión de los lípidos.

- Produce el colesterol y las proteínas que se necesitan para el transporte de lípidos por el organismo.

- Almacena diversos nutrientes: glucosa (en forma de glucógeno), vitaminas A, D y B12, y algunos minerales.

- Regula los niveles de aminoácidos en sangre.

- Procesa la hemoglobina. Elimina los componentes no aprovechables a través de la bilis y recupera y almacena el hierro.

- Depura fármacos y otras sustancias tóxicas que pueda haber en la sangre.

- Participa en la regulación de la coagulación sanguínea.

- Colabora con el sistema inmunitario, elaborando algunos factores de inmunidad y eliminando microorganismos de la sangre.

Centrándonos en el proceso digestivo, hemos de destacar el papel que desempeña en la digestión, absorción y transporte de los lípidos y su importancia en los procesos que siguen los nutrientes una vez absorbidos, ya que en el hígado se desarrollan muchas de las reacciones metabólicas que los nutrientes deben pasar para poder ser transportados al resto del organismo o almacenados.

¡Tenlo *en cuenta!*

El hígado recibe sangre por la vena porta, que transporta nutrientes desde el intestino, y de las arterias hepáticas (derecha e izquierda), que le aportan sangre oxigenada.

Actividades

10. Explica cómo se forma el bolo alimenticio.

11. Describe el proceso de deglución.

12. Cita los términos que se utilizan para denominar el contenido del tubo digestivo desde el momento de la deglución hasta su expulsión del organismo. Detalla las características básicas de ese contenido en cada etapa y di en qué zonas del aparato digestivo se producen los cambios que justifican esos cambios de denominación.

13. ¿Por qué en el estómago se secreta ácido clorhídrico? ¿Por qué este ácido no lesiona la pared gástrica?

14. Describe cómo se realiza la salida del contenido gástrico hacia el duodeno.

15. Indica cuáles son las funciones digestivas de la bilis y de la secreción pancreática.

16. En el tubo digestivo se producen movimientos peristálticos y movimientos de segmentación. Explica qué función tienen estos dos tipos de movimiento.

17. Explica qué ocurre durante la fase colónica de la digestión.

18. Explica el proceso de defecación, detallando el papel de los dos esfínteres anales en este proceso.

19. Di qué es el glucógeno, dónde se forma mayoritariamente y qué función tiene. ¿Qué relación tiene con la glucosa absorbida en el intestino?

20. ¿Qué secreciones son esenciales para la absorción de los lípidos a nivel intestinal? ¿Cómo actúan?

8.3. Patología del aparato digestivo

El aparato digestivo aporta al organismo los nutrientes que necesita. Las dificultades en la digestión tienen manifestaciones digestivas, pero también pueden afectar a otros aparatos o sistemas del organismo si provocan un déficit de nutrientes.

8.3.1. Manifestaciones clínicas

Las alteraciones en el proceso digestivo suelen manifestarse de forma bastante clara, con manifestaciones características de este aparato.

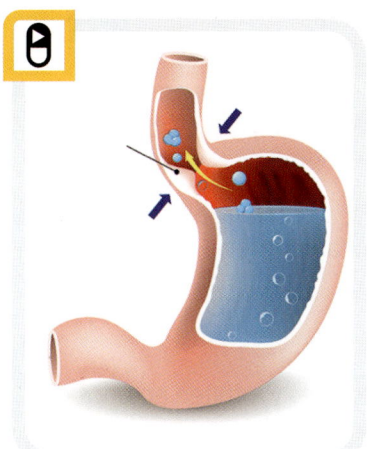

Fig. 8.16.
Una contracción incompleta del cardias permite el reflujo del contenido gástrico y provoca pirosis.

- **Vómito**. Expulsión por la boca del contenido del estómago. La sensación de tener ganas de vomitar se denomina **náuseas**.

- **Dolor abdominal**. Puede ser **continuado** o en forma de **cólicos**. El dolor cólico comienza y acaba de forma repentina, a oleadas. Se suele deber a cálculos renales o biliares.

- **Anorexia**. Es el término médico para la falta de apetito. Es una manifestación general, que se presenta en muchas enfermedades y también por causas no clínicas.

- **Pirosis** o **acidez estomacal**. Es una sensación de ardor en el pecho o la garganta, que se debe a un reflujo de contenido del estómago hacia el esófago.

- **Ictericia**. Es una coloración amarillenta de la piel y de la esclerótica por un exceso de bilirrubina, debido a un trastorno hepático.

- **Flatulencia**. Es la salida de gases a través del recto. Cuando hay un exceso de gases en el intestino, la persona también puede sentirse hinchada y sufrir cólicos.

- **Alteraciones del tránsito intestinal**, especialmente:
  - **Diarrea**. Es la expulsión de heces acuosas y blandas, con una mayor frecuencia de la defecación.
  - **Estreñimiento**. Es una frecuencia muy baja de defecaciones, generalmente con heces secas y duras. La defecación es dificultosa y puede provocar dolor.

- **Alteraciones de las heces**. Por ejemplo:
  - **Acolia**: heces de color muy claro. Ocurre en obstrucciones biliares y en algunas hepatitis.
  - **Esteatorrea**: heces de aspecto jabonoso (por la presencia de grasa). Se debe a una enfermedad pancreática.
  - **Melenas**: heces negras y brillantes, con un olor característico. Se deben a un sangrado en esófago, estómago o duodeno.
  - **Hematoquecia**: heces con sangre roja mezclada con ellas. Se debe a un sangrado en el yeyuno, el íleon o el intestino grueso.
  - **Rectorragia**: salida de sangre a través del ano, sola o asociada a las heces. Se debe a un sangrado en el recto o en la parte final del colon.

8.3.2. Enfermedades del aparato digestivo

A continuación estudiaremos algunas enfermedades muy comunes del tubo digestivo, como son: *gastritis*, *úlceras pépticas*, *cáncer colorrectal*, *hepatitis*, *cirrosis*, *pancreatitis* y *colelitiasis*.

» Gastritis

La gastritis es una inflamación de la mucosa del estómago, que se puede deber a distintas causas. Entre las más habituales cabe destacar el consumo de algunos medicamentos, el alcoholismo y la infección por una bacteria llamada *Helicobacter pylori*.

Fig. 8.17.
Efectos de la infección gástrica por *Helicobacter pylori*.

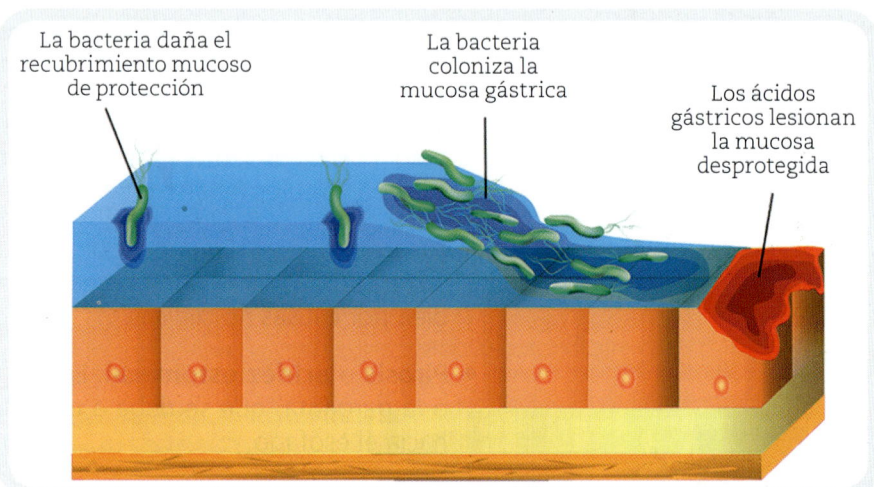

La bacteria daña el recubrimiento mucoso de protección

La bacteria coloniza la mucosa gástrica

Los ácidos gástricos lesionan la mucosa desprotegida

....
¡*Tenlo* en cuenta!

Helicobacter pylori es una bacteria que vive en el estómago humano. La tienen aproximadamente 2/3 de la población mundial; en la mayoría de los casos su presencia es asintomática, pero en el resto provoca gastritis crónicas y úlceras.

La gastritis puede manifestarse con anorexia, pirosis y dolor continuado en la parte superior del abdomen. Si provoca sangrado, se observarán alteraciones en las heces (melenas).

Distinguimos dos tipos de gastritis:

- **Gastritis agudas**: se suelen deber a infecciones y remiten en unos días.

- **Gastritis crónicas**: debidas a un consumo continuado de ciertos medicamentos o alimentos, trastornos autoinmunitarios o infecciones por *Helicobacter pylori*.

El tratamiento dependerá de la causa de la gastritis.

» Úlceras pépticas

Una úlcera péptica es una lesión en forma de cráter en la mucosa gástrica o en la duodenal. Dependiendo de la localización se distingue entre úlceras **gástricas** y úlceras **duodenales**.

Entre los agentes que pueden desencadenar la formación de úlceras, el más frecuente es la infección por *Helicobacter pylori*. Otros agentes son los propios jugos gástricos y los tratamientos con antiinflamatorios no esteroideos (AINE).

Algunas úlceras no provocan síntomas; en otros casos se pueden manifestar con dolor abdominal, reflujo gastroesofágico, acidez, náuseas y vómitos. También puede haber sangrado, que se detectará en los vómitos y en las heces (melenas).

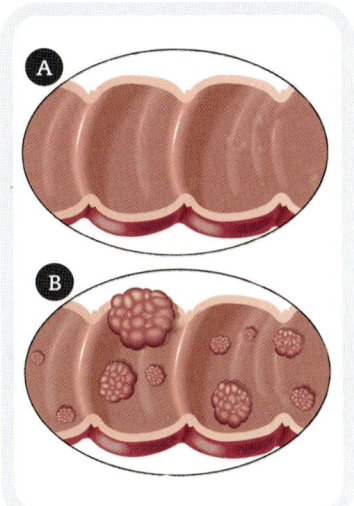

Fig. 8.18.
Colon sano (A) y
colon con cáncer (B).

>> Cáncer colorrectal

El cáncer colorrectal (CCR) es la segunda causa de muerte por cáncer en España, tanto para los hombres como para las mujeres. La mayor parte de las personas afectadas son mayores de 50 años.

Las manifestaciones clínicas son poco específicas y algunas personas no las presentan hasta que la enfermedad está muy avanzada. Las más comunes son el dolor abdominal, las rectorragias y las melenas.

El tratamiento combina diferentes abordajes: radioterapia, quimioterapia e intervención quirúrgica. La supervivencia a los cinco años depende fundamentalmente de la extensión del tumor en el momento del diagnóstico y de la edad de la persona afectada.

El cáncer colorrectal es uno de los que se pueden diagnosticar precozmente, es decir, antes de que haya manifestaciones clínicas.

El diagnóstico precoz incrementa notablemente la probabilidad de supervivencia y reduce el riesgo de complicaciones y de secuelas. Para conseguirlo, se realizan pruebas de *screening* o cribado a la población de mayor riesgo (a partir de los 50). La prueba consiste en el estudio de una muestra de heces.

>> Hepatitis

La hepatitis es una inflamación del hígado. Las hepatitis pueden llevar a necrosis en algunas zonas del hígado, insuficiencia hepática o incluso cáncer de hígado.

Las causas de hepatitis pueden ser muy diversas: acción de fármacos o tóxicos, alteraciones genéticas, traumatismos, enfermedades autoinmunes o infecciones por virus, bacterias o parásitos.

Puesto que el hígado tiene muchas funciones, las manifestaciones de una hepatitis son digestivas, pero también de otros tipos, como dolor muscular y articular, dolor de cabeza o fotofobia.

Un síntoma clásico de las hepatitis es la ictericia, que se debe a un exceso de bilirrubina en el organismo causado por la incapacidad del hígado para eliminarla.

La inflamación del hígado en una hepatitis puede ser aguda o crónica, y se definen:

- **Hepatitis aguda**. El curso es más o menos rápido.

- **Hepatitis crónica**. La enfermedad perdura y se agrava con el tiempo. Las hepatitis crónicas suelen acabar provocando una cirrosis.

> Hepatitis vírica

Una de las causas de hepatitis es la infección por virus de la hepatitis. Los hay de varios tipos, que provocan distintas clases de hepatitis:

- **Hepatitis A**. Está causada por el virus de la hepatitis A (VHA). Se transmite casi exclusivamente por vía fecal-oral, por el contacto directo entre personas o mediante las aguas residuales o los alimentos y bebidas contaminadas.

  Causa una afectación aguda y leve.

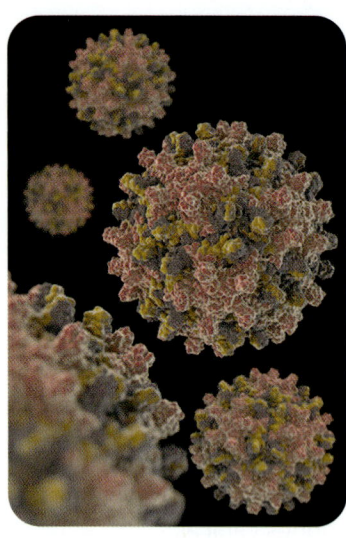

Fig. 8.19.
Virus de la hepatitis B.

- **Hepatitis B**. La causa el virus de la hepatitis B (VHB). Aproximadamente el 1% de las personas adultas están infectadas por él. Se transmite a través de sangre, esperma, flujo vaginal, leche materna, etc. Sus manifestaciones son más graves y más duraderas que las de la hepatitis A, con complicaciones frecuentes, que llegan a causar la muerte del 10 o 20% de las personas infectadas. Existe una vacuna, que protege a más del 95% de las personas adultas inmunocompetentes y que tiene pocos efectos adversos.

- **Hepatitis C**. La infección por el virus de la hepatitis C (VHC) tiene un mecanismo de transmisión similar al de la hepatitis B, pero un riesgo más alto de llevar a hepatitis crónica, a cirrosis o a cáncer de hígado. La sufren del 2 al 3% de las personas adultas y en particular el 80% de las toxicómanas.

- **Hepatitis D**. La infección se debe al virus de la hepatitis D (VHD), un virus que tiene la particularidad de que para replicarse necesita que esté presente el VHB. Aproximadamente el 5% de las personas con infección crónica por VHB también están infectadas por el VHD.

» Cirrosis

La cirrosis es un daño progresivo e irreversible en el hígado, con cicatrizaciones en el tejido hepático (fibrosis) y formación de estructuras anómalas (nódulos). Todo esto lleva a un fallo progresivo en las funciones hepáticas, de pronóstico grave. El tratamiento se dirige a evitar o controlar las complicaciones derivadas del fallo hepático.

La cirrosis se produce como fase final de una enfermedad hepática crónica. En el 35% de los casos, la enfermedad crónica que deriva en cirrosis es una hepatitis vírica (mayoritariamente por VHC), pero el 60% las ha causado el consumo de alcohol.

*¡**Tenlo** en cuenta!*

Sufren cirrosis el 20% de las personas alcohólicas con consumo intenso, generalmente hombres de más de 40 años.

» Pancreatitis

La pancreatitis es una inflamación del páncreas. La causa más común es la activación de los enzimas pancreáticos en el propio páncreas, algo que puede ocurrir debido a la presencia de cálculos biliares, alcoholismo, fibrosis quística, consumo de algunos medicamentos, enfermedades autoinmunes, algunas infecciones, etc.

- **Pancreatitis aguda**. La enfermedad aguda aparece de repente y generalmente desaparece en pocos días con tratamiento.

- **Pancreatitis crónica**. La pancreatitis crónica empeora con el tiempo y lleva a una lesión permanente del páncreas. Las personas que la padecen deberán seguir una dieta especial y tomar enzimas el resto de su vida.

La inflamación causa un dolor intenso en la parte superior del abdomen, náuseas y vómitos, pérdida de peso debido a que la falta de enzimas impide que se complete la digestión, y esteatorrea porque quedan lípidos sin digerir que se eliminan con las heces.

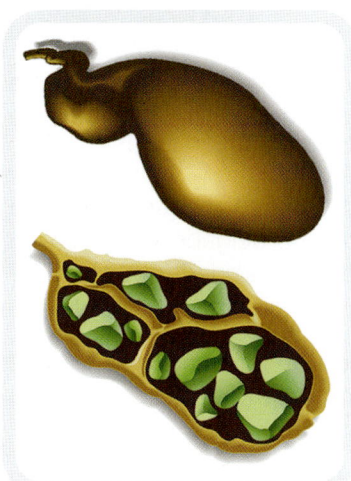

Fig. 8.20.
Los cálculos se forman en la vesícula biliar; con la secreción de bilis pueden ser arrastrados y obstruir los conductos.

>> Colelitiasis

La colelitiasis es la presencia de cálculos en las vías biliares, especialmente en la vesícula biliar. Los cálculos son pequeñas piedras o cristales que se forman cuando algunas sustancias en la bilis se endurecen. Pueden causar inflamación de la vesícula biliar o incluso obstruir los conductos biliares. La obstrucción de los conductos provoca cólicos biliares, que son fuertes dolores abdominales, y otros signos como fiebre, náuseas, vómitos, etc.

*¡**Tenlo** en cuenta!*

El 12% de las personas adultas sufren colelitiasis, aunque es más frecuente en las mujeres y en personas de mayor edad. Algunos factores predisponentes son: una dieta hipercalórica y rica en colesterol, la obesidad, la diabetes o los antecedentes familiares de la enfermedad.

8.3.3. Trastornos en la nutrición

Las enfermedades digestivas pueden tener consecuencias en todo el organismo debido a una digestión o absorción inadecuada de nutrientes (*síndrome de malabsorción*). Otro tipo de trastornos que es interesante destacar son las *intolerancias* alimentarias.

>> Síndrome de malabsorción

El síndrome de malabsorción es la dificultad para absorber los nutrientes provenientes de los alimentos. Las causas pueden ser muy diversas:

- Enfermedades o alteraciones del aparato digestivo.

- Déficit de uno o varios de los muchos enzimas digestivos.

- Algunas enfermedades sistémicas, como diabetes, enfermedades tiroideas, sida, etc.

- Medicamentos que lesionen la mucosa intestinal o que bloqueen la absorción de algún nutriente.

La malabsorción provoca distensión abdominal, cólicos, gases, diarrea crónica, etc. El tratamiento dependerá de la causa del trastorno.

>> Intolerancias alimentarias

Las intolerancias alimentarias son trastornos debidos a la incapacidad del organismo para digerir o metabolizar correctamente algún nutriente. Un ejemplo es la intolerancia a la lactosa, que se debe a la falta del enzima lactasa y que provoca síntomas digestivos si la persona toma leche (que contiene lactosa). La mayoría de las intolerancias se controlan evitando el consumo de alimentos que contengan el nutriente que no se puede digerir o metabolizar.

*¡**Tenlo** en cuenta!*

Las alergias alimentarias son reacciones de hipersensibilidad causadas por sustancias presentes en algún alimento, que actúan como alérgeno El consumo de un alimento que contenga esa sustancia provoca una respuesta inadecuada del sistema inmunitario.

❯ Enfermedad celíaca

La enfermedad celíaca o celiaquía es una enfermedad autoinmune que provoca una intolerancia total y permanente al gluten, un componente proteico de la semilla de muchos cereales.

Cuando una persona con celiaquía consume alimentos que contienen gluten se produce una inflamación en su intestino delgado y una atrofia de las vellosidades intestinales, lo cual reduce su capacidad para absorber los nutrientes.

Los síntomas varían según la pérdida de superficie intestinal que se haya producido. Pueden ser diarrea crónica, síndrome de malabsorción, pérdida de peso, deficiencias nutricionales, anemia ferropénica, etc.

La enfermedad se detecta entre los 4-7 meses de edad, al introducir el trigo en la dieta. No hay curación, pero la enfermedad se puede mantener bajo control eliminando el gluten de la dieta durante el resto de la vida.

Fig. 8.21.
La presencia de gluten en el intestino de una persona con enfermedad celíaca provoca la atrofia de sus vellosidades intestinales.

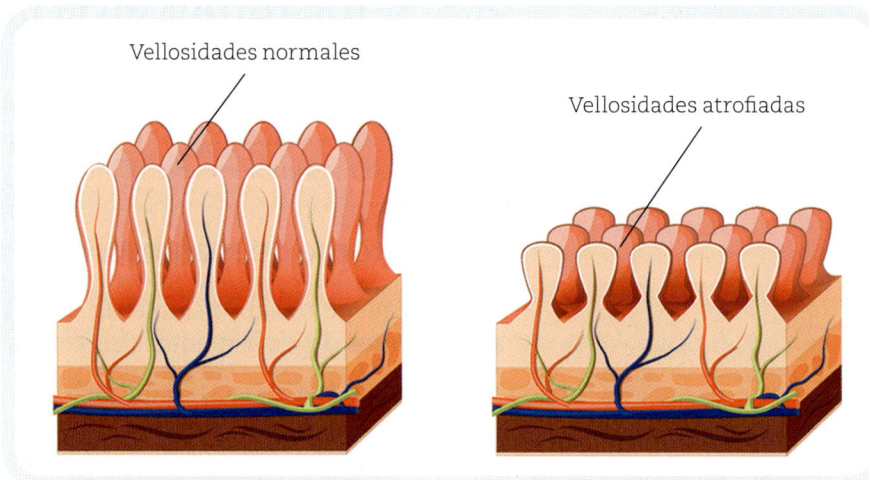

Vellosidades normales

Vellosidades atrofiadas

Actividades

21. Define: *pirosis, cólico, esteatorrea, rectorragia, náuseas y acolia.*

22. *Helicobacter pylori* es una bacteria que causa enfermedades digestivas. En relación con ella, responde:

   a) ¿La presencia de esta bacteria en el organismo determina que se producirá una enfermedad? Explica tu respuesta.

   b) ¿Todas las úlceras pépticas las causa esta bacteria?

   c) Describe las manifestaciones más comunes de la enfermedad gástrica que puede causar esta bacteria.

23. El cáncer colorrectal (CCR) es uno de los pocos que se pueden diagnosticar precozmente. Explica qué es un diagnóstico precoz y di cómo de denominan las pruebas diagnósticas que se realizan en estos casos. ¿Qué tipo de prueba se realiza para el diagnóstico precoz del CCR?

24. ¿Cuál es el tipo de hepatitis viral más grave? ¿Existe vacuna para prevenirla?

25. Explica qué es la cirrosis y qué consecuencias puede tener.

26. Di en qué patología será lógico pensar si hay:

   a) Esteatorrea.   c) Ictericia.

   b) Cólicos.   d) Pirosis.

27. Explica qué diferencia hay entre una intolerancia alimentaria y una alergia alimentaria.

*Para **saber más***

Enfermedades relacionadas con la alimentación: obesidad, anorexia nerviosa y bulimia

En esta actividad vamos a centrarnos en enfermedades alimentarias asociadas a conductas y hábitos incorrectos, concretamente la *obesidad*, la *anorexia nerviosa* y la *bulimia*.

> La **obesidad** se define como el exceso de grasa corporal. Principalmente en los países ricos, pero también en los pobres, es cada año más frecuente y tiene unas consecuencias devastadoras para la salud. Cada día hay más personas obesas y se calcula que en veinte años se doblará el porcentaje de población que lo es.
>
> En cierta forma, es una epidemia semejante a la del consumo de tabaco, porque está estimulada por la publicidad y porque a la gente le cuesta darse cuenta de sus efectos perjudiciales.

> La anorexia nerviosa y la bulimia son trastornos de la conducta alimentaria, generados especialmente por estereotipos de estética que asocian la delgadez con la belleza.
>
> - La **anorexia nerviosa** es una enfermedad en la que la persona mantiene su peso por debajo del mínimo saludable para su edad y su talla, principalmente mediante un rechazo de los alimentos, pero también vomitándolos, haciendo ejercicio en exceso o con una combinación de las tres cosas.
> - La **bulimia** es un trastorno de la regulación de la ingestión alimentaria, con episodios repetidos de ingestión masiva de alimentos (atracones) seguidos de métodos compensatorios inapropiados para evitar engordarse, de los cuales el más común es el vómito inducido.
>
> Afectan especialmente a chicas adolescentes, sin destacarse diferencias de frecuencia por clase social ni por la pertenencia a los medios urbano o rural.

Realizaréis este trabajo en grupos de dos o tres personas, siguiendo estas indicaciones:

- Definiréis el concepto de peso ideal desde la perspectiva de la salud y no por criterios estéticos.
  - Aprenderéis a calcularlo a partir del índice de masa corporal (IMC) u otros criterios aceptados.
  - Interpretaréis los resultados: peso ideal, niveles por debajo del peso ideal, niveles por encima (sobrepeso y obesidad).
- Cada grupo elegirá una de las enfermedades y profundizará en su estudio a partir de las indicaciones siguientes:
  - Descripción de las causas y los factores de riesgo de la enfermedad.
  - Descripción de sus manifestaciones.
  - Descripción de sus posibles complicaciones y el pronóstico.
  - Aspectos preventivos de la enfermedad.
  - Tratamiento de la enfermedad.
- Toda esta información la sintetizaréis en un *dossier* o una presentación en formato electrónico, y la entregaréis a vuestro profesor o profesora.

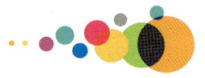

9 El aparato urinario

Unidad didáctica

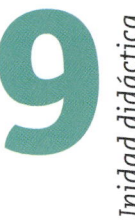

▶

Antes de empezar...

- ¿Cómo se relacionan el aparato urinario y el sistema circulatorio?
- Cita algunas estructuras anatómicas que formen parte del aparato urinario.

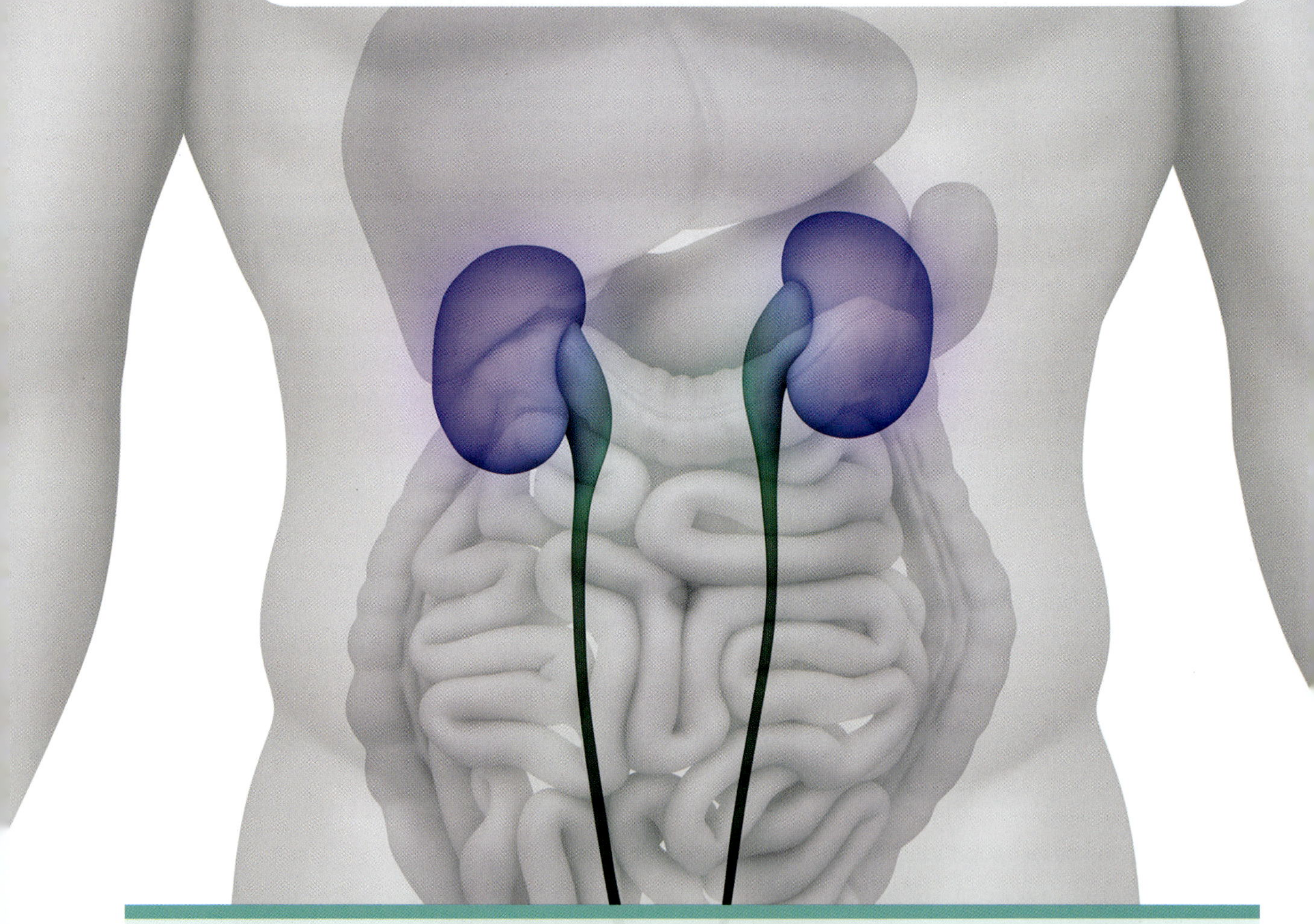

La eliminación de sustancias de desecho

Las sustancias de desecho que produce el organismo se expulsan al exterior por medio de la **excreción**. La excreción se realiza mediante distintos aparatos y sistemas. El aparato respiratorio expulsa dióxido de carbono (espiración), el aparato digestivo expulsa sustancias no digeridas (defecación) y la piel elimina sales y agua (traspiración). Pero hay un aparato cuya función es exclusivamente la excreción: el aparato urinario.

El **aparato urinario** está formado por dos órganos especializados en la filtración de la sangre para retirar de ella sustancias de desecho y conductos mediante los cuales estas sustancias se expulsan del organismo.

9.1. Anatomía del aparato urinario

El aparato urinario está formado por dos *riñones*, que filtran la sangre para extraer de ella las sustancias de desecho, una «bolsa» que almacena la orina (*vejiga urinaria*) y una serie de *conductos* que conectan estas estructuras entre sí y con el exterior.

Fig. 9.1.
Estructuras del
aparato urinario.

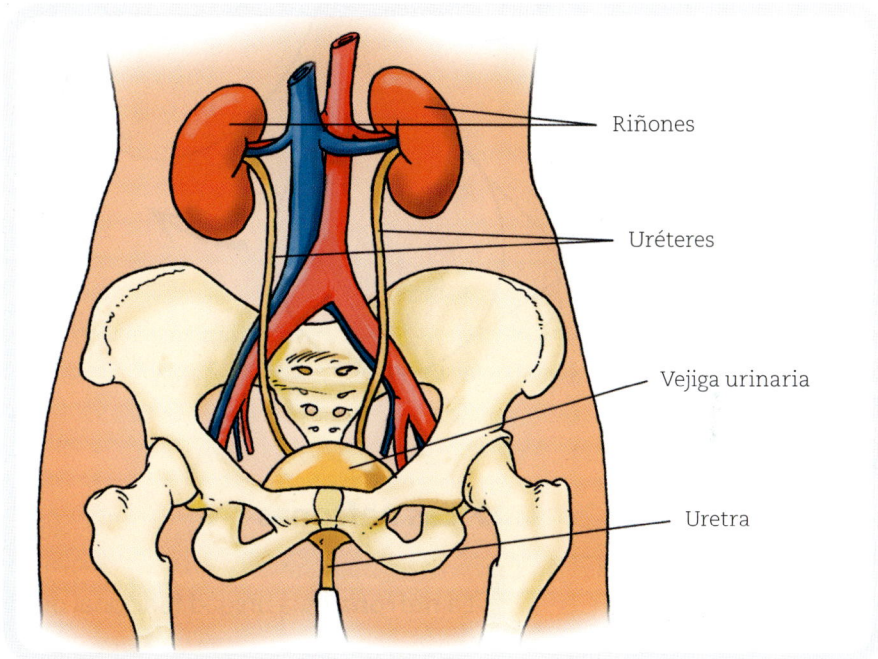

Riñones

Uréteres

Vejiga urinaria

Uretra

9.1.1. Los riñones

Los riñones son dos órganos con forma de alubia, de unos 12 cm de largo y unos 140 g de peso. Están situados por debajo del diafragma, a cada lado de la columna vertebral, en la transición entre sus porciones dorsal y lumbar.

En la cara medial de cada riñón está el **hilio renal**, una depresión en la cual se encuentran la entrada de la arteria renal y las salidas de la vena renal y del uréter.

➤➤ Estructura interna

En una sección de un riñón a lo largo del eje frontal, distinguimos tres zonas a simple vista:

- **Cápsula renal**. Es una capa de tejido conjuntivo fibroso que recubre el riñón.

- **Zona cortical**. Tiene un color más amarillento y aspecto granuloso. Forma una capa debajo de la cápsula renal, que tiene prolongaciones hacia la zona del hilio (columnas renales).

- **Zona medular**. Está dividida en secciones por las columnas renales; estas secciones se denominan **pirámides renales**. En la base de cada una de ellas hay una zona denominada **papila renal**. Todas las papilas van confluyendo para formar la **pelvis renal**, de donde sale el **uréter**.

¡*Tenlo* en cuenta!

Encima de cada riñón se observa un pequeño órgano de forma triangular. Son las **glándulas suprarrenales o adrenales**, glándulas endocrinas que secretan hormonas como la aldosterona, el cortisol, la corticosterona y la cortisona.

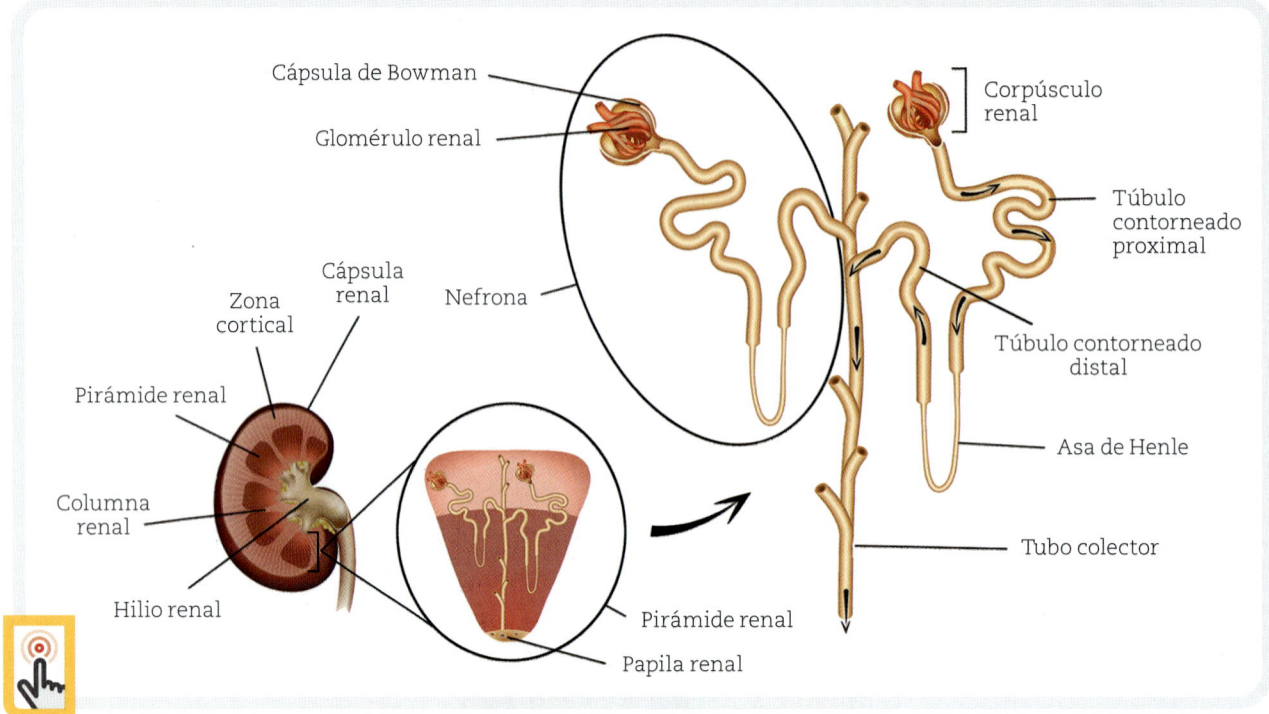

Fig. 9.2.
Anatomía del riñón.

>> Las nefronas

La **nefrona** es la unidad funcional del riñón.

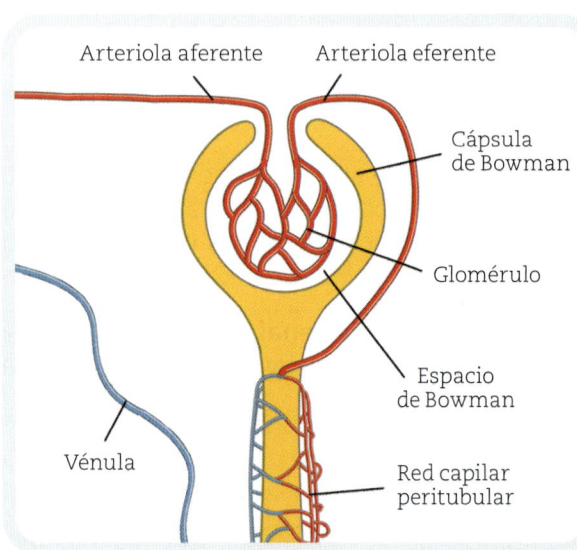

Fig. 9.3.
Corpúsculo renal.

Cada riñón contiene más de un millón de nefronas, y cada una de ellas está formada por un *corpúsculo renal* y el *sistema tubular*.

- El **corpúsculo renal o de Malpighi**. Es una estructura de forma redondeada que se sitúa en la zona cortical del riñón. Está formada por:
  - La **cápsula de Bowman**, que es el recubrimiento externo.
  - El **glomérulo**, en el interior. Es una especie de ovillo que se forma a partir de una arteriola procedente de la arteria renal. La arteriola de entrada se denomina arteriola **aferente** y la de salida, **eferente**.
  - El **espacio de Bowman**, que es el que queda entre el glomérulo y la cápsula.

- El **sistema tubular**, cuyas paredes son la continuación de la cápsula de Bowman. Consta de:
  - El **túbulo contorneado proximal**, que es la primera porción.
  - El **asa de Henle**, con dos ramas: la ascendente y la descendente. Esta sección penetra en la zona medular del riñón.
  - El **túbulo contorneado distal**, que desemboca en un **tubo colector**.

El sistema tubular está envuelto externamente por una red capilar formada a partir de la arteriola eferente (**red capilar peritubular**). Esta red confluye para formar una vénula, que finalmente desemboca en la vena renal.

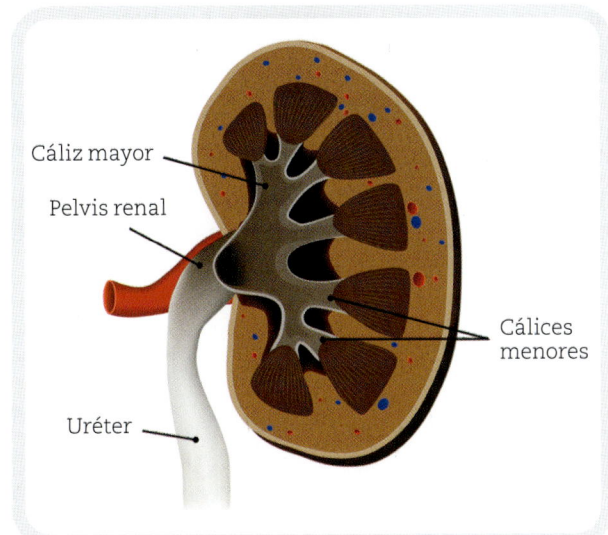

Cáliz mayor

Pelvis renal

Cálices menores

Uréter

Fig. 9.4.
Formación del uréter por confluencia de los distintos sistemas tubulares.

Los sistemas tubulares de las nefronas van confluyendo hasta desembocar en el uréter:

- Los túbulos contorneados distales de varias nefronas desembocan en **tubos colectores**.

- Los tubos colectores de cada pirámide renal desembocan en la **papila renal** correspondiente.

- Varias papilas convergen para formar un **cáliz renal menor**.

- Cada dos o tres cálices renales menores convergen para formar un **cáliz mayor**.

- Ya en la zona del hilio, todos los cálices desembocan en la **pelvis renal**, que se continúa con el **uréter**.

9.1.2. Las vías urinarias

Las vías urinarias están formadas por los dos *uréteres*, la *vejiga urinaria* y la *uretra*.

» Los uréteres

Los uréteres son dos conductos de unos 25 cm de longitud, uno en cada riñón.

Los uréteres llevan la orina desde la pelvis renal hasta la vejiga urinaria, a la que se unen por su cara posterior.

» La vejiga urinaria

La vejiga recibe la orina de los dos uréteres y la expulsa por la uretra.

Está situada en la parte inferior del abdomen, en la cavidad pélvica, entre el pubis y el recto; en las mujeres, el útero o matriz se interpone entre la vejiga y el recto.

Es una bolsa de paredes musculosas, que almacena la orina hasta que llega el momento de su evacuación.

Su pared está formada por varias capas entrecruzadas de músculo liso, llamadas en conjunto **músculo detrusor**; su contracción provoca la micción. En la salida de la uretra hay un anillo de músculo liso (involuntario): el **esfínter uretral interno**.

» La uretra

La uretra es un tubo corto, que comienza en la cara inferior de la vejiga urinaria y comunica esta con el exterior.

En su inicio, a continuación del esfínter uretral interno, se encuentra el **esfínter uretral externo**. Este esfínter es de músculo estriado y, por tanto, de contracción voluntaria.

El orificio terminal de la uretra, por donde se evacua la orina, es el **meato urinario**.

Hay diferencias anatómicas entre la uretra de mujeres y hombres:

- La **uretra femenina**. Tiene de 3,5 a 5 cm de largo y está casi unida a la pared anterior de la vagina. El meato urinario se abre entre los labios menores, por delante de la vagina.

- La **uretra masculina**. Es mucho más larga: tiene de 15 a 20 cm y sigue un trayecto en S. En su primer tramo atraviesa la próstata y luego continúa, por el interior del pene, hasta al meato urinario.

Fig. 9.5.
Aparato urinario en el hombre y en la mujer.

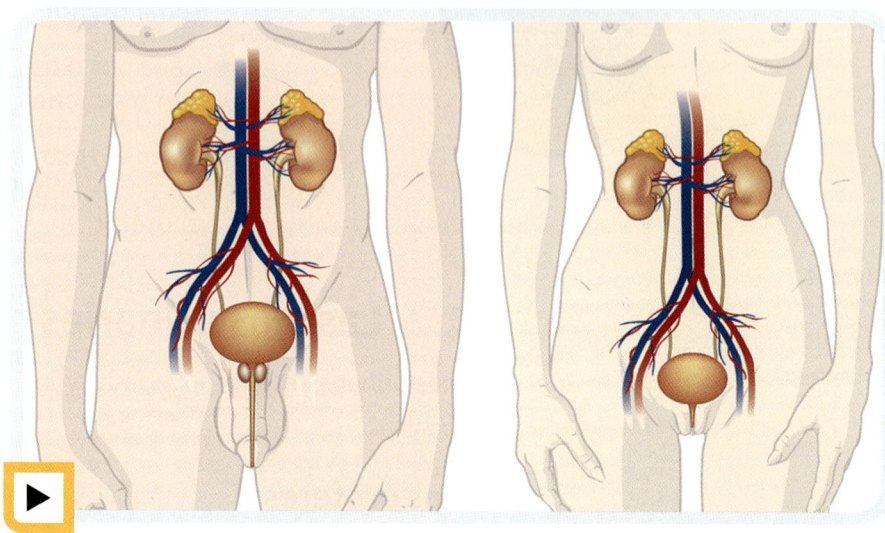

Actividades

1. Explica qué es la excreción y cita las principales vías por las que el organismo realiza esta función.

2. Describe las tres zonas que se observan a simple vista en la sección de un riñón a lo largo del eje frontal. Di qué nombre recibe cada una de ellas.

3. Dibuja el esquema de una nefrona y nombra sus componentes.

4. Di cuál es el nombre de cada una de las estructuras marcadas en la siguiente imagen:

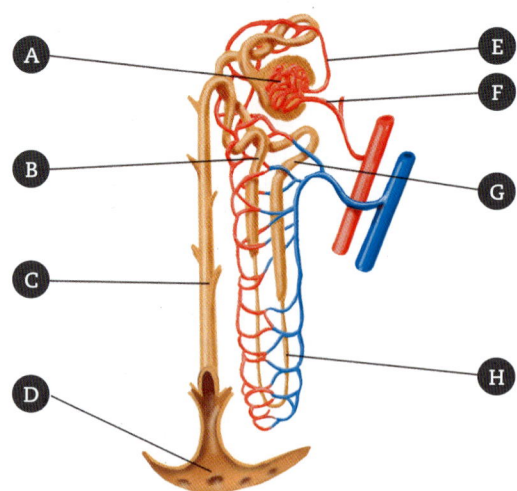

5. ¿Qué es la red peritubular? Explica de qué arteria procede, en qué vena desemboca y qué función tiene.

6. Describe las estructuras musculares que hay entre la vejiga urinaria y la uretra. Di qué nombre reciben y de qué tipo de músculo está formada cada una de ellas.

7. Señala las diferencias entre los aparatos excretores masculino y femenino.

9.2. Fisiología del aparato urinario

La eliminación de orina como mecanismo de *excreción* es una de las funciones del aparato urinario, pero no la única. Otras funciones destacadas son la *regulación del medio interno*, la *regulación de la tensión arterial*, la *regulación del hematocrito* y la *activación de la vitamina D*.

9.2.1. La excreción

En los riñones se realiza un «filtrado» de la sangre para retirar sustancias de desecho de ella. El producto resultante es la orina, que sale por los uréteres hacia la vejiga urinaria, donde se almacena. Finalmente, es expulsada a través de la uretra mediante la micción.

›› La depuración de la sangre

El proceso se desarrolla en tres fases:

- **Filtración**. La sangre llega al riñón por la arteria renal y sus ramificaciones hasta llegar a una arteriola eferente y un glomérulo. Durante la circulación por el glomérulo, agua y moléculas de pequeño tamaño presentes en la sangre se filtran hacia el espacio de Bowman.

- **Reabsorción**. La sangre sale del glomérulo por la arteriola eferente y circula por la red capilar peritubular. El agua y las moléculas filtradas, por su parte, penetran en el sistema tubular y circulan por él.

  En esta fase se devuelven a la sangre algunas moléculas que han atravesado por filtración en el glomérulo, pero que son necesarias para el organismo.

- **Excreción activa**. Finalmente, en el sistema tubular se produce una excreción activa de moléculas desde los capilares hacia los conductos. Son moléculas que se deben eliminar, pero que no han podido atravesar por filtración.

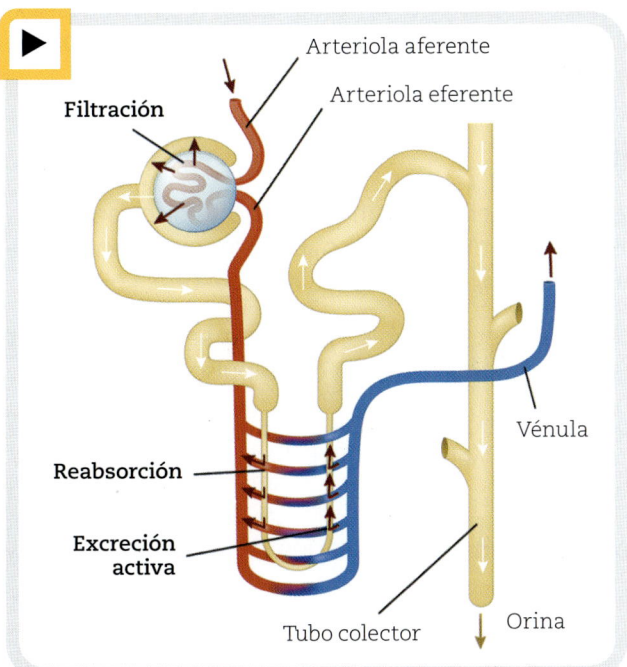

Una vez finalizado este proceso, la sangre depurada sale de la nefrona por una vénula, que va hacia la vena renal. Las venas renales derecha e izquierda desembocarán en la vena cava inferior.

Por su parte, el contenido del sistema tubular de la nefrona, que ya es **orina**, desemboca en un tubo colector y sigue avanzando por los distintos conductos renales hasta salir del riñón por el uréter.

La orina está formada mayoritariamente por agua. También contiene sales minerales y moléculas orgánicas. Entre estas últimas, destaca la **urea**, que es un producto de desecho procedente del metabolismo de las proteínas.

Fig. 9.6.
Proceso de depuración de la sangre.

›› La micción

La orina se almacena en la vejiga urinaria. Cuando esta se llena, unos receptores detectan la distensión de sus paredes y envían los impulsos a:

- La **médula sacra**. Allí se pone en marcha un acto reflejo nervioso que contrae el músculo detrusor de la vejiga y relaja el esfínter uretral interno.

- El **cerebro**. El impulso nervioso recibido desde los receptores de la pared vesical es interpretado por el cerebro como la necesidad de orinar.

Como ocurre con la defecación, el reflejo de evacuación puede ser detenido por los centros nerviosos encefálicos, mediante la contracción voluntaria del esfínter uretral externo.

9.2.2. La regulación del medio interno

El componente mayoritario del cuerpo humano es el agua. El porcentaje que supone el agua sobre el peso total varía con la edad: al nacer está cerca del 75% y después se va reduciendo. Se estima que el promedio en las personas adultas es de aproximadamente el 60%.

En el interior del cuerpo, esta agua está repartida en dos compartimentos:

- El **líquido intracelular**, que supone 2/3 del total. Se encuentra dentro de las células.

- El **líquido extracelular**. Está fuera de las células. Puede estar dentro de los vasos sanguíneos, formando el plasma (**líquido intravascular**) o bien en los espacios intercelulares (**líquido intersticial**).

Para que el transporte de sustancias a nivel celular funcione correctamente es necesario que se mantengan ciertos gradientes de concentración entre el interior y el exterior de la célula, y que algunos parámetros se encuentren dentro de un margen de valores correctos: pH, presión osmótica, cantidad de agua, etc.

El aparato renal juega papel importante en todas estas regulaciones. Explicaremos brevemente su función en la regulación del *equilibrio iónico*, del *equilibrio hídrico* y de la *tensión arterial*.

›› Equilibrio iónico

Muchas sustancias presentes en el organismo humano se disocian en forma de iones, ya que están en un medio acuoso. Estos iones tienen funciones esenciales para la vida, como, por ejemplo:

- Los iones de calcio son imprescindibles para que se produzcan las contracciones musculares y la transmisión del impulso nervioso.

- Los iones de sodio y de potasio forman parte de un sistema que mantiene el gradiente de solutos y el potencial de las membranas citoplasmáticas.

- Los iones de sodio intervienen en la regulación de la presión arterial y de la volemia.

- Los iones de hierro que forman parte de la hemoglobina son imprescindibles para el transporte de oxígeno.

¡Tenlo en cuenta!

La homeostasia es el conjunto de mecanismos que el organismo utiliza para mantener el equilibrio de su medio interno. El aparato urinario desempeña un papel destacado en la homeostasia.

Para que todas las funciones del organismo se desarrollen normalmente es necesario que en cada zona haya concentraciones adecuadas de los iones necesarios y que las cargas eléctricas también sean las correctas.

Por la orina se pueden retirar más o menos iones del plasma, y de esta forma se regula su concentración en la sangre y en el medio interno.

A partir del mismo mecanismo, el aparato urinario participa también en la **regulación del pH**, retirando más o menos hidrones (iones de hidrógeno) del plasma.

Muchas reacciones metabólicas y secreciones requieren que el pH del medio esté dentro de unos límites determinados; si es demasiado alto (básico) o bajo (ácido), los mecanismos fisiológicos no funcionan correctamente.

La regulación de la cantidad de hidrones que se eliminan con la orina es uno de los mecanismos que utiliza el organismo para mantener el pH de la sangre y el medio interno en unos márgenes adecuados.

❯❯ Equilibrio hídrico

En las nefronas se reabsorbe más o menos agua dependiendo de las necesidades, para que el volumen de líquido circulante (**volemia**) se mantenga dentro de unos valores adecuados. Si hay poco o demasiado líquido, el aparato cardiovascular no puede funcionar correctamente.

Cuando hay demasiado líquido en el organismo, este produce más volumen de orina para eliminar el líquido sobrante.

Cuando, por el contrario, falta líquido, se reduce el volumen de orina y se activa la sed, es decir, la sensación de necesitar ingerir líquidos.

❯❯ La tensión arterial

El aparato urinario participa en la regulación de la tensión arterial por varios mecanismos:

- El mecanismo de regulación de la volemia. Si se elimina mucho líquido con la orina se reduce la tensión; si se elimina poco, en cambio, se mantiene o se incrementa la tensión.

- La regulación de la cantidad de iones sodio que se elimina con la orina. Si se eliminan más iones se reduce la tensión.

- La síntesis, por parte de algunas células renales, de un enzima denominado **renina**. Cuando hay hipotensión este enzima activa un sistema (sistema renina-angiotensina) que contribuye a recuperar la volemia y la tensión.

Las células que secretan la renina son las células yuxtaglomerulares y están situadas alrededor de la arteriola aferente de cada nefrona.

¡**Tenlo** *en cuenta!*

El pH normal de la sangre humana está entre 7,38 y 7,42.

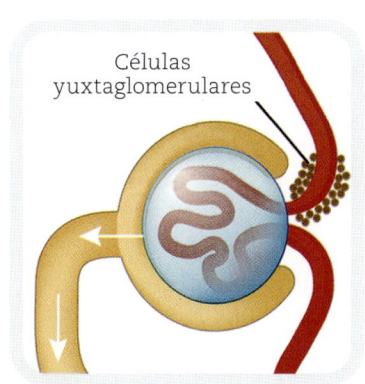

Células yuxtaglomerulares

Fig. 9.7.
Las células yuxtaglomerulares secretan renina.

¡**Tenlo** *en cuenta!*

Una de las vías para controlar la hipertensión es la administración de medicamentos diuréticos. Son medicamentos que hacen aumentar el volumen de orina expulsado, con lo cual logran reducir la tensión.

9.2.3. La regulación del hematocrito

Algunas células renales sintetizan un tipo de citocina que se denomina **eritropoyetina (EPO)** y que controla algunos procesos hematopoyéticos de la médula ósea.

*¡**Tenlo** en cuenta!*

Las citocinas son proteínas que actúan, mayoritariamente, como mediadores entre células linfoides, células inflamatorias o células hematopoyéticas. En la Unidad didáctica 12 haremos referencia a ellas.

*¡**Tenlo** en cuenta!*

El hematocrito es el porcentaje del volumen total de la sangre que corresponde a los hematíes.

Cuando el riñón percibe que hay un descenso de la concentración de eritrocitos en la sangre libera EPO. La EPO circula por la sangre hasta la médula ósea, donde estimula la producción de eritrocitos.

Esta función del riñón explica por qué las personas que sufren una insuficiencia renal crónica presentan además una anemia crónica grave.

9.2.4. La activación de la vitamina D

La vitamina D realiza funciones relacionadas con el metabolismo del calcio y la mineralización del hueso.

Esta vitamina se puede obtener a partir de los alimentos, aunque mayoritariamente se produce en la piel por acción de la exposición a la luz solar.

Pero la vitamina D, tanto la que procede de los alimentos como la sintetizada en la piel, debe metabolizarse para convertirse en una forma activa. Este proceso se realiza en dos pasos:

1. En el hígado, la D2 o la D3 (según la procedencia) se convierte en **calcidiol**. Esta molécula puede almacenarse en el hígado.

2. En el riñón, el calcidiol se convierte en **calcitriol**, que es la forma activa de la vitamina D.

Documento 9.1

La vitamina D y el calcio

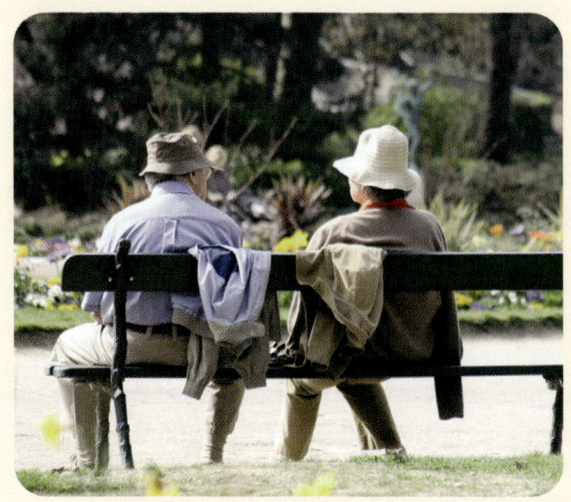

El cuerpo necesita vitamina D para absorber el calcio. Sin suficiente vitamina D se puede causar una absorción insuficiente del calcio de la dieta. En esa situación, el cuerpo obtiene el calcio que necesita del existente en el esqueleto, lo que debilita el material óseo y evita que se forme material óseo nuevo y fuerte. Se puede obtener vitamina D de dos maneras: por la piel y de la dieta. La vitamina D se produce naturalmente en el cuerpo después de exponerse a la luz del sol. Exponerse al sol durante quince minutos es más que suficiente para producir y almacenar toda la vitamina D que se necesita. El consumo necesario de vitamina D puede obtenerse también de suplementos o alimentos ricos en esta vitamina, como yemas de huevo, pescado de agua salada e hígado.

Extraído de portalfarma.com

Actividades

8. Explica la relación que existe entre la sangre y la orina.

9. Explica, siguiendo los dibujos adjuntos, el proceso de la excreción en el aparato urinario e identifica las diferentes fases.

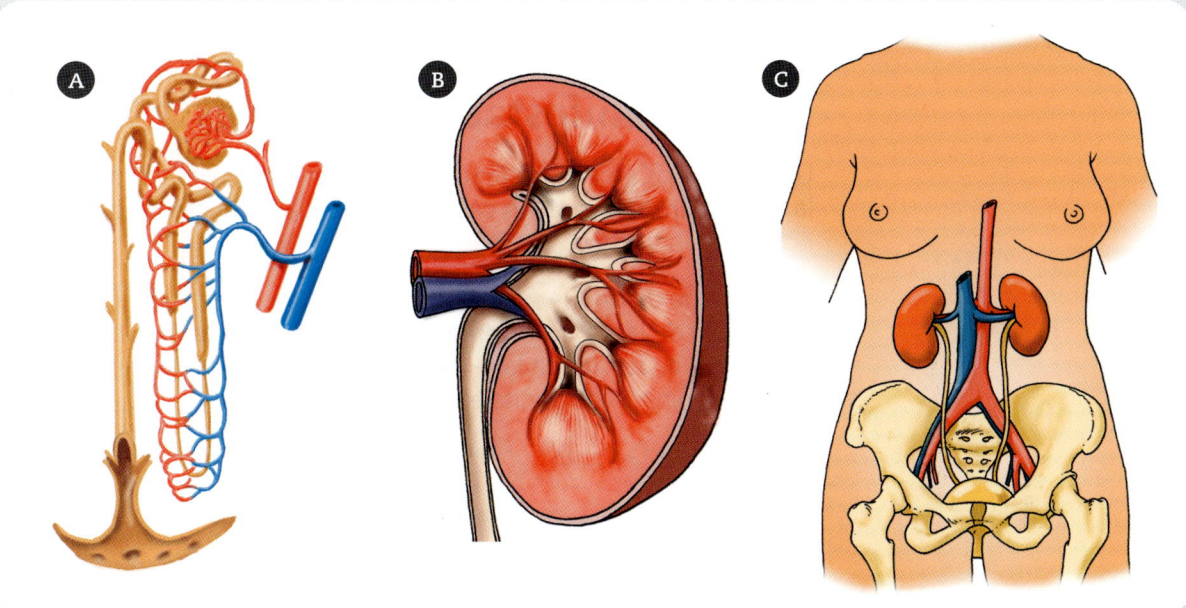

10. Copia en tu cuaderno la tabla siguiente y complétala, indicando las funciones que se llevan a cabo en las distintas estructuras anatómicas:

Estructura anatómica	Función
Corpúsculo renal	------------------------
Túbulo contorneado proximal	------------------------
Asa de Henle	------------------------
Túbulo contorneado distal	------------------------
Túbulo colector	------------------------
Pelvis renal	------------------------
Uréter	------------------------
Vejiga	------------------------
Uretra	------------------------
Esfínter uretral externo	------------------------

11. Explica las similitudes o diferencias que hay entre la defecación y la micción, en cuanto a:

a) Almacenamiento del producto de desecho.

b) Forma de expulsión.

c) Capacidad de retención voluntaria.

12. Explica cómo participa el aparato urinario en la regulación del pH del plasma.

13. Recuerda qué es la volemia y explica cómo interviene el aparato urinario en su regulación.

14. La tensión arterial es un parámetro que está regulado a distintos niveles. Cita tres mecanismos por los cuales el aparato urinario participa en esta regulación.

15. ¿Para qué sirve un medicamento diurético? Busca información sobre cómo actúan.

9.3. Patología del aparato urinario

Las alteraciones del aparato excretor pueden modificar su capacidad para desempeñar sus funciones, lo que puede tener efectos a distintos niveles ya que, como hemos visto, las funciones que tiene este aparato son muy diversas.

9.3.1. Manifestaciones clínicas

Los trastornos en las vías renales provocan una dificultad para el paso de la orina, o incluso pueden causar una obstrucción parcial o total de alguno de los conductos.

El cuadro de dolor que se produce como consecuencia de una obstrucción en el paso de la orina se denomina **cólico nefrítico**. Es un dolor muy intenso, que comienza en la región lumbar y se irradia hacia la fosa ilíaca, la región inguinal y los genitales.

Otras manifestaciones son las *alteraciones de la micción* y las *alteraciones de la orina*.

≫ Alteraciones de la micción

Algunas de las alteraciones más habituales relacionadas con el proceso de micción son las siguientes:

- **Polaquiuria**. Consiste en orinar muy a menudo, pero en pequeñas cantidades. Las causas más comunes son: beber demasiados líquidos, la ansiedad, el embarazo y la infección de las vías urinarias.

- **Retención urinaria**. Es la imposibilidad de orinar. Generalmente es consecuencia de una inflamación uretral que llega a obstruir el conducto.

- **Incontinencia urinaria**. Es la incapacidad que tienen algunas personas para retener la micción. Más adelante la estudiaremos con detalle.

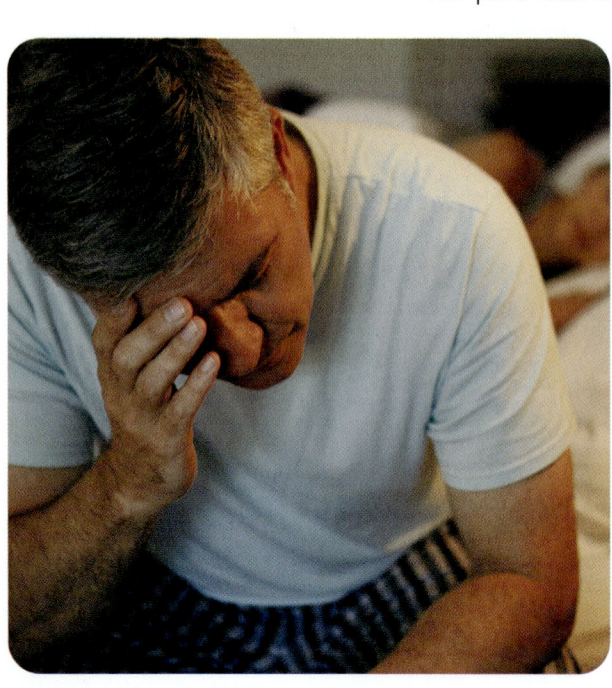

- **Disuria**. Es una micción dolorosa o difícil. La causa suele ser una infección urinaria.

- **Tenesmo vesical**. Sucede cuando la necesidad de orinar no desaparece con la micción. Tras la micción, la persona tiene la sensación de que aún le queda más orina por evacuar. Suele indicar una infección de las vías urinarias.

- **Nicturia**. Es la necesidad de levantarse tres o cuatro veces cada noche a orinar. Esta situación puede tener muchos motivos, desde beber demasiados líquidos hasta tomar diuréticos o bien sufrir una insuficiencia cardiaca, una insuficiencia renal, una hipertrofia prostática, etc.

Fig. 9.8.
La necesidad de levantarse para orinar varias veces cada noche se denomina nicturia.

» Alteraciones de la orina

Muchas de las enfermedades o trastornos de la excreción urinaria se manifiestan con variaciones del aspecto de la orina.

Algunas de las alteraciones más habituales son:

- **Orina muy concentrada**. Es de color ámbar oscuro y olor intenso; el volumen es menor de lo normal. Las causas de esta concentración pueden ser: beber pocos líquidos, sudar mucho, padecer fiebre, vómitos, diarrea, etc.

- **Orina muy diluida**. Es de color amarillo pálido y olor débil; el volumen es mayor de lo normal. Algunas causas de esa dilución son el exceso de líquidos o una diabetes *mellitus*.

- **Orina turbia**. Es una orina que contiene mucha materia orgánica. Los motivos más comunes de turbidez son una infección urinaria y la eliminación de arena de un cálculo.

- **Orina de color rojo vivo**. La causa es la pérdida de sangre con la orina (**hematuria**). El motivo es un sangrado en algún punto del aparato urinario.

- **Orina oscura**. Tiene un color parecido al coñac o a las bebidas de cola (**coluria**). Se presenta en las primeras fases de la ictericia, una alteración del hígado.

- **Orina rosada, rojiza o anaranjada**. Se debe al tratamiento con algunos medicamentos.

- **Orina con olor dulzón**. La orina tiene un olor como de manzana. Se debe a un exceso de acetona en la orina, algo que ocurre en las personas diabéticas o en los niños o niñas que llevan bastantes horas sin comer.

- **Orina con olor de putrefacción**. Suele estar causada por una infección urinaria grave.

» Parámetros relativos a la orina

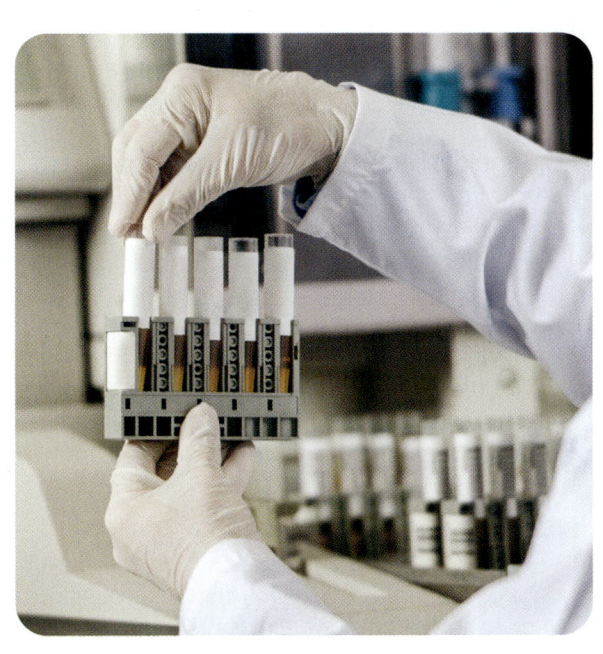

La orina es una de las muestras biológicas que se utiliza con más frecuencia para su análisis clínico, junto con las de sangre.

Puesto que la orina procede de un filtrado de la sangre, el análisis clínico de las sustancias que contiene proporciona información sobre el estado de muchos aparatos y sistemas y, por tanto, del estado general del organismo.

Además de los parámetros que se estudian en los laboratorios de análisis clínicos, hay otros dos que se utilizan de forma cotidiana en distintas disciplinas referentes al cuidado de personas: la *diuresis* y el *balance hídrico*.

Fig. 9.9.
La muestra de orina es una de las muestras biológicas más analizadas.

¡*Tenlo* en cuenta!

La presencia en la orina de sustancias que no debería contener o que están en cantidades superiores a las normales se denomina usando una raíz que informa de la sustancia y el sufijo –uria: hematuria (sangre), proteinuria (proteínas), glucosuria (glucosa), etc.

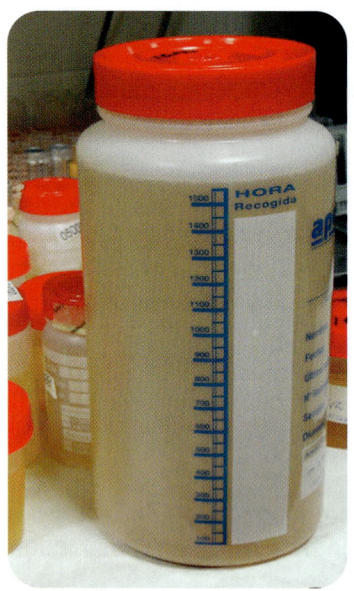

Fig. 9.10.
Recipiente para la toma de una muestra de orina de 24 horas.

. . . .
*¡**Tenlo** en cuenta!*

El organismo necesita recibir entre 2.300 y 2.600 ml de líquidos diariamente y elimina una cantidad similar.

> **La diuresis**

La **diuresis** es el parámetro que mide la cantidad de orina que se elimina en un tiempo determinado (normalmente un día) y valora sus aspectos cualitativos.

Es decir, se miden todas las micciones de un día para conocer el volumen excretado y se observa la orina para observar si hay alguna anormalidad.

El volumen de orina que una persona elimina de lo largo de un día está sobre los 1.500 cm^3. Las alteraciones respecto de este valor normal se denominan:

- **Poliuria**. Volúmenes superiores a los 2.500 ml/día. Las causas más comunes son el exceso de líquidos, la diabetes *mellitus*, la diabetes insípida y diferentes enfermedades renales. Suele acompañarse de polidipsia, que es la toma de enormes cantidades de líquido.

- **Oliguria**. Cuando se evacuan volúmenes inferiores a los 500 ml/día. Si la orina está muy concentrada, su significado es el que hemos explicado. Si no lo está, las causas pueden ser una insuficiencia cardiaca o una insuficiencia renal.

- **Anuria**. Se eliminan menos de 100 cm^3 de orina al día.

> **El balance hídrico**

El **balance hídrico** (BH) es la diferencia entre los volúmenes de líquido que entran en el organismo y los que salen.

El balance hídrico se determina midiendo los volúmenes de líquidos que entran y que salen en 24 horas:

- **Volúmenes que entran**: los de la ingesta oral, los sueros, los líquidos intravenosos, la alimentación parenteral, etc.

- **Volúmenes que salen**: los de la orina, los vómitos, los drenajes, las hemorragias, etc. La orina es la vía por la que sale más volumen de líquidos.

Seguidamente se suman para obtener el total de cada uno, y se resta el volumen de salida al de entrada. El valor resultante es el balance hídrico que, en condiciones de normalidad, debería ser cero.

Si el resultado es positivo significa que el volumen de líquidos que entra es superior al que sale; si es negativo significa que se pierden más líquidos de los que se captan.

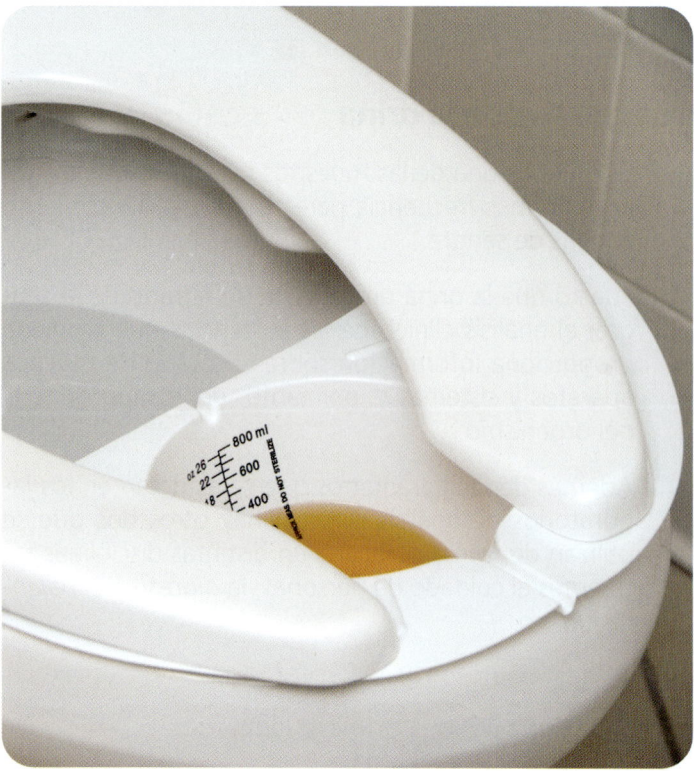

Fig. 9.11.
La orina constituye el volumen más elevado de salida de líquidos el organismo.

9.3.2. Enfermedades del aparato urinario

Algunas de las enfermedades más comunes del aparato urinario son las siguientes: *infecci*ón de las vías urinarias, *litiasis renal* e *insuficiencia renal*. Un trastorno que también es interesante mencionar es la *incontinencia urinaria*.

❯❯ Infecciones de las vías urinarias

> Una **infección de las vías urinarias** (IVU) es una infección que se produce en cualquier zona del aparato urinario.

Lo más frecuente es que sean infecciones ascendentes, es decir, que se inician en el último tramo del tracto urinario y ascienden hasta estructuras más internas. A menudo se trata de una migración de bacterias procedentes de las heces, que pasan por la uretra, la vejiga, el uréter y pueden llegar hasta el riñón.

Estas infecciones se pueden producir en personas de cualquier sexo y edad, pero sobre todo las de las zonas más altas son mucho más frecuentes en las mujeres. La causa es anatómica: la uretra de las mujeres es mucho más corta que la de los hombres, lo que reduce el trayecto que las bacterias deben recorrer.

Estas infecciones provocan inflamación, que según la zona se denomina:

- **Uretritis**: infección en la uretra.

- **Cistitis o infección vesical**: infección en la vejiga.

- **Pielonefritis o infección renal**: infección de uno o dos de los dos riñones.

Los uréteres no suelen ser un punto de infección, aunque sí pueden actuar como zona de paso para que algunos microorganismos lleguen desde la vejiga hasta el riñón.

Algunas manifestaciones habituales en las IVU son: polaquiuria, disuria, tenesmo vesical y alteraciones de la orina (aspecto turbio, olor fuerte y color rosado o amarronado). En las mujeres suelen causar dolor pélvico.

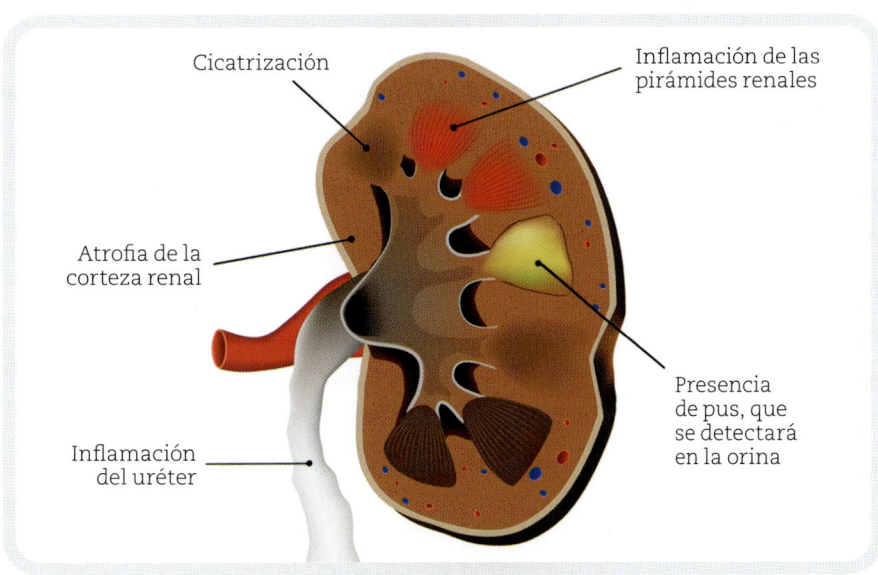

Fig. 9.12.
Riñón con una pielonefritis grave.

>> Litiasis renal

La **litiasis renal**, **urolitiasis** o **nefrolitiasis** consiste en la formación de cálculos (piedras o arena) en las vías urinarias.

Se pueden formar cálculos porque la orina está saturada de sales y estas precipitan; entre el 75 y el 85% de los cálculos están formados por sales de calcio. Los cálculos provocan cólicos nefríticos y si la vía llega a obstruirse el flujo de orina se detiene, con gran riesgo de infección del riñón.

Las personas que más a menudo padecen la litiasis renal son hombres de entre 20 y 55 años.

Fig. 9.13. Los cálculos pueden localizarse en cualquier tramo de las vías urinarias.

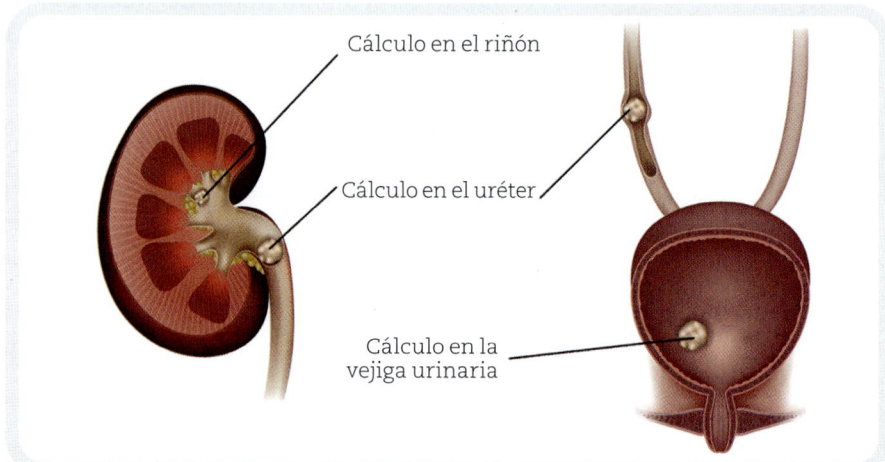

Cálculo en el riñón

Cálculo en el uréter

Cálculo en la vejiga urinaria

>> Insuficiencia renal

La **insuficiencia renal** es la incapacidad de los riñones para cumplir sus funciones.

Como consecuencia se produce una acumulación de agua, de iones y de productos de desecho en el organismo, así como acidificación del pH sanguíneo.

La insuficiencia puede ser *aguda* o *crónica*.

> Insuficiencia renal aguda

Sus causas más comunes son un traumatismo grave, unas quemaduras extensas, una intervención quirúrgica complicada, una infección bacteriana grave o incluso un infarto agudo de miocardio. También la pueden causar algunos antibióticos o la intoxicación con algunos hidrocarburos o metales.

El primer signo de la enfermedad es la oliguria súbita; además, es una orina poco concentrada, en la que se encuentran proteínas y eritrocitos. Al mismo tiempo, el organismo retiene agua, iones y productos de desecho, lo que puede causar edema pulmonar y alteraciones cardiacas.

Las personas que sufren insuficiencia renal aguda son muy propensas a las infecciones y a las gastritis agudas con sangrado, lo cual hace que sea una enfermedad grave.

> **Insuficiencia renal crónica**

La insuficiencia renal crónica es una complicación grave de diferentes enfermedades, entre las cuales las más comunes son la diabetes y la hipertensión arterial. La insuficiencia renal crónica no da signos ni síntomas hasta que no está lesionada la mayor parte del riñón. Sus primeras manifestaciones son la poliuria y la nicturia, junto con otras menos específicas como polidipsia, astenia, anorexia, náuseas y vómitos. También son habituales la hipertensión arterial y la anemia.

Cuando la enfermedad está ya establecida provoca manifestaciones en todos los aparatos del organismo, ya que los riñones son incapaces de filtrar la sangre circulante.

El tratamiento básico de mantenimiento para la insuficiencia renal crónica terminal es la **hemodiálisis**, aunque la opción terapéutica con mejores resultados es el trasplante de riñón.

Documento 9.2

La hemodiálisis

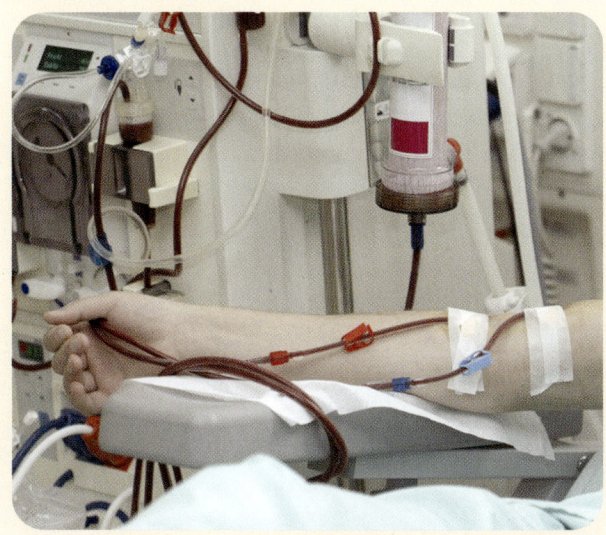

La hemodiálisis es la sustitución de la *función depuradora* del riñón por un aparato médico, capaz de eliminar de la sangre el exceso de agua y los productos de desecho. Puede usarse durante todo el tiempo que dure la insuficiencia renal.

El funcionamiento del aparato de hemodiálisis es el siguiente: la sangre pasa a lo largo de un tubo fabricado con una membrana especial. Al otro lado de la membrana hay un líquido parecido al plasma normal, llamado líquido dializante. Los solutos y el agua de los dos líquidos atraviesan la membrana en una dirección o la otra por difusión, es decir, que van desde el lugar en el que están más concentrados hasta aquel en el que están a una concentración menor.

La hemodiálisis se lleva a cabo varias veces por semana y cada sesión dura tres o cuatro horas.

>> Incontinencia urinaria

La **incontinencia urinaria** es la incapacidad para frenar el inicio de la micción.

En función de los mecanismos que la causan existen diferentes variantes. Algunas de las más habituales son la *incontinencia imperiosa*, la *incontinencia de esfuerzo* y la *incontinencia por lesión neurológica*.

- La **incontinencia de urgencia o imperiosa**. Es el vaciado involuntario de la vejiga, precedido de alguna forma de aviso que dura entre pocos segundos y pocos minutos. Se debe a una hiperactividad del músculo detrusor. Es un tipo de incontinencia especialmente frecuente en las personas mayores. Suele asociarse a accidentes vasculares cerebrales, al Alzheimer, a infecciones de las vías urinarias, etc. En los hombres también puede deberse a cambios en la vejiga causados por un agrandamiento de la próstata denominado hipertrofia prostática benigna (HPB).

- La **incontinencia de esfuerzo**. Es el escape de un pequeño volumen de orina con la risa, la tos, el estornudo o el ejercicio. El motivo es que el esfínter uretral es débil y el aumento de la presión sobre la vejiga lo supera. Las causas de esta incontinencia pueden ser el parto, la exéresis de la próstata, los traumatismos e incluso la posmenopausia.

- La **incontinencia por lesión neurológica**. Suele ocurrir por afectación de la vía nerviosa sensitiva, del reflejo medular sacro o de la inhibición voluntaria de la micción.

Documento 9.3

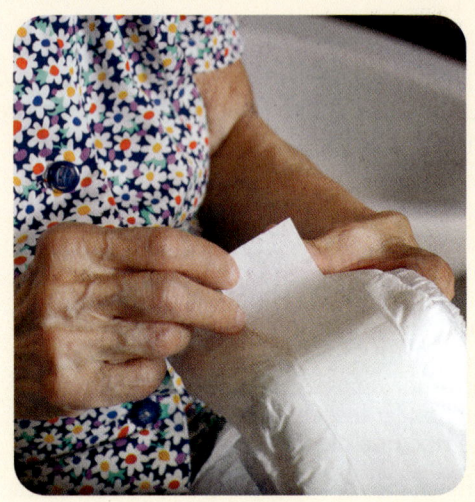

La incontinencia

Las pérdidas de orina comportan problemas higiénicos, psicológicos, sociales y económicos, porque afectan a la imagen propia, a las relaciones familiares y sociales, y también complican el desempeño del trabajo. Es un trastorno que las personas afectadas no aceptan con naturalidad y a menudo se muestran reacias a recurrir al personal sanitario, sea por vergüenza, porque lo consideran un efecto normal del envejecimiento o porque piensan que no se pueden ofrecer grandes soluciones, aunque los informes médicos sugieren que el 80% de las personas con incontinencia podrían curarse o mejorar mucho con el tratamiento adecuado.

Así pues, cuando hables con alguna persona sobre su incontinencia, hazlo con mucho tacto, porque a menudo puede rechazar incluso que se mencione el asunto.

Actividades

16. Indica qué nombre reciben las siguientes alteraciones:

    a) Imposibilidad de orinar.

    b) Necesidad de orinar que no desaparece con la micción.

    c) Micción dolorosa o difícil.

    d) Incapacidad para contener la orina.

17. La presencia de algunas sustancias en la orina altera su aspecto. Di a qué sustancia se deben las siguientes alteraciones de la orina:

    a) Olor dulzón.

    b) Color rojo vivo.

    c) Aspecto turbio.

    d) Color coñac.

18. Explica qué son la diuresis y el balance hídrico.

19. Responde, en relación con la litiasis renal:

    a) ¿En qué consiste?

    b) ¿Cuál es su manifestación clínica más habitual?

    c) ¿Entre qué colectivo es más frecuente?

20. ¿Cuál es el primer signo de una insuficiencia renal aguda? Describe cómo será la orina en las micciones que se produzcan y qué ocurrirá con la sangre de la persona afectada.

21. ¿Qué diferencias existen entre la incontinencia imperiosa y la incontinencia de esfuerzo?

22. Tras una enfermedad de las vías urinarias, una persona de 60 años sufre incontinencia urinaria. Elabora una lista de consecuencias físicas, psíquicas y sociales que puede sufrir a raíz de esta nueva situación.

*Para **saber más***

La diálisis

La diálisis es un tratamiento que conlleva cambios en la vida física, psíquica y social de la persona que debe someterse a ella y de su familia, básicamente por una doble incidencia:

- Por el hecho de vivir con una enfermedad crónica.
- Por la dependencia que genera el tratamiento.

El desafío consiste en cómo adaptarse a estas circunstancias, manteniendo el mayor nivel de vida e independencia posible, y esto es lo que deberéis trabajar en esta actividad.

Tratamientos

Los tratamientos de diálisis se pueden llevar a cabo mediante diferentes modalidades:

- **Diálisis en casa:**
  - Diálisis peritoneal manual.
  - Diálisis peritoneal automática.
  - Hemodiálisis domiciliaria.
- **Diálisis en el hospital:**
  - Hemodiálisis en sala de diálisis.

Descárgate el documento *Opciones de tratamiento renal. Usted puede ayudar al paciente*, elaborado por la Federación Nacional ALCER (*http://alcer.org*) (*http://alcer.org/federacionalcer/wp-content/uploads/2013/11/herramientas.pdf*).

Busca en este documento:

- El funcionamiento de cada tratamiento.
- Los procedimientos y atenciones que requieren.
- Cómo influye el tratamiento en la vida diaria de la persona.

Testimonios

Buscad en internet testimonios (escritos y en vídeo) de personas que siguen estos tratamientos y valorad cómo han adaptado el tratamiento a su vida, qué dificultades les ha supuesto, qué cuidados requieren, etc.

En internet podéis encontrar algunos testimonios en vídeo, como los siguientes:

- «La diálisis domiciliaria en TDM».
- «Volker Blum - Historia de un paciente en diálisis peritoneal domiciliaria».
- «Primer día diálisis».
- «Las ataduras de un enfermo renal».

10

Unidad didáctica

El sistema endocrino

▶ Antes de empezar...

- ¿Qué sustancias secretan las glándulas del sistema endocrino?
- ¿Qué función tienen estas sustancias?

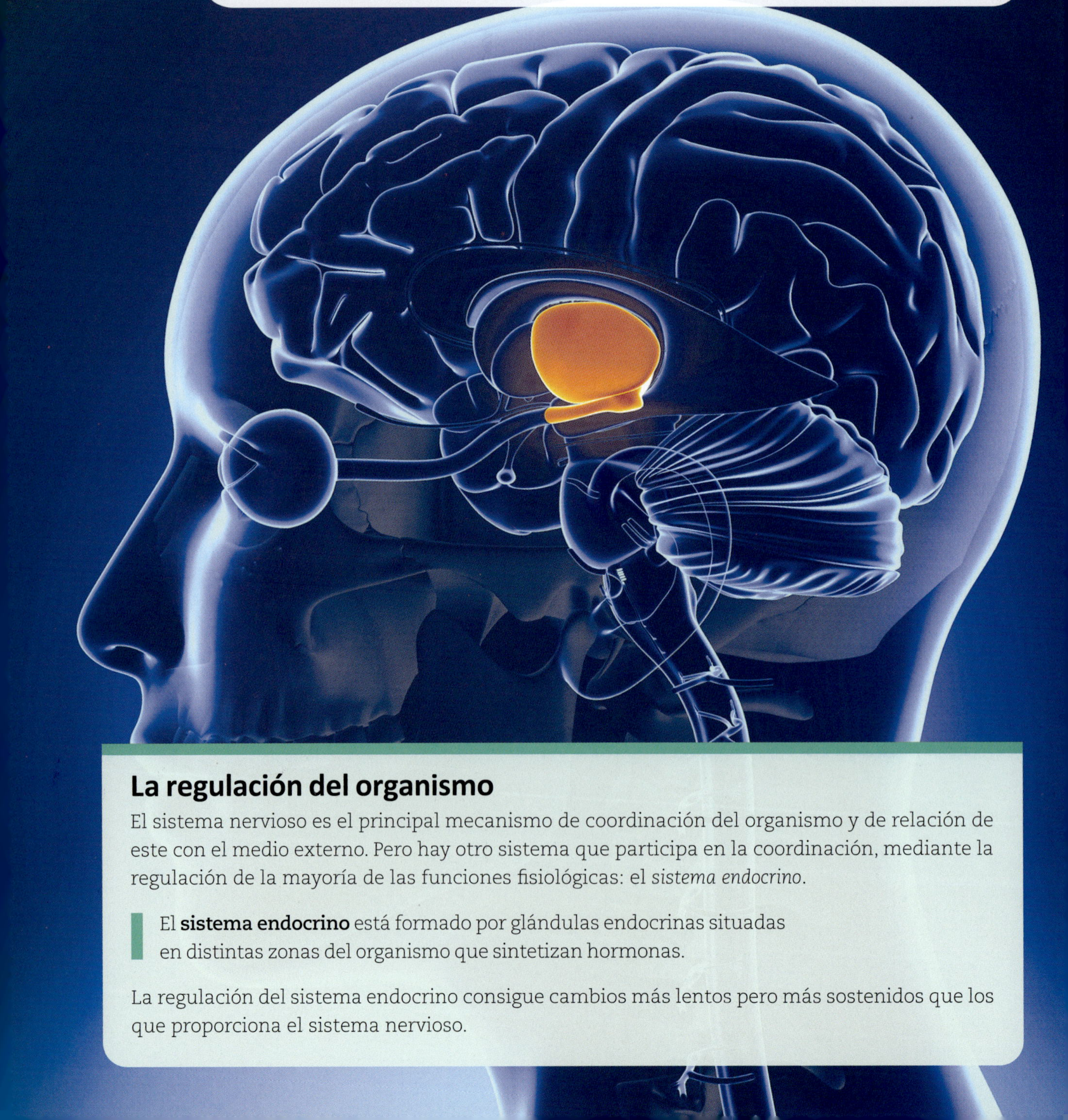

La regulación del organismo

El sistema nervioso es el principal mecanismo de coordinación del organismo y de relación de este con el medio externo. Pero hay otro sistema que participa en la coordinación, mediante la regulación de la mayoría de las funciones fisiológicas: el *sistema endocrino*.

▍ El **sistema endocrino** está formado por glándulas endocrinas situadas en distintas zonas del organismo que sintetizan hormonas.

La regulación del sistema endocrino consigue cambios más lentos pero más sostenidos que los que proporciona el sistema nervioso.

10.1. Anatomía del sistema endocrino

Anatómicamente, el sistema endocrino no tiene continuidad. No hay conductos, vasos ni ningún otro tipo de estructura anatómica que relacione físicamente las distintas zonas de este sistema.

Está formado por glándulas ubicadas en distintas regiones y por grupos de células capaces de sintetizar hormonas.

10.1.1. Glándulas endocrinas

Las principales glándulas que componen el sistema endocrino humano son: el *hipotálamo*, la *hipófisis*, la *glándula pineal*, la *glándula tiroidea*, las *glándulas paratiroideas*, las *glándulas suprarrenales* y las *glándulas reproductoras*.

❯❯ Glándulas de la cavidad craneal

> El **hipotálamo** y la **hipófisis o glándula pituitaria** son glándulas endocrinas situadas en la cavidad craneal que tienen un papel clave en la regulación de las demás glándulas endocrinas.

El hipotálamo está situado en la parte central inferior del cerebro. La hipófisis, del tamaño de un garbanzo, está justo por debajo de él, en la base del cerebro.

También en la cavidad craneal se encuentra otra glándula endocrina, la **glándula pineal o epífisis**, que está justo en el centro del cerebro.

Fig. 10.1. Glándulas endocrinas situadas en la cavidad craneal.

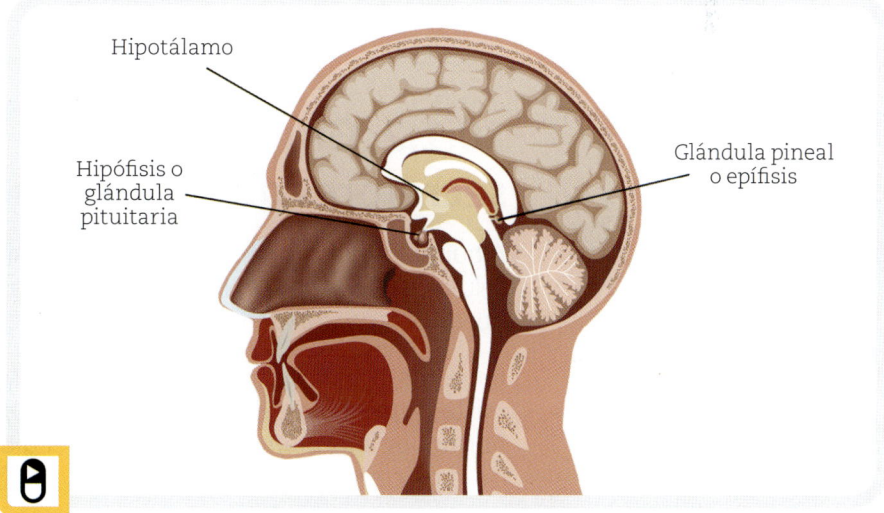

Hipotálamo

Hipófisis o glándula pituitaria

Glándula pineal o epífisis

*¡**Tenlo** en cuenta!*

En la cavidad craneal se localizan los principales centros nerviosos del SNC y también las glándulas endocrinas que regulan la actividad del resto de glándulas endocrinas. Los elementos de protección de esta cavidad (cráneo y membranas meníngeas) actúan para preservar la integridad de los dos sistemas: el nervioso y el endocrino.

>> Glándulas de cuello y tronco

Las demás glándulas endocrinas están situadas en el cuello y en el tronco; no hay glándulas endocrinas en las extremidades.

- **Glándula tiroidea**. Se encuentra en la parte anterior e inferior del cuello. Está formada por dos lóbulos laterales de mayor tamaño (lóbulo derecho y lóbulo izquierdo) y una parte estrecha de tejido (istmo) que une ambos lóbulos por delante de la tráquea y le da aspecto de mariposa.

- **Glándulas paratiroideas**. Son cuatro glándulas muy pequeñas que están situadas junto a la glándula tiroidea.

- **Glándulas suprarrenales o adrenales**. Son dos glándulas de forma triangular que están situadas una encima de cada riñón.

- **Glándulas reproductoras o gónadas**, que son los testículos y los ovarios. En la próxima unidad explicaremos la anatomía del aparato genital.

Fig. 10.2.
Glándulas endocrinas de cuello (A) y tronco (B).

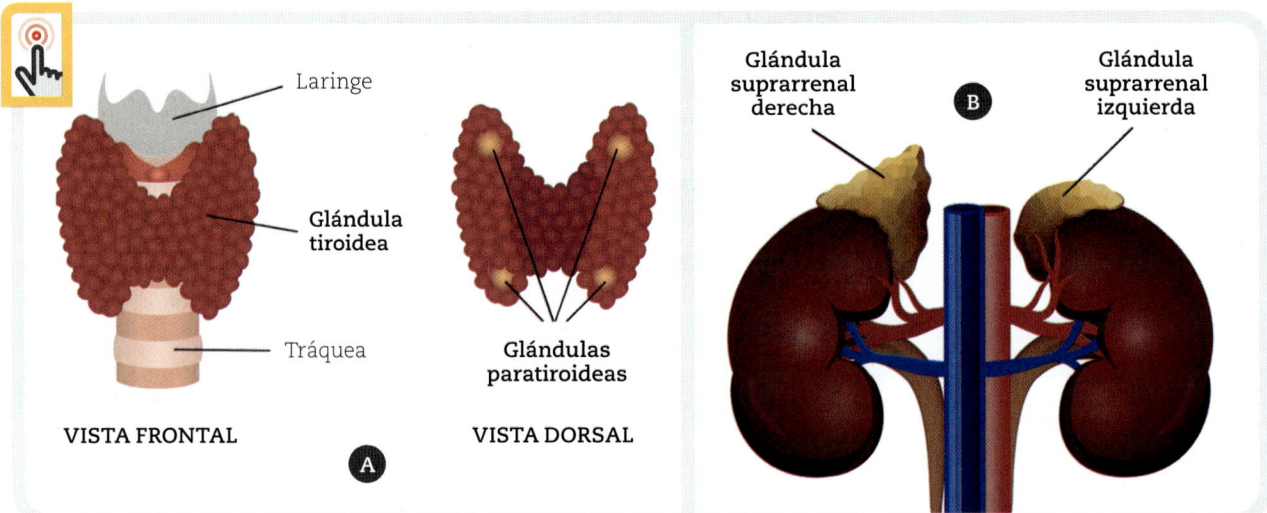

10.1.2. Grupos celulares secretores de hormonas

Algunos órganos que no pertenecen al sistema endocrino tienen grupos celulares que segregan hormonas. Los más destacados son: riñones, hígado, estómago, duodeno, corazón, músculos estriados, tejido adiposo y piel.

Entre los órganos con secreción hormonal cabe destacar una glándula mixta, el **páncreas**. El páncreas produce enzimas digestivos y también dos hormonas importantes: la insulina y el glucagón, esenciales en el control de la glucemia.

Actividades

1. Recuerda lo que has estudiado en unidades anteriores y explica qué diferencia hay entre las glándulas endocrinas y las exocrinas. Pon dos ejemplos de cada una.

2. Compara los sistemas transmisión de la información del sistema nervioso y el sistema endocrino.

3. Cita las glándulas endocrinas que se localizan en la cavidad craneal y describe su posición.

4. Describe la forma y localización de la glándula tiroidea.

10.2. Fisiología del sistema endocrino

El sistema endocrino regula los distintos procesos fisiológicos mediante la acción de *hormonas*.

> Las **hormonas** son mensajeros químicos secretados por glándulas endocrinas que llegan a través de la sangre a los tejidos y órganos sobre los que deben actuar (dianas).

Las hormonas actúan para regular el medio interno, y tienen un papel esencial en el crecimiento y el desarrollo, la maduración, la reproducción y el envejecimiento.

10.2.1. El funcionamiento del sistema

Las células de los tejidos y órganos diana tienen **receptores hormonales**. Estos receptores son proteínas especializadas situadas en la membrana celular o en el interior de la célula.

Los receptores son específicos para determinadas hormonas; por tanto, aunque una hormona circule por todo el organismo a través de la sangre solo tendrá efectos sobre las células que tengan receptores especializados para ella. Cuando la hormona se une a su receptor, la célula diana responde según le corresponda.

Fig. 10.3.
Representación esquemática del funcionamiento del sistema endocrino.

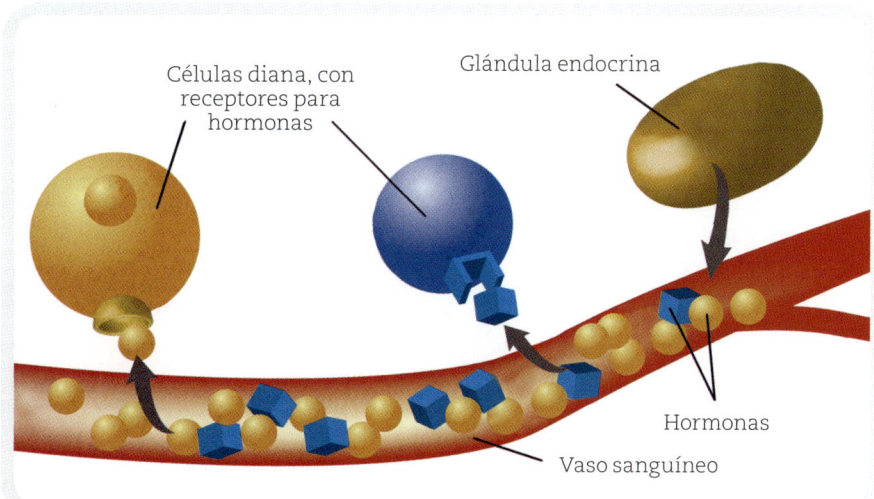

Documento 10.1

Sistema nervioso y sistema endocrino

La siguiente tabla muestra las principales diferencias entre ambos sistemas de regulación.

Características	Sistema nervioso	Sistema endocrino
Componente principal	Tejido nervioso	Glándulas endocrinas
Sistema de transmisión	Electroquímico: impulsos nerviosos	Químico: hormonas
Medio de transmisión	Nervios	Sangre
Velocidad de respuesta	Rápida	Lenta
Duración de la respuesta	Breve	Duradera

» El *feedback* negativo

El funcionamiento de la glándula sigue de forma general un sistema de *feedback* **negativo** o retroalimentación negativa:

1. La glándula recibe un estímulo, que puede ser:

   - Un cambio en algún parámetro interno: concentración de alguna sustancia, tensión arterial, volemia, etc.

   - Una hormona estimulante de esa glándula. La secreción de esta hormona, a su vez, la habrá estimulado otra hormona o un cambio en un parámetro interno.

2. La glándula secreta la hormona que corresponda.

3. La hormona actúa para restablecer la alteración detectada. Por ejemplo, si se ha detectado un exceso de calcio en la sangre (hipercalcemia), la hormona actúa para retirar calcio de la sangre.

4. Una vez que el parámetro se ha normalizado, la glándula deja de recibir el estímulo inicial y detiene la secreción.

Es decir, la hormona secretada o el parámetro que ha modificado inhiben la secreción de más hormona.

Este mecanismo básico se complica en la práctica, ya que en cada proceso suelen intervenir varias hormonas, que se estimulan en cascada.

Cabe destacar que en algunos procesos se produce un **feedback positivo**, en el cual la hormona secretada estimula su propia secreción. Por ejemplo, los estrógenos estimulan la secreción de las hormonas que estimulan a los ovarios para producir estrógenos.

Fig. 10.4.
La mayoría de las glándulas funcionan mediante *feedback* negativo: la respuesta inhibe la estimulación de la glándula. Pero hay algunas que funcionan por *feedback* positivo: a más respuesta, más estimulación de la glándula.

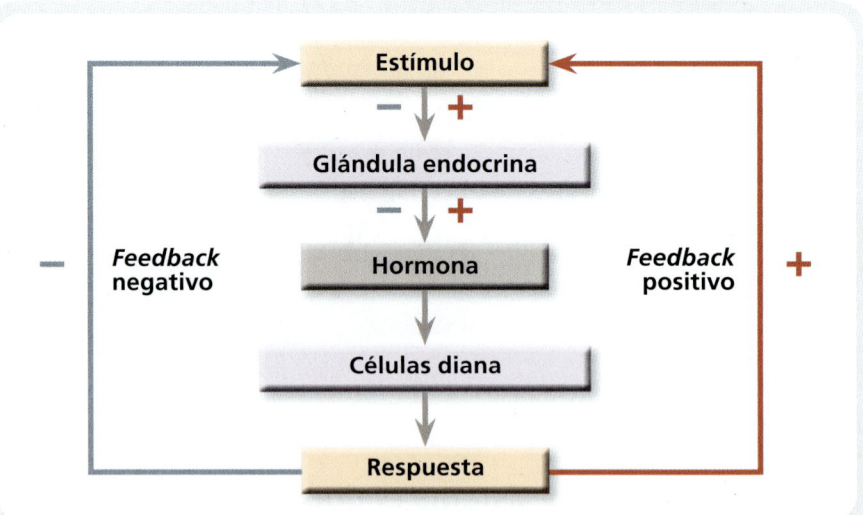

¡*Tenlo* en cuenta!

La mayoría de las hormonas tienen otras hormonas con efectos contrarios a los suyos y deben actuar coordinadamente para ajustar los parámetros de forma correcta. Por ejemplo, hay hormonas hipocalcemiantes y hormonas hipercalcemiantes, hormonas hipoglucemiantes y hormonas hiperglucemiantes, etc.

10.2.2. La regulación del medio interno

La acción hormonal interviene en la regulación del medio interno y de todos los procesos fisiológicos. Las hormonas participan en el control de la concentración de sustancias en sangre, del volumen de agua que se expulsa con la orina, del pH plasmático, de la tensión arterial, etc.

» Glándulas endocrinas

Veamos a continuación las principales hormonas que secretan las glándulas endocrinas, con funciones de regulación del medio interno.

› Hipotálamo

El sistema nervioso central (SNC) puede estimular el hipotálamo mediante neurotransmisores, a lo cual esta glándula responde sintetizando y segregando hormonas, que pueden ser:

Hormonas hipotalámicas		
Hormonas que actúan sobre la hipófisis		Estimulan o inhiben la secreción hormonal de la hipófisis.
Hormonas funcionales	Hormona antidiurética o **vasopresina** (ADH)	Actúa sobre los riñones y reduce la cantidad de agua que se elimina con la orina.
	Oxitocina	Desencadena las contracciones uterinas del parto.

› Hipófisis o glándula pituitaria

La hipófisis almacena y secreta las hormonas hipotalámicas funcionales. Además segrega distintas hormonas:

Hormonas hipofisarias		
Hormona estimulante de los melanocitos o **melanotropina** (MSH)		Estimula la síntesis de melanina en la piel.
Hormonas reguladas por hormonas hipotalámicas	Hormona del crecimiento o **somatotropina** (GH)	Regulan la actividad de otras glándulas endocrinas
	Hormona estimuladora de la glándula tiroides o **tirotropina** (TSH)	
	Hormona estimuladora de las glándulas suprarrenales o **adrenocorticotropina** (ACTH)	
	Hormona **estimulante del folículo** (FSH)	
	Hormona **luteinizante** (LH)	
	Prolactina (PRL)	

› Glándulas tiroides y paratiroides

La tiroides sintetiza hormonas tiroideas, especialmente **tiroxina** (T_4) y **triyodotironina** (T_3). Su secreción es estimulada por la hormona hipofisaria TSH.

Estas hormonas tienen efectos sobre casi todos los tejidos del organismo: aumentan la producción de calor y el consumo de oxígeno, son necesarias para la síntesis de muchas proteínas e influyen sobre el metabolismo de carbohidratos y lípidos.

La tiroides sintetiza además la hormona **calcitonina**. Su secreción es estimulada por una concentración elevada de calcio en el plasma y hace que el organismo retire calcio de la sangre y lo almacene en los huesos.

La acción de la calcitonina se coordina con la de una hormona sintetizada en las glándulas paratiroideas, la **hormona paratiroidea** (PTH), que tiene el efecto contrario: hace aumentar el nivel de calcio en sangre.

> **Glándulas suprarrenales**

Las glándulas suprarrenales sintetizan y segregan un buen número de hormonas, de distinta naturaleza:

- Hormonas glucocorticoides. Su secreción está controlada por la ACTH hipofisaria. Actúan sobre el metabolismo de los glúcidos, estimulando la síntesis de glucosa y glucógeno en el hígado. Las más importantes son el **cortisol**, la **corticosterona** y la **cortisona**.

- Hormona esteroide (mineralocorticoide): **aldosterona**. Actúa sobre el riñón. Estimula la retención de iones sodio y agua, haciendo aumentar así la tensión arterial.

- Hormonas catecolaminas, como la **adrenalina** y la **noradrenalina**. Estas hormonas se secretan en respuesta a situaciones estresantes, como el ejercicio físico o un peligro inminente.

  La adrenalina, que es la que se segrega en mayor cantidad, produce efectos como el aumento de la frecuencia cardiaca, vasoconstricción, broncodilatación y aumento del metabolismo. Las glándulas suprarrenales segregan también pequeñas cantidades de hormonas sexuales: **andrógenos** (hombres) y **estrógenos** (mujeres).

> **Glándula pineal o epífisis**

La glándula pineal secreta **melatonina**, una hormona que regula los ciclos de sueño y vigilia.

La producción de esta hormona aumenta cuando comienza a reducirse la luz ambiental y alcanza su máximo entre las dos y las cuatro de la noche.

¡*Tenlo* en cuenta!

La aldosterona forma parte del sistema renina-angiotensina, que participa en la regulación de la tensión arterial.

Fig. 10.5.
Principales hormonas del organismo.

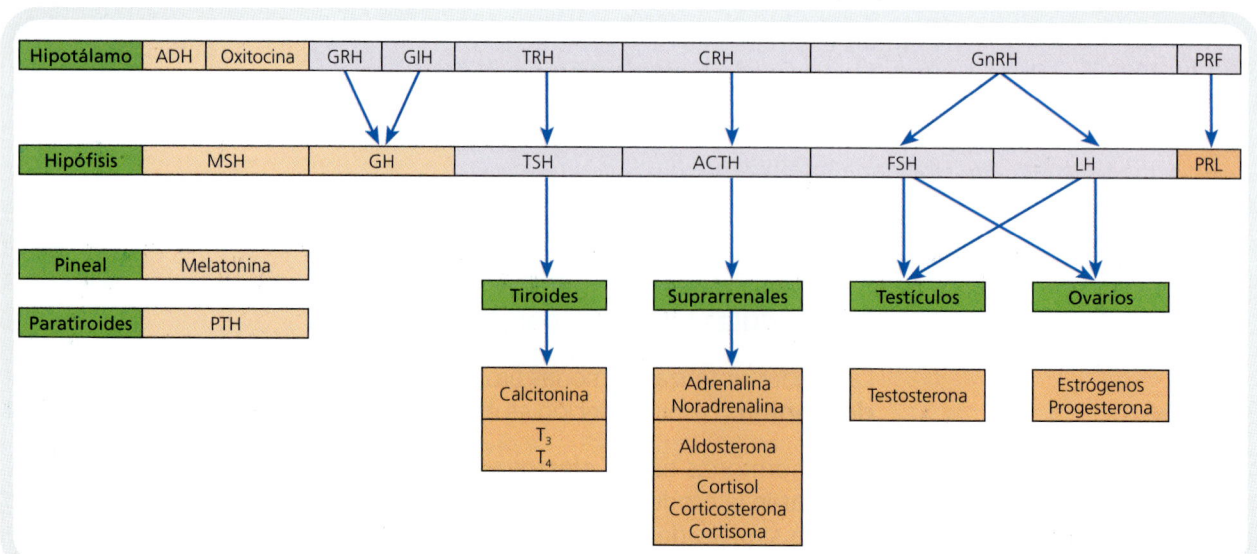

>> Glándulas mixtas

Hay células o grupos celulares en el organismo que secretan hormonas sin formar una glándula endocrina.

Entre estas estructuras productoras de hormonas destacamos una glándula mixta, es decir, con secreciones endocrinas y exocrinas: el *páncreas*.

> Páncreas

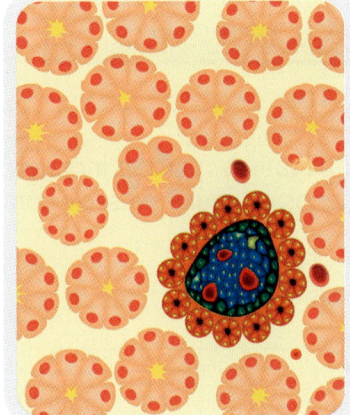

Fig. 10.6.
Representación del páncreas: acinos glandulares que producen secreciones pancreáticas y un islote de Langerhans, que libera hormonas.

La parte endocrina del páncreas suma apenas el 2% de su peso. Se sitúa entre los acinos secretores exocrinos, formando estructuras denominadas islotes de Langerhans. Los islotes de Langerhans sintetizan dos hormonas: *insulina* y *glucagón*.

- La **insulina** facilita que las células absorban y utilicen la glucosa que circula por la sangre. Por tanto, tiene una acción hipoglucemiante (reduce la concentración de glucosa en sangre).

- El **glucagón** rompe el glucógeno hepático y libera glucosa a la sangre. Su acción es hiperglucemiante.

La parte exocrina del páncreas, recordemos, sintetiza las secreciones pancreáticas, que vierte al duodeno.

¡*Tenlo en cuenta!*

El páncreas está en la cavidad abdominal, por detrás del estómago. Se sitúa caudalmente a las glándulas suprarrenales y cranealmente al primer tramo del duodeno.

10.2.3. La reproducción

Los procesos de formación de los gametos, así como la gestación, el parto y la lactancia están regulados por diversas hormonas.

>> La formación de los gametos

El hipotálamo secreta la hormona liberadora de gonadotropina (GnRH), que estimula la secreción por parte de la hipófisis de hormona estimulante del folículo (FSH) y la hormona luteinizante (LH). Estas dos hormonas hipofisarias regulan la secreción hormonal de las glándulas reproductoras o gónadas:

- **Ovarios**: secretan estrógenos, progesterona e inhibina.

- **Testículos**: secretan testosterona e inhibina.

Además de la producción hormonal, en los ovarios y en los testículos tiene lugar otro proceso fisiológico destacado: la formación de los gametos (óvulos y espermatozoides).

¡*Tenlo en cuenta!*

Recuerda que los gametos son células haploides (n cromosomas); en la fecundación, se unen dos gametos con n cromosomas para dar lugar a un zigoto $2n$ (UNIDAD DIDÁCTICA 1).

En el caso de hombre la regulación hormonal se realiza mediante mecanismos de *feedback* negativos:

Fig. 10.7.
Regulación de las hormonas sexuales masculinas.

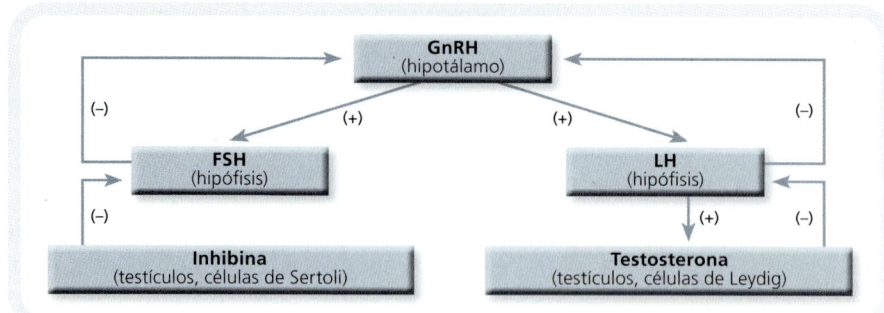

En el caso de la mujer también hay *feedback* negativos, pero se incluyen mecanismos de *feedback* positivo (los estrógenos estimulan la secreción de FSH y de GnRH).

Fig. 10.8.
Regulación de las hormonas sexuales femeninas.

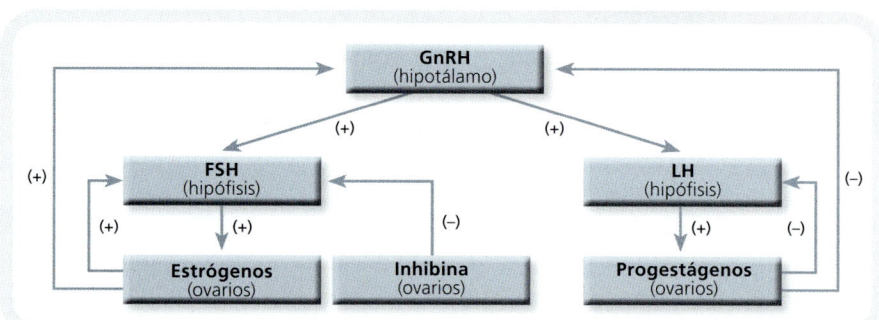

» La gestación

Durante la gestación los ovarios siguen secretando hormonas. Hay que destacar que la placenta también secreta hormonas (gonadotropina coriónica humana, lactógeno placentario humano, progesterona y estrógenos).

Además, el organismo de la mujer adecúa su funcionamiento para preservar la propia integridad y permitir el crecimiento y desarrollo del feto. Por ejemplo, la calcitonina interviene para que los niveles de calcio permanezcan estables en el organismo de la madre, a pesar de la gran demanda de calcio por parte del feto.

Fig. 10.9.
La placenta secreta hormonas durante el embarazo.

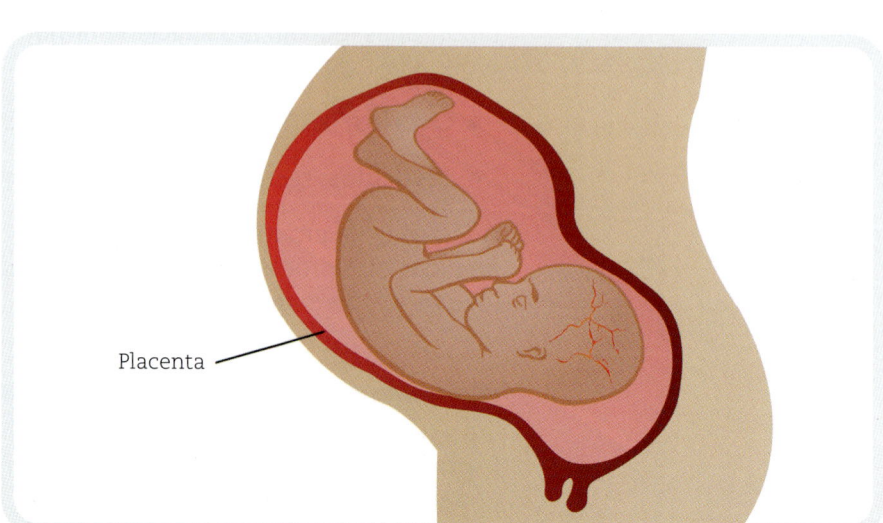

Placenta

≫ El parto

Poco antes del parto, los niveles de progesterona y estrógenos bajan de repente, y la hipófisis libera **oxitocina**.

La oxitocina se produce en el hipotálamo y es almacenada y liberada por la hipófisis.

Esta hormona desencadena las contracciones uterinas necesarias para que se produzca el parto.

≫ La lactancia

El hipotálamo secreta hormona liberadora de prolactina (PRF), que estimula secreción de **prolactina** (PRL) por parte de la hipófisis.

La prolactina es la hormona que estimula la producción de leche en las glándulas mamarias.

La concentración de esta hormona es elevada antes del parto, aunque la secreción de leche está inhibida debido a las altas concentraciones de estrógenos y progesterona. Cuando antes del parto se produce la caída de los niveles de progesterona y estrógenos, esta inhibición desaparece. Este es uno de los pocos sistemas fisiológicos con *feedback* positivo: la presencia de prolactina en el organismo estimula la producción de más prolactina.

Actividades

5. Las hormonas circulan por la sangre, lo cual significa que se mueven por todo el organismo. Explica por qué actúan sobre unas células y no sobre otras.

6. Explica qué es un sistema de *feedback* negativo y pon un ejemplo de hormona cuya secreción se regule por este sistema.

7. Explica el papel que juegan el hipotálamo y la hipófisis en la regulación del medio interno.

8. Copia en tu cuaderno la tabla siguiente y complétala:

Hormona	Glándula que la secreta	Función principal
Melanotropina	------------	------------
Prolactina	------------	------------
Calcitonina	------------	------------
Aldosterona	------------	------------
Cortisol	------------	------------
Melatonina	------------	------------

9. Di qué secreciones realiza el páncreas. Sobre las secreciones hormonales, di el nombre de las hormonas y explica cuál es la principal función de cada una de ellas.

10. El hipotálamo secreta GnRH, que estimula la secreción de FSH por parte de la hipófisis que, a su vez, estimula la secreción de estrógenos en los ovarios. La regulación de este proceso se realiza mediante un *feedback* positivo. Explica qué significa esto.

11. Al final de la gestación los niveles de progesterona y estrógenos bajan de repente, lo que tiene consecuencias sobre el parto y la secreción de la leche. Explica cuáles son estas consecuencias.

10.3. Patología endocrina

Las alteraciones en cualquier glándula pueden tener efectos muy diversos, dependiendo de las funciones que realicen las hormonas de esa glándula.

Como es lógico, una alteración en el hipotálamo o en la hipófisis provocará trastornos generalizados, ya que estas glándulas regulan la actividad de muchas otras glándulas.

10.3.1. Manifestaciones endocrinas

No existen manifestaciones clínicas que se puedan asignar al sistema endocrino. Puesto que las hormonas regulan el medio interno y los distintos procesos fisiológicos, una alteración en su secreción provocará manifestaciones en el aparato o sistema cuyo funcionamiento se vea afectado.

Como es lógico, cuantas más hormonas produzca una glándula, más funciones fisiológicas se verán afectadas con su alteración.

10.3.2. Enfermedades endocrinas

Nos centraremos en tres de las enfermedades endocrinas más comunes: la *diabetes mellitus,* el *hipotiroidismo* y el *hipertiroidismo*.

» La diabetes *mellitus*

La diabetes *mellitus* (o simplemente diabetes) es una enfermedad metabólica que se caracteriza por la ausencia total o relativa de insulina.

La falta de insulina impide que la glucosa pueda pasar de la sangre al interior de las células. Esto hace que:

- Aumente el nivel de glucosa en sangre (hiperglucemia), ya que al no poder entrar en las células la glucosa se queda circulando en la sangre.

- Falte glucosa en las células, lo que las deja sin su fuente de energía.

Fig. 10.10.
La regulación de la glucemia se realiza mediante mecanismos hormonales. La insulina es la hormona que permite la entrada de la glucosa en las células.

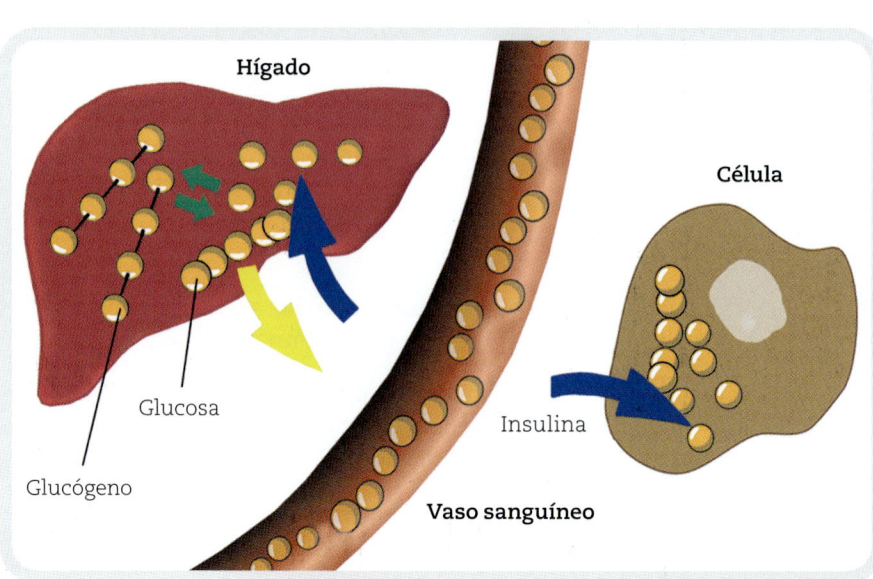

> Tipos de diabetes

Existen tres tipos de diabetes *mellitus*: de *tipo 1*, de *tipo 2* y *gestacional*.

- **Diabetes *mellitus* tipo 1** (DM1). Se debe a una producción nula o muy reducida de insulina. Supone aproximadamente el 5% de los casos de diabetes y se suele detectar antes de los veinte años de edad.

  Este tipo de diabetes solo se puede tratar mediante la administración de insulina. Por esta razón también se la conoce como diabetes dependiente de la insulina.

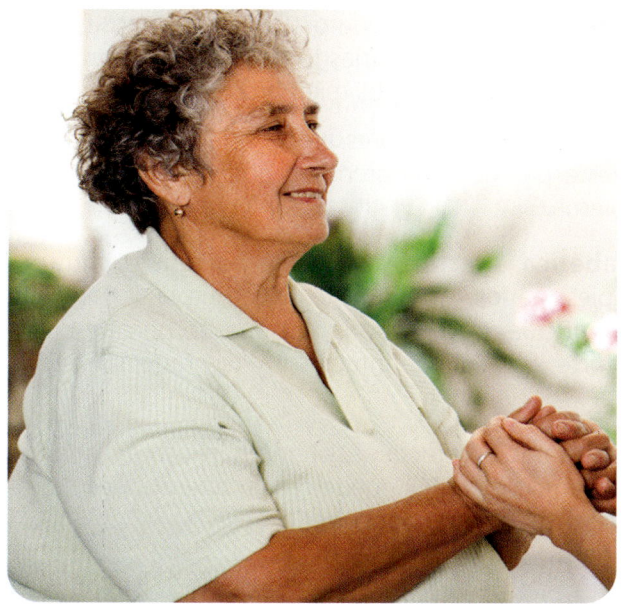

- **Diabetes *mellitus* tipo 2** (DM2). Se debe a una resistencia a los efectos de la insulina. Corresponde al otro 95% de los casos y es una enfermedad muy común, que afecta al 10% de las personas mayores de treinta años.

  El riesgo de desarrollar esta forma de diabetes aumenta con la edad, el peso y la falta de actividad física. Es más frecuente en mujeres con antecedentes de diabetes gestacional y en personas con hipertensión o trastornos en el metabolismo de los lípidos.

- **Diabetes *mellitus* gestacional**. Se puede manifestar durante el embarazo, como consecuencia de los cambios hormonales. Es más frecuente en mujeres obesas o con antecedentes diabéticos. Es importante diagnosticarla y tratarla de forma conveniente para evitar complicaciones.

Fig. 10.11.
La edad avanzada y el sobrepeso son factores de riesgo de la diabetes *mellitus* tipo 2.

> Las manifestaciones de la diabetes

Los síntomas clásicos de la diabetes son poliuria, polidipsia, polifagia y pérdida de peso. Pero pueden presentarse muchos otros: debilidad, irritabilidad, vómitos, vista nublada, entumecimiento en las manos o los pies, e infecciones recurrentes en la piel, las encías o la vejiga.

Además, en las analíticas se detectan niveles elevados de glucosa en sangre (hiperglucemia) y presencia de glucosa en la orina (glucosuria).

> Las complicaciones agudas de la enfermedad

Las personas que padecen diabetes *mellitus* pueden presentar descompensaciones por un exceso o defecto de glucosa en la sangre; si estas no se tratan rápidamente pueden derivar en un **coma diabético**.

¡*Tenlo* en cuenta!

En general, antes de padecer un coma diabético la persona manifiesta signos y síntomas de hiperglucemia o hipoglucemia. Es importante que aprenda a identificarlos para actuar inmediatamente y evitar llegar a una situación de coma.

Las descompensaciones se deben a que la persona se ha saltado alguna comida o ha comido demasiado, ha realizado un esfuerzo físico inhabitual, tiene una enfermedad, etc. También es habitual que la causa sea algún error en la medicación, que haga que la dosis administrada no sea la adecuada a las necesidades.

> Las complicaciones crónicas de la enfermedad

Una hiperglucemia continuada afectan a los vasos sanguíneos y a los nervios, lo que deteriora mucho la calidad de vida de la persona diabética.

Las complicaciones más importantes que derivan de estas afectaciones son:

- La **microangiopatía diabética**. Las paredes de los vasos más pequeños se vuelven frágiles. Afecta sobre todo a la retina y el riñón, pudiendo llegar a provocar ceguera e insuficiencia renal.

- La **macroangiopatía diabética**. Es como una aterosclerosis, pero más precoz y más intensa. Aumenta el riesgo de infarto o de trombosis cerebral y dificulta la irrigación de los miembros inferiores.

  La afectación de los miembros inferiores afecta a la deambulación y puede agravarse hasta provocar gangrena, lo que obliga a amputar dedos, el pie o la pierna.

- La **neuropatía diabética**. Afecta a los nervios periféricos, muy especialmente a los pies y a los tobillos. Esto hace que la sensibilidad en esta zona esté reducida, por lo que la persona no percibe dolor. Cualquier herida, corte, etc., puede infectarse y ulcerarse sin que la persona lo note.

Por otro lado, la diabetes también afecta al sistema nervioso autónomo, que regula el funcionamiento visceral, y puede causar alteraciones digestivas, urinarias, cardiovasculares, impotencia, etc.

Para agravar la situación, muchas de estas personas padecen a la vez aterosclerosis, hipertensión arterial e insuficiencia renal.

Fig. 10.12.
Las personas que tienen diabetes deben realizarse revisiones oftalmológicas periódicas.

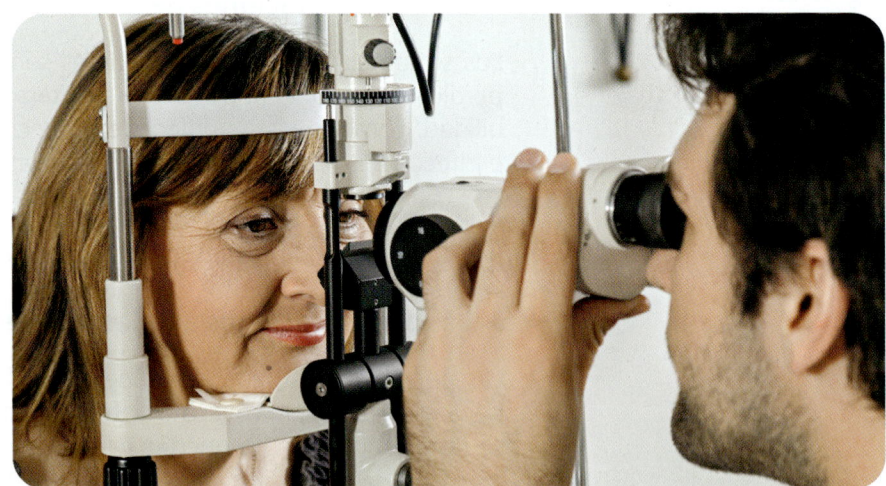

> El diagnóstico de la diabetes

Una prueba que se aplica de forma habitual para el diagnóstico es la medición de la **glucosa plasmática en ayunas**. Se toma una muestra se sangre tras 8 horas de ayuno y se mide la glucemia; si supera los 125 mg/dl de sangre se considera que es una diabetes.

Otra posibilidad es que se diagnostique una **prediabetes**, si el nivel de glucosa en la sangre es alto, pero no tanto como para que sea diabetes. Este trastorno indica que, si no se interviene, la persona desarrollará una diabetes de tipo 2.

❯ El tratamiento de la diabetes

El tratamiento de la diabetes tiene como objetivo mantener los niveles de glucosa en sangre dentro de la normalidad para minimizar el riesgo de complicaciones asociadas a la enfermedad.

Pero conseguir este objetivo no es sencillo, ya que la glucemia va variando según los alimentos que ingiera la persona en cada momento, el tiempo transcurrido desde la última comida, el nivel de ejercicio físico, etc.

El tratamiento de la diabetes *mellitus* se basa en tres pilares: *medicación*, *dieta* y *ejercicio físico*. Los tres influyen en la glucemia y cada persona debe aprender a integrarlos.

- **Medicación**. Las personas con diabetes tipo 1 deben inyectarse **insulina**. Es un tratamiento complejo, puesto que deben medir su glucemia y adecuar la dosis de insulina según las necesidades.

  En el caso de las diabetes tipo 2 el tratamiento de basa en **hipoglucemiantes orales**, que estimulan las células pancreáticas aún activas. Si la diabetes se agrava puede ser necesaria la administración de insulina.

Fig. 10.13.
Antes de administrar insulina (b) es necesario medir la glucemia (a), ya que la dosis necesaria depende de la glucemia medida.

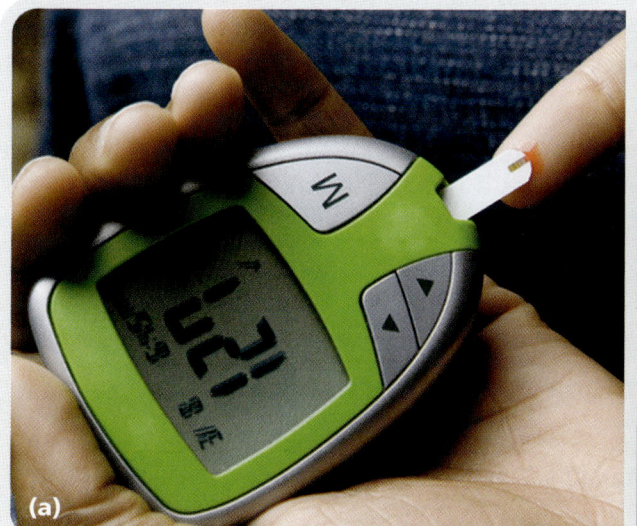
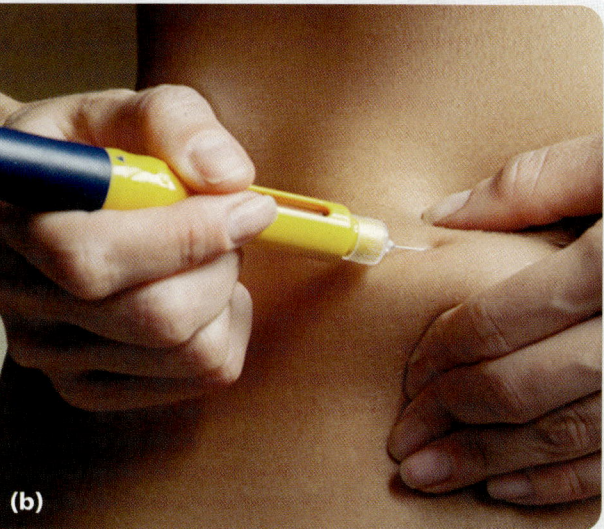

- La **dieta**. Todas las personas con diabetes o prediabetes deben seguir una dieta estricta, controlando especialmente los carbohidratos que consumen (tipos y cantidades). También es importante que eviten el sobrepeso y que coman más veces al día en cantidades menores. Seguir unos horarios estrictos de comidas es otro factor que ayuda en el control. En muchas diabetes tipo 2 una dieta correcta sería suficiente para mantener la enfermedad controlada.

- El **ejercicio físico**. Es recomendable que la persona realice ejercicio físico de forma regular y con una intensidad adecuada a sus capacidades. El ejercicio mejora la respuesta a la insulina y reduce el riesgo de aterosclerosis.

Además del control de la glucemia, es imprescindible que las personas con diabetes tengan presentes las posibles complicaciones y apliquen medidas preventivas. Las más habituales son la revisión oftalmológica periódica para valorar si hay afectación de la retina, y un cuidado muy riguroso de los pies para detectar rápidamente cualquier úlcera o herida y tratarla.

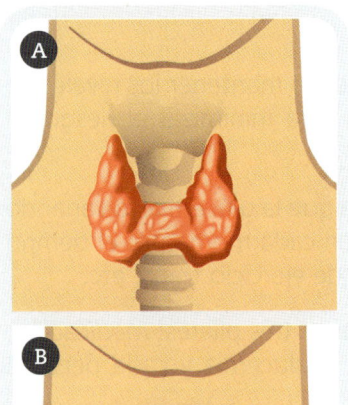

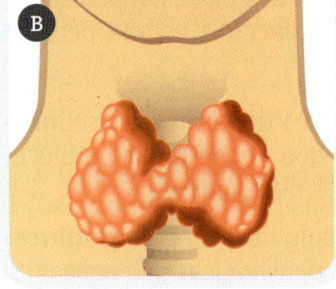

Fig. 10.14.
Tiroides normal (A) e
hipertiroidismo (B).

» Hipotiroidismo

El hipotiroidismo es la disminución o ausencia de hormonas tiroideas. Los síntomas son muy diversos: acumulación de líquidos en la epidermis, piel gruesa y seca, uñas quebradizas y débiles, debilitamiento y caída del cabello, aumento de peso involuntario, poca tolerancia al frío, estreñimiento, bradicardia, dolor muscular, periodos menstruales anormales, etc.

Una posible causa de hipotiroidismo es una dieta deficiente en yodo. El yodo es necesario para producir las hormonas tiroideas; si no hay suficiente, la glándula se agranda para intentar conseguir más y se observa externamente un abultamiento en el cuello (**bocio**).

En la actualidad, con dietas más equilibradas que décadas atrás, la causa más común de hipotiroidismo es una **tiroiditis**, una inflamación de la glándula tiroidea. El tratamiento depende de la causa, pero es habitual que la persona deba seguir un tratamiento hormonal el resto de su vida.

» Hipertiroidismo

El hipertiroidismo es el exceso en la producción de hormonas tiroideas. Algunas de sus manifestaciones más habituales son: exceso de calor, sudoración, pérdida de peso involuntaria, aumento del apetito, temblores en las manos, tensión arterial alta, diarreas o desarrollo de mamas en los hombres.

La causa más común es una respuesta anormal del sistema inmunitario que lleva a la glándula tiroides a producir hormona tiroidea en exceso. También puede ser consecuencia de una secreción excesiva de TSH por la hipófisis.

Documento 10.2

Enfermedades relacionadas con la hormona de crecimiento

Cuando la glándula hipófisis de los niños segrega una cantidad insuficiente de esta hormona, su crecimiento se detiene muy pronto, causando el **enanismo** hipofisario. Estas personas tienen cara infantil, «de muñeca», y conservan las proporciones corporales infantiles.

El fenómeno contrario, la hipersecreción hormonal en el niño, produce **gigantismo** y produce alturas superiores a los dos metros. Cuando esta hipersecreción se da en una persona adulta, no incrementa su altura, pero sí que le crecerán las manos, los pies, la mandíbula y la nariz; esta enfermedad es la **acromegalia**.

Actividades

12. Explica qué es la diabetes *mellitus* y en qué se diferencian las de tipo 1 de las de tipo 2.

13. Los síntomas clásicos de la diabetes son poliuria, polidipsia, polifagia y pérdida de peso. Explica qué significa cada término e intenta explicar por qué la diabetes provoca cada uno de esos síntomas.

14. Describe las tres complicaciones crónicas que puede causar la diabetes y las consecuencias que pueden ocasionar.

15. Explica qué es una prediabetes y di qué medidas preventivas deberá adoptar la persona que la tiene para evitar que derive en una diabetes.

16. Explica qué son el hipotiroidismo y el hipertiroidismo y describe las manifestaciones más comunes de cada una de estas enfermedades.

Para *saber más*

La diabetes *mellitus*

Un diagnóstico de diabetes modifica el resto de la vida del paciente, porque la diabetes no se cura y quien la sufra deberá modificar su estilo de vida y seguir un tratamiento para siempre. El objetivo será siempre mantener la glucemia a concentraciones normales.

Sin embargo estas personas pueden llevar una vida prácticamente normal: eso sí, siguiendo el tratamiento, controlando su dieta y, en general, prestando una mayor atención al cuidado de su salud. A ver cómo se combinan todos estos aspectos dedicaremos esta actividad.

Documentos

Al ser una enfermedad muy generalizada, son muchos los materiales existentes en internet (en forma de guías, testimonios o vídeos) o incluso en programas de televisión. Os proponemos algunos:

- «Un día con Rosa, una mujer con diabetes tipo 2». En: *http://misaludtv.co*
- «Carol tiene diabetes». En: *http://www.fundaciondiabetes.org*
- «Diabetes 1: En primera persona». En: *http://www.escueladepacientes.es*
- «Living with diabetes - A mum and son's story» (MSL London Official). En: *http://www.youtube.com* (en inglés).
- «Cómo convivir con la diabetes con 7 años». En: *http://www.telecinco.es*
- «Más de cinco millones de españoles padecen diabetes». En: *http://www.rtve.es* (sobre la utilización de bombas de insulina).
- «Andrea nos cuenta su día a día y nos invita a hacer la compra con ella». Programa *El estirón*. En: *http://www.antena3.com*

- En función de la información consultada, en grupos, elaborad un informe que incluya los aspectos siguientes:
  - Las limitaciones que ocasiona la enfermedad en la vida diaria de la persona.
  - Los cuidados de salud que precisa. Tanto los de autocuidado como controles médicos, etc.
  - Estilo de vida: nutrición, actividad física, etc.

11 El aparato genital

Unidad didáctica

Antes de empezar...

- ¿El aparato genital en los seres humanos tiene como función exclusiva la reproducción?
- Cita dos glándulas endocrinas que formen parte del aparato genital.

La reproducción

La reproducción es una de las tres funciones vitales de los seres vivos (nutrición, relación y reproducción) y el aparato genital es el encargado de realizarla.

Pero en el caso de los seres humanos las funciones del aparato genital van más allá de la reproducción y, de hecho, la sexualidad es una de las facetas que se consideran en la valoración de la calidad de vida.

El **aparato genital** es el conjunto de órganos cuyo funcionamiento está relacionado con la sexualidad y la reproducción.

11.1. Anatomía del aparato genital

El aparato genital, tanto el masculino como el femenino, tiene unas características anatómicas y funcionales especializadas para permitir la reproducción:

- Dispone de un par de órganos (ovarios y testículos) en los que se forman los gametos y que, además, secretan hormonas sexuales.

- Tiene una estructura anatómica que permite la copulación y, en el caso de las mujeres, la gestación.

En el caso de las mujeres incluimos otras glándulas que, si bien no desempeñan un papel fisiológico en la fecundación y gestación, sí tienen un papel básico en la alimentación e inmunización del neonato: las **glándulas mamarias**. Estas glándulas se incluyen en los denominados *caracteres sexuales secundarios*.

> Los **caracteres sexuales secundarios** son características físicas propias de cada género.

Algunos ejemplos son las caderas más anchas y pechos más grandes en las mujeres, diferente distribución corporal del vello y de la grasa, distinto desarrollo muscular, tono de voz más grave en los varones, etc.

Estas características comienzan a manifestarse durante la pubertad, cuando comienza la secreción de las hormonas sexuales.

11.1.1. El aparato genital femenino

El aparato genital incluye una serie de órganos que explicaremos a continuación. Incluiremos además las *glándulas mamarias*.

➤➤ Órganos del aparato genital

Fig. 11.1.
Órganos del aparato
genital femenino.

Los órganos sexuales femeninos son los *ovarios*, las *trompas uterinas*, el *útero* y la *vagina*. Externamente se localiza la *vulva*.

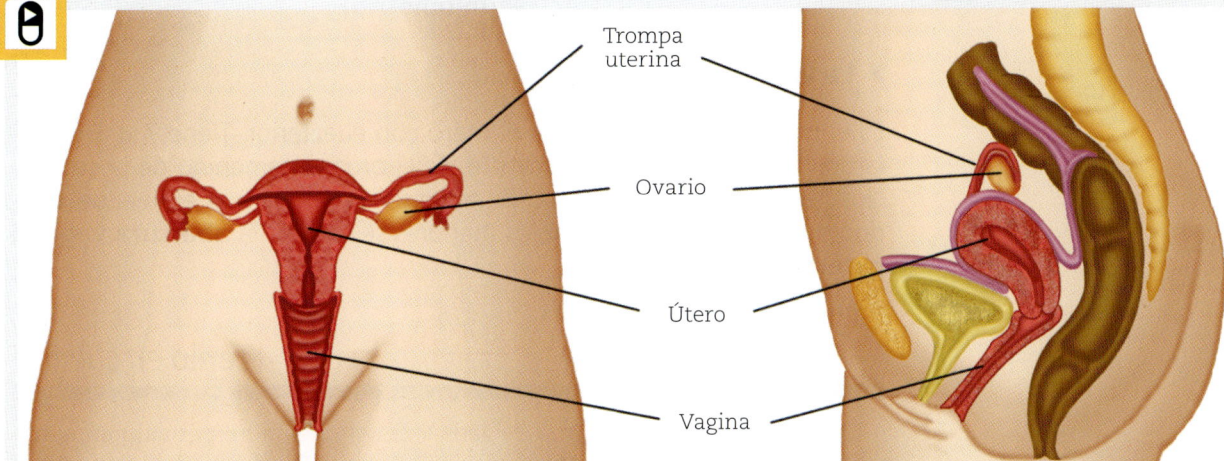

Trompa uterina

Ovario

Útero

Vagina

> Los ovarios

Los ovarios son las gónadas femeninas y producen los gametos (óvulos) y las hormonas femeninas (estrógenos y progesterona). Son dos pequeños órganos con la forma y la medida de una almendra, situados a los lados del útero, en la parte baja de la pelvis.

La formación de los gametos femeninos se inicia durante la etapa embrionaria y se detiene en forma de **ovocitos primarios**. Cada ovocito está dentro de una cubierta que lo protege y nutre; el conjunto se denomina **folículo ovárico**.

> Las trompas uterinas o trompas de Falopio

Son dos conductos de unos 10 a 12 cm de longitud y unos pocos milímetros de calibre interno. Salen desde los ovarios y acaban a ambos lados del útero.

Su función es recoger el ovocito expulsado por el ovario. En la trompa, el ovocito termina su maduración y se transforma en un **óvulo**, que sigue su trayecto hacia el útero.

> El útero o matriz

Es un órgano con forma de pera invertida, de unos 7 cm de longitud. Está situado en el centro de la parte baja de la pelvis, por detrás de la vejiga urinaria y por delante del recto.

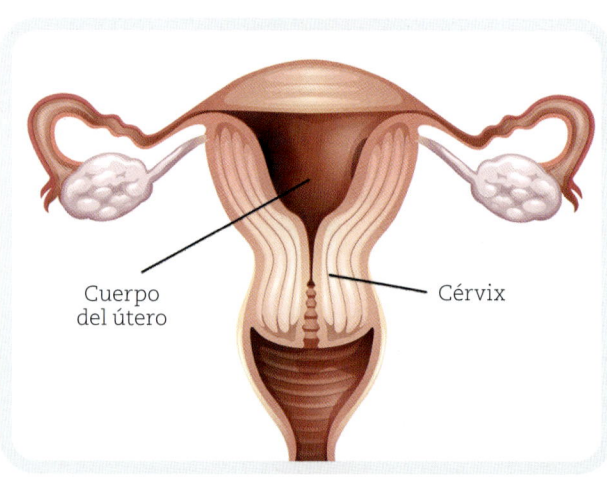

Cuerpo del útero

Cérvix

Fig. 11.2.
Partes del útero.

En él distinguimos dos zonas:

- **Cuerpo**. Es la parte más craneal y ancha, y delimita una cavidad en su interior (**cavidad uterina**). De él salen, lateralmente, las trompas de Falopio.

- **Cuello o cérvix**. Es la parte más caudal. Delimita un conducto interior corto, que se continúa con la vagina.

La mucosa que recubre el útero (**endometrio**) está muy vascularizada y es rica en glándulas y tejido conjuntivo. Por debajo de ella hay una gruesa capa muscular (**miometrio**).

> La vagina

Es el conducto que comunica el útero con el exterior. Tiene 7 u 8 cm de largo, pero se distiende fácilmente. Es el órgano femenino de la copulación, en cuyo interior se deposita el semen, y también es el final del conducto del parto. Entre los labios menores se localiza la **abertura vaginal externa**.

¡*Tenlo* en cuenta!

El himen es una membrana delgada y frágil que cubre parcialmente la apertura vaginal externa de la mayoría de las niñas desde el nacimiento. El himen se puede romper durante las primeras experiencias sexuales, al hacer deporte, usar tampones o durante procedimientos médicos.

> La vulva

Es el conjunto de elementos sexuales externos, situados en el perineo. Es un área rica en glándulas sebáceas y sudoríparas. Está formada por:

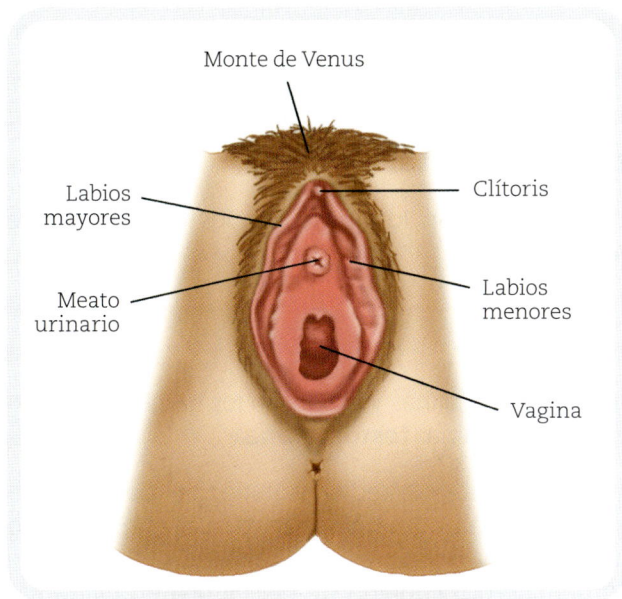

Monte de Venus

Clítoris

Labios mayores

Labios menores

Meato urinario

Vagina

Fig. 11.3.
La vulva.

- El **monte de Venus**. Es una acumulación de grasa que forma un relieve sobre la sínfisis del pubis. Después de la pubertad se cubre de pelo grueso.

- Los **labios mayores**. Son dos repliegues gruesos de piel que van desde el monte de Venus hacia atrás y abajo y se unen por delante del ano. Las caras externas de los labios mayores también están cubiertas de pelo; las internas, lisas y húmedas, cubren el resto de los elementos.

- Los **labios menores**. Son otros dos repliegues cutáneos, más delgados, lisos y húmedos. Situados entre los labios mayores, cubren los orificios de salida de la uretra y de la vagina.

- El **clítoris**. Es un pequeño órgano recubierto por la comisura anterior de los labios menores. Está lleno de terminaciones nerviosas sensibles.

>> Glándulas mamarias

Estas glándulas no participan en la reproducción propiamente dicha; su función es proporcionar un alimento adecuado al bebé tras su nacimiento.

También desempeñan un papel importante en las relaciones sexuales y en la imagen que muchas mujeres tienen de sí mismas.

Internamente cada glándula está formada por varios lóbulos con forma de racimo, con un conducto excretor. Todos los conductos llevan la leche hasta el **pezón**, donde está el orificio de salida al exterior. A su alrededor, la piel está más pigmentada y recibe el nombre de **areola**.

Además del tejido glandular, completan las mamas tejido conjuntivo y abundante tejido adiposo.

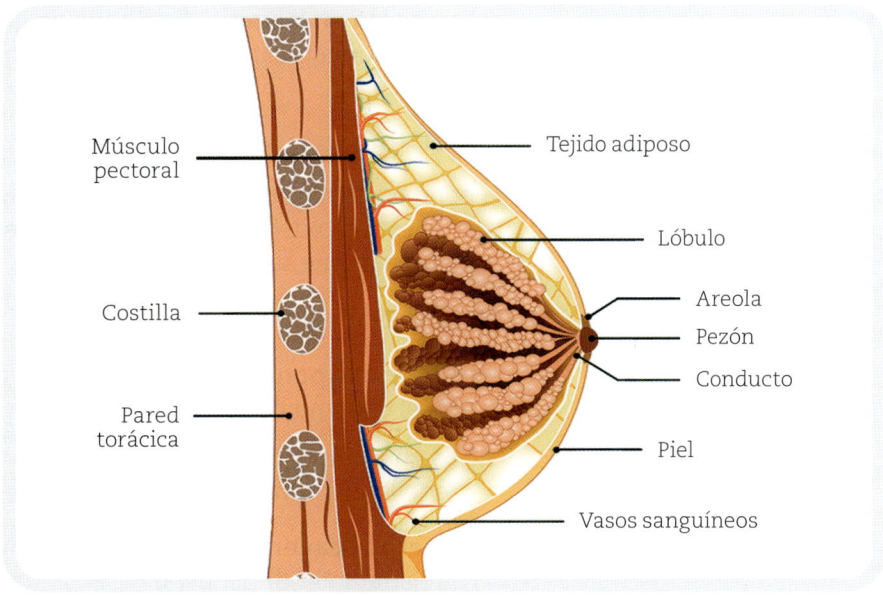

Músculo pectoral

Tejido adiposo

Lóbulo

Costilla

Areola

Pezón

Conducto

Pared torácica

Piel

Vasos sanguíneos

Fig. 11.4.
Glándula mamaria.

11.1.2. El aparato genital masculino

El aparato genital masculino produce los gametos y tiene una estructura anatómica especializada para permitir la cópula.

Está formado por una serie de órganos que explicaremos a continuación. Además incluye unas *glándulas anexas* (vesículas seminales y próstata).

❯❯ Órganos del aparato genital

Los órganos sexuales masculinos son los *testículos*, los *conductos* que salen de ellos y el *pene*.

❯ Los testículos

Los testículos son las gónadas masculinas y producen los gametos (**espermatozoides**) y la hormona masculina (**testosterona**).

Son dos glándulas ovales situadas en la región anterior del perineo y situadas dentro de unas cubiertas llamadas **bolsas testiculares**. El **escroto o bolsa escrotal** recubre ambas bolsas; es una capa de piel fina, más oscura que la del resto del cuerpo, cubierta de pelo y rica en glándulas sudoríparas y sebáceas.

En el interior de los testículos están los **túbulos seminíferos**, que es donde se forman los espermatozoides.

❯ Los conductos

Los túbulos seminíferos van confluyendo hasta formar un conducto, el **epidídimo**. Este conducto es largo y está muy replegado; se localiza en el exterior del testículo.

El epidídimo se continúa con el **conducto deferente**, un tubo delgado que entra en el abdomen y baja por detrás de la vejiga urinaria. A este conducto se le une el conducto excretor de la vesícula seminal y se forma el **conducto eyaculatorio**.

Finalmente, los conductos eyaculatorios procedentes de ambos testículos desembocan en la uretra. Esta zona de la uretra, que está rodeada externamente por la próstata, se conoce como **uretra prostática.**

❯ El pene

El pene es un órgano cilíndrico, suspendido de la parte anterior del perineo. El extremo del pene se llama **glande** y está recubierto por un repliegue cutáneo que se denomina **prepucio**.

Interiormente está formado por:

- **Cuerpo esponjoso**. Es una columna de tejido que contiene la uretra; en el extremo del pene forma el glande.

  Es un tejido que acumula sangre durante la erección, a la vez que protege la uretra para evitar que se cierre.

- **Cuerpos cavernosos**. Son dos columnas de tejido eréctil situadas en la parte anterior del pene.

¡*Tenlo* en cuenta!

Las glándulas suprarrenales también secretan hormonas sexuales (testosterona y estrógenos), pero en poca cantidad.

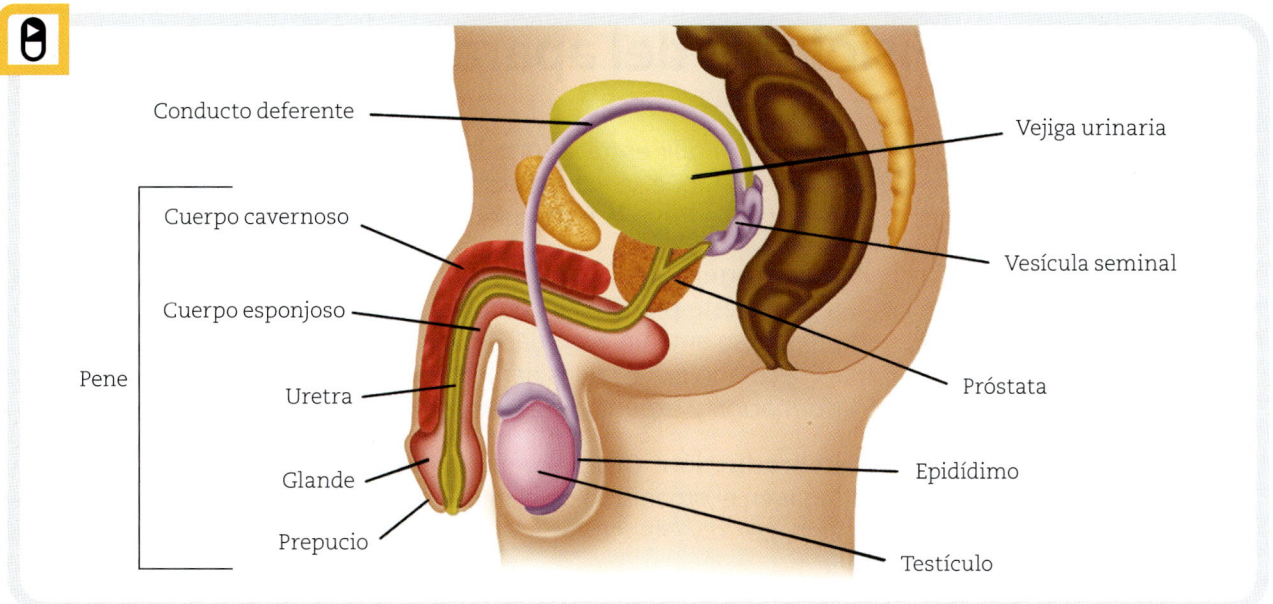

Conducto deferente

Cuerpo cavernoso

Cuerpo esponjoso

Pene

Uretra

Glande

Prepucio

Vejiga urinaria

Vesícula seminal

Próstata

Epidídimo

Testículo

Fig. 11.5.
Aparato genital masculino.

›› Glándulas anexas

Conectadas a los conductos y vertiendo en ellos encontramos unas glándulas anexas: *vesículas seminales* y *próstata*.

› Vesículas seminales

Son dos glándulas que secretan líquido seminal. Lo vierten mediante conductos excretores que uniéndose a los conductos deferentes forman los conductos eyaculatorios.

Se localizan detrás de la vejiga urinaria, a ambos lados de ella, delante del recto y justo encima de la base de la próstata.

› Próstata

Es una glándula que está en contacto con la cara inferior de la vejiga y envuelve la primera parte de la uretra (uretra prostática). Vierte su secreción por medio de varias decenas de conductos muy pequeños en la uretra prostática.

La uretra es un tramo común a los aparatos urinario y genital. La próstata actúa como una válvula que permite el paso de la orina o del semen.

Actividades

1. Dibuja un esquema que represente los ovarios, las trompas, el útero y la vagina.

2. ¿Qué funciones tienen los ovarios?

3. Describe el útero y cita las dos zonas en que se divide.

4. Cita las estructuras anatómicas por las que pasará un espermatozoide desde su formación hasta ser proyectado fuera del organismo.

5. Describe la estructura interna del pene.

6. Cita los componentes del semen y explica dónde se forma cada uno de ellos.

7. Una hipertrofia de la próstata provoca dificultades para orinar. Explica por qué.

11.2. Fisiología del aparato genital

Podemos distinguir entre la formación de gametos y los procesos relacionados con ella, que se activan a partir de la pubertad, y los procesos que ocurren si tiene lugar la fecundación:

- **Gametogénesis**. Es la formación de los gametos. En el caso de las mujeres este proceso se complementa con cambios en el útero para prepararlo ante un eventual embarazo (*ciclo ovárico*). En los hombres, es necesario preparar los gametos para que puedan alcanzar un óvulo (*formación y expulsión del semen*).

- **Reproducción**. Describiremos brevemente los procesos que tienen lugar en el organismo de la mujer: *fecundación e implantación*, *gestación*, *parto* y *lactancia*.

¡*Tenlo* en cuenta!

De los aproximadamente 400.000 ovocitos primarios que contienen los ovarios en la pubertad, solo unos 400 seguirán su maduración.

11.2.1. Ciclo ovárico

Al nacer, las niñas tienen centenares de miles de ovocitos primarios en sus ovarios y a partir de la pubertad, cada mes uno o dos de ellos continúan su maduración, en el contexto del *ciclo ovárico*.

> El **ciclo ovárico** es un conjunto de cambios periódicos que ocurren en el organismo de la mujer para preparar una posible gestación.

Seguidamente explicaremos el *ciclo ovárico*, pero antes revisemos brevemente la *regulación hormonal* de este proceso.

›› Regulación hormonal

En la UNIDAD DIDÁCTICA 10 hemos estudiado el sistema endocrino, incluidas las glándulas reproductivas.

Todas ellas tienen regulación hipotalámica mediante la hormona GnRH. Esta hormona regula la secreción hipofisaria de LH (hormona luteinizante) y FSH (hormona foliculoestimulante). A su vez, estas dos hormonas regulan la secreción ovárica de estrógenos y progesterona.

En la circulación se detectan cuatro hormonas: LH, FSH, estrógenos y progesterona. Sus niveles en sangre, como estudiaremos a continuación, van variando a lo largo del ciclo ovárico.

›› Fases del ciclo ovárico

Durante el ciclo ovárico se producen cambios en el ovario y en el endometrio regulados por variaciones hormonales.

El ciclo se divide en dos fases: *folicular* y *luteínica*. En el paso de una fase a la otra se producen dos fenómenos: la *menstruación* y la *ovulación*.

El ciclo completo dura unos 28 días, que se empiezan a contar desde la menstruación. La primera fase es la folicular. Tras 14 días se produce la ovulación y se entra en la fase luteínica. Una vez finalizada esta fase, hay de nuevo una menstruación y comienza un nuevo ciclo.

> **Fase folicular**

La hormona foliculoestimulante (FSH) estimula algunos de los folículos ováricos, que comienzan a crecer. De todos los folículos que inician el proceso normalmente solo uno llega a madurar, mientras que el resto degeneran.

Mientras madura el ovocito, algunas células del folículo secretan estrógenos en cantidades cada vez mayores. Estas hormonas estimulan el engrosamiento del endometrio, para prepararlo por si debe acoger un embrión.

Al mismo tiempo, las concentraciones altas de estrógenos estimulan la secreción de LH, cuya concentración va aumentando.

> **Ovulación**

Hacia el día 14 después del inicio del crecimiento folicular, el ovocito ya es un **ovocito secundario** y la concentración de LH es muy alta, lo que desencadena la **ovulación**.

> La **ovulación** es proceso en el cual que se rompe el folículo ovárico y se libera el ovocito secundario.

> **Fase luteínica**

En la rotura del folículo durante la ovulación se obtiene:

- El ovocito secundario que se libera. Este ovocito migra hacia el útero y completa su maduración para formar un **óvulo**.

- Los restos de la cubierta del folículo ovárico. Estas células actúan durante unos días como una glándula endocrina y secretan progesterona; se denominan **cuerpo lúteo**.

Fig. 11.6.
Ciclo ovárico y gráfico que muestra las variaciones en los niveles hormonales.

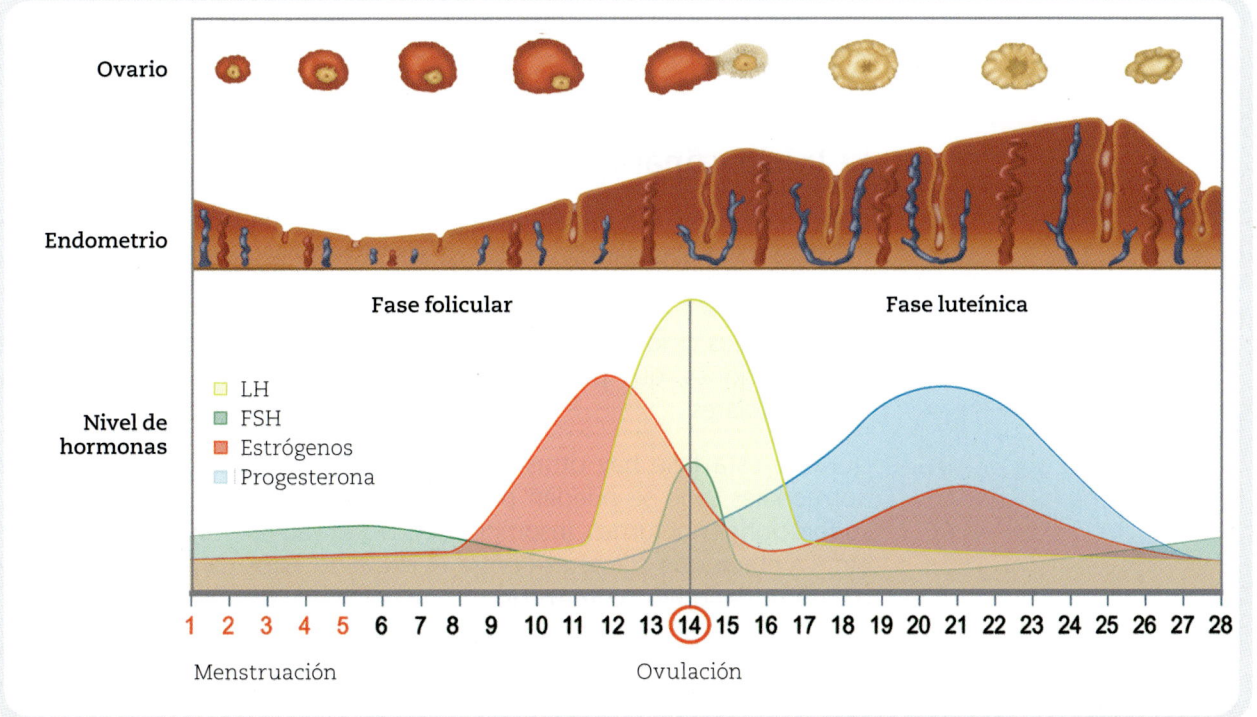

La ovulación determina también un cambio hormonal: el folículo ya no secreta estrógenos y la concentración de estos baja, lo que inhibe la secreción de LH. Por otra parte, la secreción del cuerpo lúteo hace que la concentración de progesterona vaya aumentando.

La progesterona inhibe el desarrollo de otros folículos y estimula más el engrosamiento del endometrio para preparar el útero para un posible embarazo.

En esta etapa, el óvulo puede ser fecundado. Si esto ocurre, se comienza a segregar la hormona gonadotropina coriónica humana (HCG), que mantendrá al cuerpo lúteo activo durante casi toda la gestación, secretando progesterona.

Si el óvulo no es fecundado el cuerpo lúteo degenerará hacia el día 26 después del inicio del crecimiento folicular. Esto supondrá una reducción de la concentración de progesterona y desaparecerá la inhibición del desarrollo de otros folículos.

> ### Menstruación

La degeneración del cuerpo lúteo y el cambio hormonal que ocurren si no hay fecundación determinan cambios en el endometrio. Esta mucosa se ha ido preparando para un posible embarazo, engrosándose y aumentando su irrigación.

Para iniciar un nuevo ciclo es necesario realizar una «limpieza» de esta mucosa; esto se hace mediante la *menstruación*.

> La **menstruación** es un sangrado vaginal normal mediante el cual el organismo elimina las estructuras que había preparado en el útero para mantener un posible embarazo.

Con este sangrado se pierden unos 35 cm^3 de sangre en total y dura entre 3 y 5 días.

Al mismo tiempo que comienza la menstruación se inicia un nuevo ciclo ovárico. En teoría, el ciclo ovárico dura 28 días, sin embargo, en la práctica, la duración y la regularidad del ciclo varían de una mujer a otra.

» Inicio y final de los ciclos ováricos

Los ciclos ováricos se inician en la pubertad, cuando la activación hormonal determina el desarrollo de las características sexuales secundarias y la primera menstruación, que se denomina **menarquia.**

El cese de los ciclos es un proceso gradual durante el cual se alteran las menstruaciones, que pueden ser más o menos duraderas y profusas, y más irregulares.

Durante esta fase hay otras manifestaciones derivadas de los cambios hormonales, que se pueden presentar con distinta intensidad: sofocos, sudoraciones nocturnas, insomnio, sequedad vaginal, cambios de humor, etc. La etapa que transcurre entre el inicio de estos cambios y la menopausia se denomina **climaterio**.

Finalmente, las menstruaciones desaparecen. Se considera que una mujer ha llegado a la **menopausia** cuando no tiene la menstruación durante un año, lo que ocurre mayoritariamente entre los 45 y los 55 años.

¡**Tenlo** en cuenta!

La detección de la HCG en la orina es una prueba muy fiable de diagnóstico del embarazo.

11.2.2. Formación y expulsión del semen

Los gametos masculinos deben tener la capacidad de penetrar en los conductos del aparato genital femenino, para intentar alcanzar un óvulo. Esta capacidad de movimiento la tienen gracias a:

- **Su morfología**: son células con un gran flagelo.

- **El medio**: las glándulas anexas secretan un líquido que les sirve de transporte y les proporciona nutrientes. El conjunto de los espermatozoides y este líquido (líquido seminal) constituye el **semen**.

En la formación del semen, por tanto, hay que considerar la *espermatogénesis* y la posterior *formación del semen*, gracias a la actividad de las glándulas. Y para que ese semen penetre en el aparato genital femenino son necesarios otros procesos fisiológicos: la *erección* y la *eyaculación*.

›› Espermatogénesis

Los espermatozoides se forman en los túbulos seminíferos de los testículos por estimulación de la testosterona y completan su maduración en el epidídimo. Este proceso se realiza de forma continua a partir de la pubertad.

Al igual que ocurre en las mujeres, la formación de los gametos se inicia durante el desarrollo embrionario. En esta etapa se forman **espermatogonias** que, a partir de la pubertad, generarán los espermatozoides.

La espermatogénesis incluye varias fases y las células implicadas sufren distintas modificaciones; de forma simplificada destacamos los siguientes procesos:

- **Mitosis de las espermatogonias**. Al contrario que los ovocitos, las espermatogonias sí se pueden multiplicar. Este proceso permite generar espermatozoides, manteniendo a la vez la reserva de espermatogonias.

- **Meiosis de las espermatogonias**. Las células que siguen la maduración (**espermatocitos**) pasan un proceso de meiosis para dar lugar a células haploides, que se denominan **espermátidas**.

- **Diferenciación**. Las espermátidas son células inmóviles que deben sufrir cambios morfológicos para dar lugar a células ciliadas, con capacidad de movimiento, que ya son **espermatozoides**.

¡**Tenlo** *en cuenta!*

Cuando se produce la fecundación cada gameto aporta n cromosomas, que se combinan para que el embrión tenga una carga de $2n$ cromosomas.

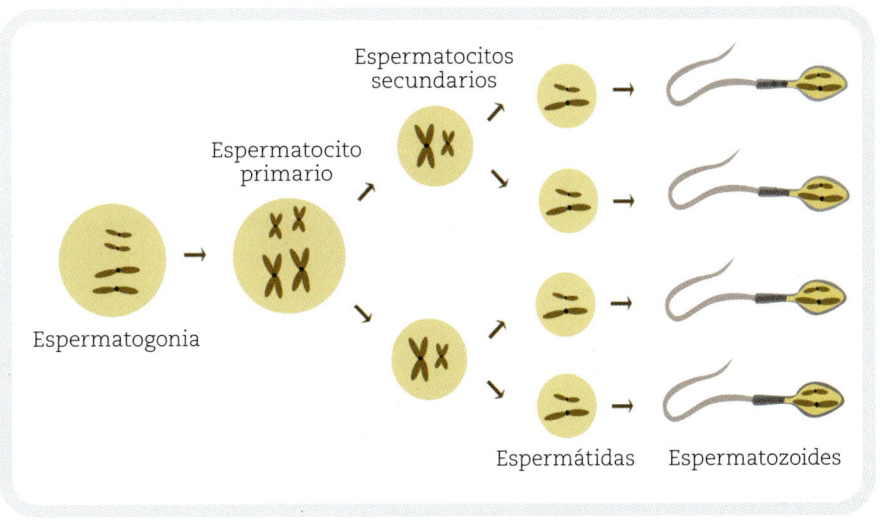

Fig. 11.7.
Gametogénesis masculina.

›› Formación del semen

Los conductos excretores de las dos vesículas seminales desembocan en los conductos deferentes y forman junto a ellos los conductos eyaculatorios. A continuación en la uretra prostática desembocan decenas de pequeños conductos procedentes de la próstata.

Las secreciones de estas tres glándulas constituyen el **líquido seminal** que, mezclado con los **espermatozoides** procedentes de los testículos, forman el **semen**.

Fig. 11.8.
Proceso de formación del semen.

El líquido seminal proporciona un medio transporte y nutrición a los espermatozoides.

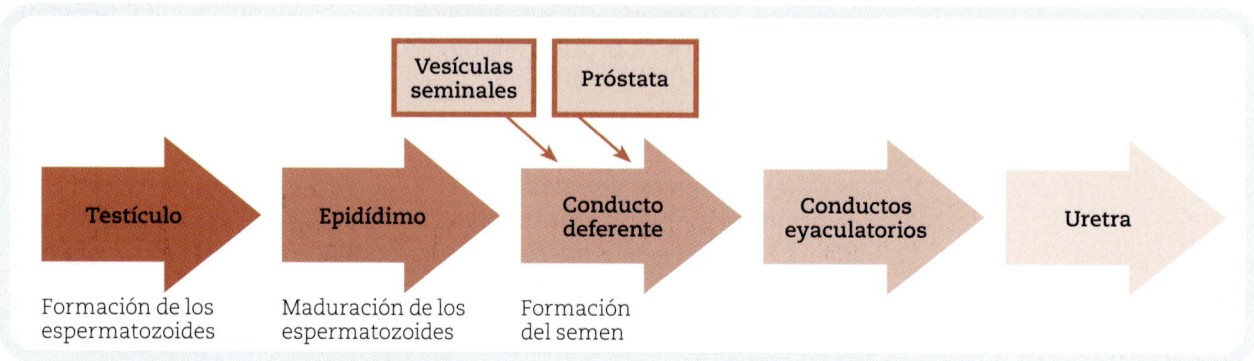

›› Erección y eyaculación

Los estímulos sexuales, tanto físicos como psíquicos, desencadenan una respuesta involuntaria del organismo: la **erección**, que es una elevación y un aumento del tamaño del pene.

La erección se produce por la entrada de sangre a los cuerpos cavernosos del pene y permite que se pueda producir la cópula.

La erección hace que aumente la superficie de contacto del pene y la intensidad de la estimulación, lo cual provoca otra respuesta involuntaria: la **eyaculación**, que es la expulsión del semen hacia el exterior.

La eyaculación se produce por la contracción de la musculatura de la pared del conducto deferente, lo cual impulsa el semen que contiene hacia los conductos eyaculatorios y la uretra.

*¡**Tenlo** en cuenta!*

Con cada eyaculación normal salen entre cien y trescientos millones de espermatozoides, entre los cuales siempre hay un porcentaje apreciable de células anormales y de otras inmóviles.

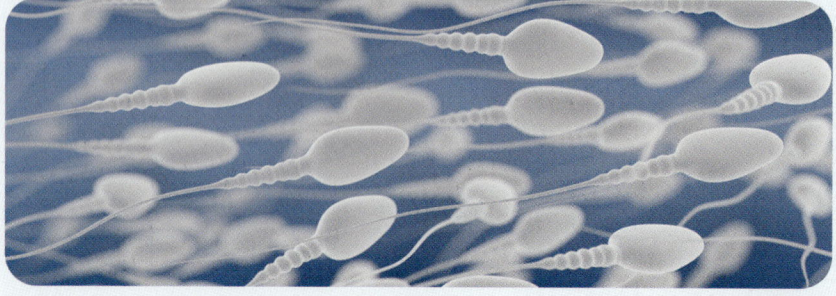

11.2.3. La reproducción

Si hay una cópula y un espermatozoide consigue alcanzar un óvulo se inicia otra serie de procesos fisiológicos que conducirán al nacimiento de un nuevo ser: *fecundación e implantación*, *gestación* y *parto*. Tras el nacimiento se activa otro proceso: la *lactancia*.

En todas estas etapas, igual que ocurre a lo largo del ciclo ovárico, el papel del sistema endocrino es esencial, ya que es la actividad hormonal la que determina los cambios necesarios en cada fase.

❯❯ Fecundación e implantación

> La **fecundación** es el proceso mediante el cual se unen un gameto masculino (espermatozoide) y un gameto femenino (óvulo) para formar un **cigoto**.

La fecundación tiene lugar en una trompa de Falopio, por donde baja el óvulo. De los millones de espermatozoides eyaculados, solo algunos llegan a las trompas y solo uno fecundará al óvulo.

El cigoto comienza a multiplicarse a las pocas horas, mientras va avanzando hacia la cavidad uterina. Pasará por varias fases de desarrollo hasta formar el **embrión**.

Fig. 11.9.
Ovulación (A), fecundación (B) y migración del óvulo fecundado hacia la cavidad uterina (C).

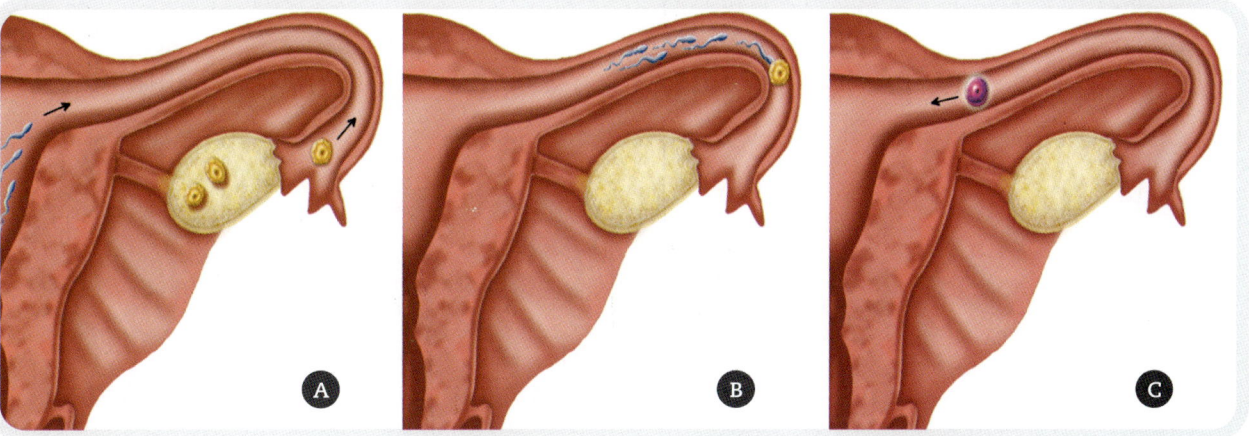

El embrión necesita aporte sanguíneo para recibir nutrientes y eliminar productos de desecho, este aporte lo consigue de la pared uterina, en la cual se inserta mediante un proceso de *implantación*.

> La **implantación** es el proceso por el cual el embrión penetra en la pared uterina.

El proceso completo dura aproximadamente una semana: desde el final de la primera semana tras la fecundación hasta el final de la segunda.

Durante este proceso, sobre el día 8-9, se forma el **saco amniótico**. Este saco es una cubierta membranosa que está llena de **líquido amniótico**, que actúa como amortiguador frente a golpes y protege de infecciones.

El saco amniótico se mantendrá hasta el parto. Durante la gestación irá creciendo y el volumen de líquido amniótico irá aumentando.

›› Gestación

La **gestación o embarazo** es el periodo que transcurre entre la implantación y el parto.

Su duración se cuenta en semanas de amenorrea, es decir, desde la fecha de la última menstruación. En estos términos, el embarazo dura entre 37 y 41 semanas, alrededor de nueve meses. Se distinguen dos etapas básicas en la gestación: *etapa embrionaria* y *etapa fetal*.

› Etapa embrionaria

La etapa embrionaria dura desde la semana 2 hasta la 8. En la semana 2 se comienza a formar la **placenta**, que es un órgano que tiene como función proporcionar nutrientes al feto y retirar los productos de desecho. También produce hormonas, que permiten mantener el embarazo. Al finalizar esta etapa el embrión ya tiene todos los órganos internos, aunque no completamente desarrollados, y se empiezan a formar las extremidades. En este momento pasa a denominarse **feto**.

› Etapa fetal

Fig. 11.10.
La gestación.

La etapa fetal se prolonga hasta el parto. En esta etapa se mantiene el crecimiento y se completa el desarrollo de los órganos. Hacia la semana 40, el feto está preparado para nacer.

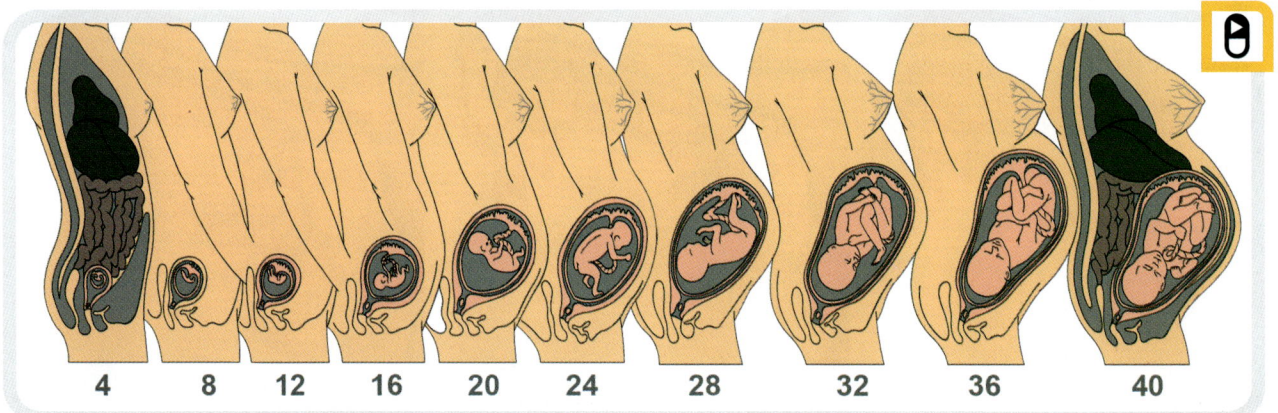

4	8	12	16	20	24	28	32	36	40

Documento 11.1

Los cambios físicos en la mujer embarazada

Durante el embarazo el organismo de la mujer sufre transformaciones físicas. Ya en los primeros días de retraso menstrual, muchas mujeres notan cansancio, un ligero entumecimiento de las mamas, más sensibilidad en los pezones, náuseas y vómitos al levantarse, etc.

En el segundo trimestre de embarazo, la mujer suele encontrarse mucho mejor, con el alivio o la desaparición de las náuseas, los vómitos y el cansancio. También comienza a ganar peso. Desde la semana 18, aproximadamente, nota movimientos del feto en su abdomen.

Los pezones y las areolas mamarias se oscurecen y pueden aparecer pigmentaciones en el abdomen o en la cara, que desaparecen después del parto. También suelen formarse estrías en los lados del abdomen, causadas por la distensión de la piel. Conforme avanza el embarazo llegan otras molestias: sudores, ardor de estómago, estreñimiento y hemorroides.

En el tercer trimestre, el útero dilatado comprime los órganos que lo rodean. Por eso, la mujer necesita orinar cada vez más a menudo, se acentúa el estreñimiento, se le hinchan las piernas y pueden aparecer varices.

❯❯ Parto

Los pródromos de parto suceden en las horas o días previos al inicio del parto y pueden variar de unas mujeres a otras.

El pródromo más identificable son las contracciones, que se distinguen de las de parto en que son irregulares y menos intensas. También se produce la expulsión del tapón mucoso, una secreción mucosa teñida de sangre. Tras la expulsión de este tapón el inicio del parto suele ocurrir en un máximo de 72 horas.

Se considera que el parto ha comenzado cuando se instaura una actividad uterina regular (2-3 contracciones cada 10 minutos de intensidad moderada a fuerte), la dilatación del cuello es de 2-3 cm y existen modificaciones en el acortamiento y posición del cuello.

Distinguimos tres fases en el parto: *de dilatación*, *de expulsivo* y *de alumbramiento*.

- **Fase de dilatación**. Es el intervalo que va desde el inicio del parto hasta la dilatación completa (10 cm). La duración varía mucho, entre las 20 y las 27 horas para todo el proceso.

  Durante esta fase se produce lo que popularmente se denomina «romper aguas»: las membranas que protegen al feto, ya sin la protección del tapón mucoso, se desgarran y el líquido amniótico sale al exterior.

- **Fase de expulsivo**. Comienza cuando la dilatación es completa y termina con la salida del feto. Puede durar entre 20 minutos y 2-3 horas.

- **Fase de alumbramiento**. Va desde el nacimiento hasta la expulsión de la placenta y el resto de las membranas. Esta fase dura menos de 15 minutos en el 95% de los partos y en todos los casos debería ser inferior a 30 minutos.

Fig. 11.11.
Fases del parto: dilatación y rotura de membranas (A), expulsión (B) y alumbramiento (C).

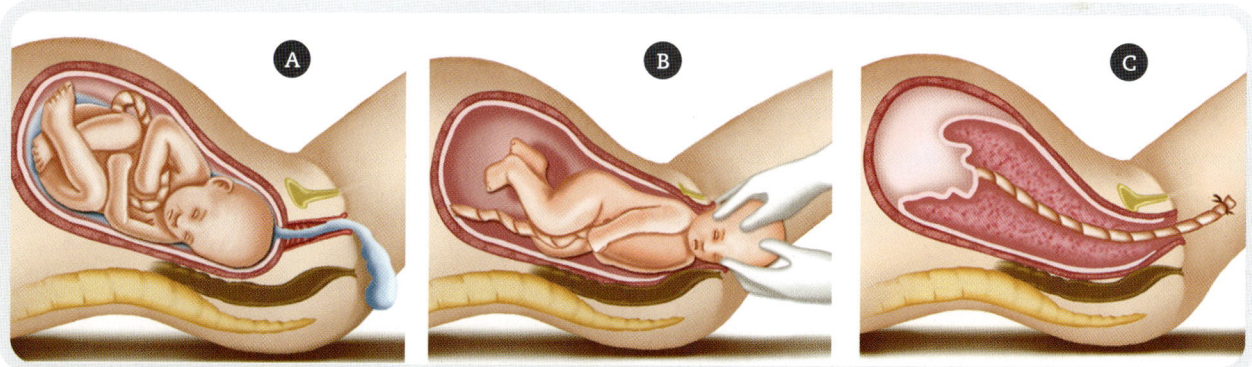

Documento 11.2

La maduración

Los órganos de los recién nacidos no han completado su maduración funcional, que continua tras el nacimiento. Por ejemplo, durante los 3 primeros meses hay una rápida formación de alveolos para aumentar la superficie de intercambio gaseoso y hasta los 8 meses el organismo no empieza a sintetizar sus propios anticuerpos. Algunos aparatos no completan su maduración hasta los 2 años, es el caso de los aparatos digestivo y renal.

También vale la pena destacar el sistema óseo, ya que al nacer mayoría de los huesos son cartilaginosos y deben seguir un proceso de calcificación.

›› Lactancia

Tras el parto se produce un nuevo gran cambio hormonal. El nivel de progesterona en sangre va bajando y aumenta el de prolactina (PRL), lo que estimula la síntesis de leche materna. La succión que realiza el bebé permite la salida y estimula la producción de más leche.

La primera secreción de las glándulas mamarias es densa y amarillenta, y contiene anticuerpos, enzimas, hormonas, factores de crecimiento y muchas otras sustancias. Se mantiene durante 3 o 4 días y se denomina **calostro**.

El calostro proporciona nutrientes al bebé, pero también muchas otras sustancias necesarias que él no puede aún sintetizar.

Transcurridos unos días la leche se vuelve menos densa y amarillenta, y se mantendrá así mientras dure la lactancia.

La leche materna contiene todos los nutrientes que necesita el bebé para su crecimiento y desarrollo; además le protege frente a infecciones y contribuye a estrechar el vínculo entre madre e hijo.

¡*Tenlo* en cuenta!

La Organización Mundial de la Salud (OMS) recomienda que la lactancia materna sea la alimentación exclusiva del bebé durante sus 6 primeros meses de vida y que se mantenga, alternándola con otras fuentes de alimentos, al menos hasta los 2 años.

Actividades

8. En relación con el ciclo ovárico, responde en tu cuaderno:

   a) ¿Qué suceso determina el cambio de la fase folicular a la luteínica?

   b) ¿Qué fase está ya en marcha mientras la mujer está menstruando?

   c) ¿Qué hormona estimula el crecimiento de algunos folículos ováricos?

   d) ¿Qué hormona secretan algunas células del folículo durante la fase folicular?

9. Explica qué es la ovulación y cómo se desencadena.

10. ¿Qué es el cuerpo lúteo? ¿Qué hormona secreta?

11. Di qué son la menarquia y la menopausia.

12. La formación de los gametos se inicia en la etapa fetal. Explica qué diferencia importante hay, al nacimiento del bebé, entre las células que originarán los gametos masculinos y las que originarán los femeninos.

13. Describe los mecanismos por los que se producen la erección y la eyaculación.

14. Explica en qué consisten las siguientes fases de la reproducción: *fecundación*, *implantación*, *gestación* y *parto*, e indica cuáles son los hechos más significativos en cada una.

15. Explica qué es la implantación de un embrión y con qué finalidad se realiza este proceso.

16. Cita las principales funciones del saco amniótico y de la placenta.

17. Explica qué son los pródromos del parto y cita el más identificable de ellos.

18. ¿Qué cambios hormonales ocurren tras el parto? ¿Qué proceso fisiológico se activa con ellos?

11.3. Patología del aparato genital

En este caso distinguimos entre la patología de los aparatos genitales *femenino* y *masculino*, las *infecciones de transmisión sexual* (ITS) y las patologías vinculadas al *proceso reproductivo*.

11.3.1. Aparato genital femenino

Veamos a continuación las principales *manifestaciones clínicas* relacionadas con el aparato genital femenino y las *enfermedades* más habituales de este aparato.

❯❯ Manifestaciones clínicas femeninas

Hay algunas manifestaciones de las enfermedades de los órganos sexuales de la mujer que ayudan a identificar la presencia de la enfermedad. Las más evidentes son:

- **Hemorragias uterinas**. Las causas pueden estar en los órganos sexuales (infecciones, traumatismos, tumores) o tener un origen externo, como un trastorno endocrino o de la coagulación.

  Distinguimos entre:

  - **Metrorragias**: hemorragias fuera del periodo menstrual.

  - **Menorragias**: sangrados menstruales más abundantes o duraderos de lo habitual.

- **Cambios en los patrones de menstruación**. Algunos de los más frecuentes son:

  - **Polimenorrea**: menstruación casi normal en cuanto a duración y cantidad, pero que se repite en ciclos de menos de 24 días.

  - **Hipomenorrea**: pérdida menstrual escasa o de menos de tres días de duración.

- **Amenorrea**. Es la falta de menstruación durante más de 90 días. Puede deberse a distintas causas:

  - Trastornos de la alimentación, como la anorexia nerviosa.

  - Situaciones de estrés continuado.

  - Pérdidas o ganancias de mucho peso de forma rápida.

  - Afecciones que puedan afectar a las concentraciones hormonales.

  - Uso continuo, sin pausas, de anticonceptivos orales (es un efecto normal si se sigue esta pauta de medicación).

  - Dejar de tomar anticonceptivos orales (en este caso es normal una amenorrea de unos 2 meses).

Fig. 11.12.
La anorexia y otros trastornos alimentarios pueden provocar amenorrea.

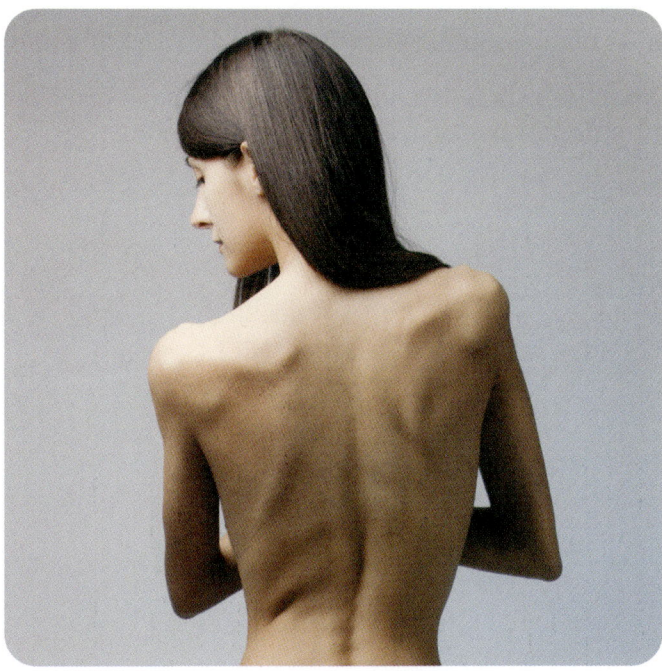

- **Leucorrea**. Es un exceso de secreción (flujo) vaginal, que se puede deber a una infección.

- **Dismenorrea**. Son menstruaciones dolorosas. El dolor más común son los calambres menstruales, que son dolores tipo cólico en la parte baja del abdomen. Se pueden presentar además dolores de espalda o de cabeza.

¡*Tenlo* en cuenta!

La dismenorrea no debe considerarse como algo normal. En caso de menstruaciones dolorosas es conveniente consultarlo con el ginecólogo o la ginecóloga.

❯❯ Enfermedades del aparato genital femenino

Algunas de las enfermedades más comunes del aparato genital femenino son el *mioma uterino*, la *endometriosis*, el *cáncer de mama* y el *cáncer cervicouterino*.

❯ Mioma uterino

Es un tumor benigno muy común de las células musculares del útero, también llamado *fibroma* o *fibromioma* uterino.

Pocas veces da signos y síntomas. Su signo más común es la menorragia, pero también puede originar flujo vaginal más abundante, dolor o la palpación de una masa abdominal.

❯ Endometriosis

La endometriosis es una enfermedad benigna, en la cual se forma endometrio fuera del útero. Puede aparecer en los ovarios, en las trompas de Falopio o incluso en los intestinos o la vejiga.

Los síntomas incluyen dismenorrea, metrorragias, menorragias e infertilidad. A menudo se diagnostica ante la imposibilidad de conseguir un embarazo, ya que los demás síntomas se suelen atribuir a dolores menstruales.

No se conoce la causa de esta enfermedad y tampoco tiene curación, aunque hay tratamientos que ayudan con el dolor y la infertilidad.

Fig. 11.13.
Útero con miomas (A) y útero con endometriosis (B).

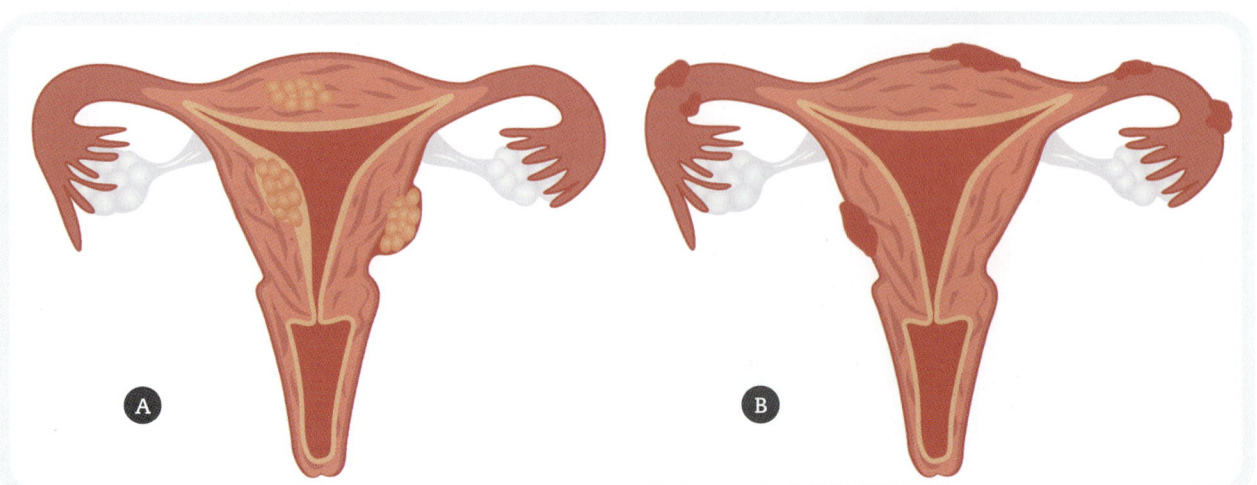

> Cáncer de mama

El cáncer de mama es el más frecuente en las mujeres de la Unión Europea; se calcula que lo sufrirá una de cada doce o trece mujeres y cada año se diagnostican 16.000 casos nuevos en España.

Su aparición está asociada a muchos factores de riesgo, como la menarquia temprana y la menopausia tardía, la nuliparidad, el primer parto después de los treinta, el uso de anticonceptivos orales, la obesidad después de la menopausia o el uso de terapia hormonal sustitutiva.

También influyen el sedentarismo, el consumo de alcohol, el consumo de tabaco o comer mucha grasa. Asimismo, en el cáncer de mama tiene un papel importante la genética.

En este tipo de cáncer se aplican técnicas de *screening* o cribado para su diagnóstico precoz. La técnica que se utiliza es la mamografía, un tipo especial de radiografía. Todas las mujeres de entre 50 y 69 años deberían hacerse una mamografía cada dos años.

El diagnóstico precoz y los grandes avances en los tratamientos hacen que este sea un tipo de cáncer con buen pronóstico en muchos de los casos.

> Cáncer cervicouterino

El cáncer en el útero y en el cuello uterino tienen como manifestaciones más comunes un flujo vaginal acuoso y rosado y sangrado vaginal, espontáneo o durante el coito.

Este es otro de los cánceres en los que se aplican técnicas *screening* o cribado para el diagnóstico precoz. La prueba que se realiza es una citología vaginal o prueba de Papanicolaou, que consiste en el estudio citológico de una muestra de células del cuello uterino y del exterior de este, obtenidas mediante un raspado.

Mediante esta prueba se pueden detectar los cánceres en estadios tempranos e intervenir sobre ellos antes de que haya ningún tipo de manifestación clínica.

¡*Tenlo* en cuenta!

El diagnóstico precoz del cáncer de mama se realiza mediante mamografías periódicas.

¡*Tenlo* en cuenta!

Los virus del papiloma humano (VPH) son un grupo de virus que se transmiten por medio de las relaciones sexuales. Algunos de ellos pueden causar cáncer de cuello uterino, entre otros tipos de cáncer (de ano, oral y de garganta, de vulva, de vagina o de pene).

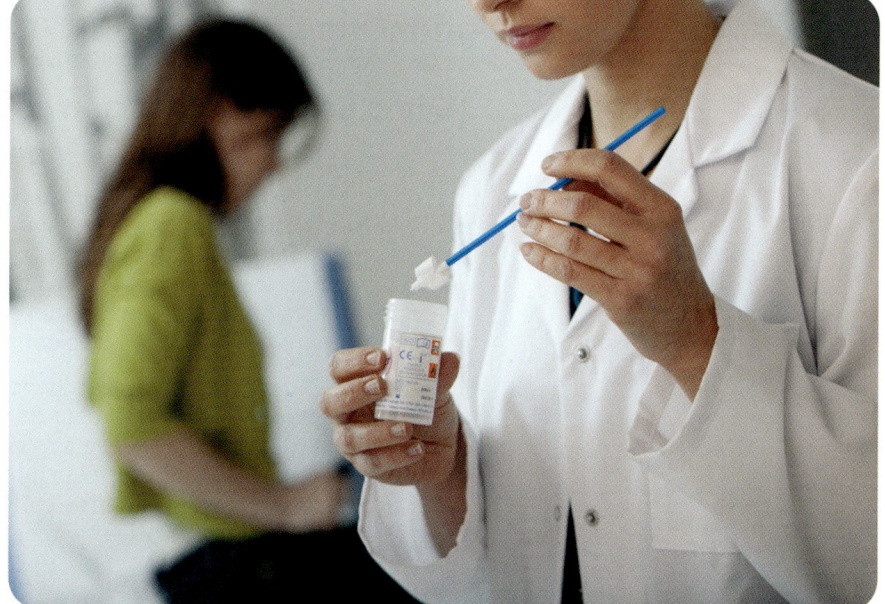

Fig. 11.14.
La muestra para la citología vaginal se obtiene mediante raspado de la pared del cuello uterino.

11.3.2. Aparato genital masculino

Veamos a continuación las principales *manifestaciones clínicas* relacionadas con el aparato genital masculino y las *enfermedades* más habituales de este aparato.

>> Manifestaciones clínicas masculinas

Así como en las mujeres los signos de alarma suelen estar vinculados a alteraciones del ciclo menstrual, en el caso del hombre las manifestaciones que suelen experimentar están habitualmente relacionadas con la erección, la eyaculación y la micción.

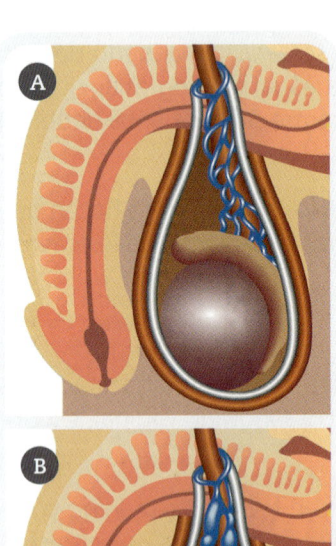
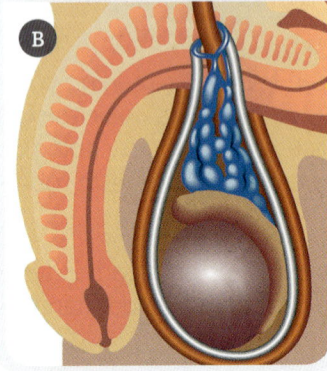

Fig. 11.15.
Testículo normal (A) y testículo con variocele (B).

- **Problemas con la erección**. El más frecuente es la **disfunción eréctil (DE)**, que es la incapacidad persistente para conseguir o mantener una erección que permita una relación sexual satisfactoria. Este trastorno se puede deber a la ansiedad o el estrés, pero también puede tener su origen en alteraciones de tipo vascular que impidan que el pene pueda acumular la sangre necesaria para conseguir la erección. Otro problema relacionado con la erección, que constituye una urgencia médica, es el **priapismo**. En este caso la erección se mantiene y no desaparece de forma natural.

- **Eyaculación precoz**. Es una eyaculación descontrolada y corta que se produce de forma anticipada. Al igual que la DE, puede tener su origen en la ansiedad o el estrés. También se puede deber a alteraciones del sistema urinario, prostatitis o disfunciones tiroideas, entre otras posibles causas.

- **Problemas en el escroto**. Los más comunes son una acumulación de líquido alrededor de uno o los dos testículos (**hidrocele**) o bien la formación de una variz en el escroto (**varicocele**).

- **Alteraciones en la micción**. La más común es la polaquiuria, debida a alteraciones de la próstata. La causa hay que buscarla en la estructura anatómica: la uretra atraviesa la próstata; si esta aumenta su tamaño, comprime la uretra y dificulta la micción.

Documento 11.3

¿Cómo provoca disfunción eréctil el estrés?

Los profesionales concluyen que el estrés deteriora la salud sexual de los hombres y la calidad que tienen sus erecciones debido a que hay un aumento de tensión, un estado de nerviosismo y preocupación constante. Este estado provoca un aumento de la secreción de adrenalina, que tiene acción vasoconstrictora. Al intentar una erección, la acción de la adrenalina dificulta que los cuerpos cavernosos del pene se llenen de sangre, y por lo tanto, no se consigue.

El tratamiento del estrés y la DE es generalmente psicológico, para determinar qué es lo que está provocando el estrés y eliminar la causa de forma directa. Sin embargo, pese a que el estrés es incluso una de las causas predominantes en la DE, el primer paso al detectarla es evaluar toda la condición y determinar si se trata de una impotencia por estrés o si hay algún otro motivo que sea la causa del trastorno.

Extraído de *disfuncionerectil.org*

➤➤ Enfermedades del aparato genital masculino

Aparte de las infecciones de transmisión sexual, que estudiaremos a continuación, algunas de las enfermedades más comunes de los órganos sexuales masculinos son la *hiperplasia benigna de próstata*, el *cáncer de próstata*, el *cáncer de testículo* y la *fimosis*.

➤ Hiperplasia benigna de próstata

Es un tumor benigno de esta glándula, que afecta al 40% de los hombres de más de 50 años de edad y que se hace más frecuente aún con el envejecimiento.

El crecimiento de la próstata dificulta el paso de la orina y causa varios trastornos, como polaquiuria, disuria, lentitud de la micción y tenesmo vesical; además la micción termina con un goteo largo.

La hiperplasia benigna no degenera a cáncer de próstata, por lo que se aplican medidas solo cuando las molestias son intensas. Se pueden administrar ciertos fármacos o, si es necesario, intervenir quirúrgicamente por la uretra para facilitar la salida de la orina.

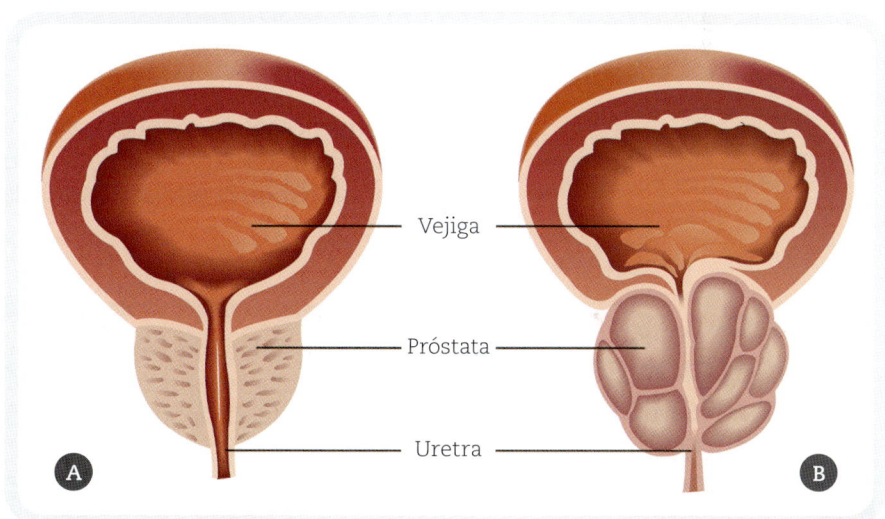

Fig. 11.16. Próstata normal (A) y próstata hipertrofiada (B).

➤ Cáncer de próstata

Es un cáncer raro en hombres menores de 40 años, pero frecuente en hombres de edad avanzada. Sin embargo, es un cáncer que suele crecer lentamente y en el 80% de los casos sigue confinado en la próstata diez años después del diagnóstico.

Muchos de los signos y síntomas del cáncer de próstata son iguales que los de la hiperplasia benigna. También pueden aparecer sangre en la orina o dolor continuo en la parte baja de la espalda, en la pelvis o en la zona superior de los muslos.

No existe una prueba estándar para la detección precoz y en el diagnóstico se suelen combinar varias pruebas.

➤ Cáncer de testículo

Es uno de los pocos cánceres que afectan a los hombres de menos de 35 años y, aun siendo muy poco común, ha incrementado su frecuencia en los últimos años.

Se manifiesta como una masa testicular que aumenta poco a poco de tamaño y que puede doler.

El riesgo de padecerlo aumenta si el hombre sufrió criptorquidia de niño, si es el primer hijo de una madre mayor de 30 años o si pesó al nacer menos de 2,5 kg o más de 4 kg.

¡Tenlo en cuenta!

La criptorquidia es la falta de descenso testicular completo durante la fase fetal; puede ser unilateral o bilateral. Es el problema genital más común en pediatría.

El diagnóstico de confirmación se consigue mediante una ecografía y a menudo una biopsia. La supervivencia a los cinco años del diagnóstico depende del tipo concreto de cáncer de testículo que se sufre.

> **Fimosis**

Es la dificultad o imposibilidad para retraer la piel del prepucio. Al nacer es normal que exista esta dificultad, pero durante los tres o cuatro años siguientes se va resolviendo; de hecho, a los 3 años el 90% de los niños ya no presentan fimosis.

Pero en algunos casos se mantiene y es necesaria una pequeña intervención, que consiste en la extirpación de un anillo de piel prepucial. Esta intervención se puede practicar a partir de los 11 o 12 años de edad.

¡Tenlo en cuenta!

La circuncisión es una intervención quirúrgica en la que se corta la piel del prepucio que cubre el glande. Se suele realizar a bebés por motivos religiosos o culturales, aunque hay estudios que defienden argumentos sanitarios.

Se calcula que en el mundo cerca del 30% de los hombres están circuncidados, lo que representa unos 670 millones de hombres.

11.3.3. Las infecciones de transmisión sexual

Las **infecciones de transmisión sexual** (ITS) son infecciones que se transmiten de una persona a otra mediante el contacto sexual.

El agente patógeno de estas infecciones puede ser una bacteria, un parásito, un hongo o un virus.

Las ITS causadas por bacterias, hongos o parásitos se pueden tratar y curar. En cambio, cuando el agente es un virus no hay cura definitiva, y se aplican tratamientos para aliviar los síntomas y mantener la enfermedad bajo control. Estas enfermedades afectan tanto a las mujeres como a los hombres, aunque en las mujeres pueden tener efectos más graves porque pueden afectar a su capacidad reproductiva y si contraen la infección durante la gestación, afectar la salud del embrión o el feto.

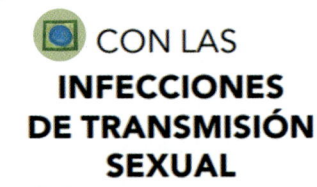
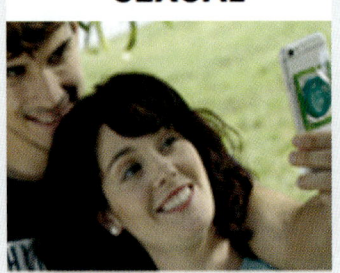
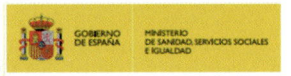

Fig. 11.17.
Las autoridades sanitarias hacen numerosas campañas informativas sobre las infecciones de transmisión sexual.

¡*Tenlo* en cuenta!

La mitad de las ITS las contraen personas de entre 15 a 24 años.

» Algunas ITS

Existen más de 20 tipos de ITS, entre las que podemos destacar las siguientes:

- **Clamidiasis**. Está causada por la bacteria *Chlamydia trachomatis*. Es una enfermedad muy frecuente, especialmente entre la población joven. Se manifiesta por un aumento del flujo vaginal en la mujer o secreción anormal del pene en el hombre, además de dolor al orinar o durante las relaciones sexuales.

- **Herpes genital**. Está causado por virus del herpes simple de tipo 2 (VHS-2). Afecta a la zona genital y causa dolor, prurito y escozor; también aparecen vesículas.

- **Gonorrea**. La causa la bacteria *Neisseria gonorrhoeae* y se puede contraer por contacto con la boca, la garganta, los ojos, la uretra, la vagina, el pene o el ano. Presenta unas manifestaciones similares a las de la clamidiasis. Si no se trata a tiempo, puede diseminarse por todo el organismo y causar problemas de salud graves y permanentes.

- **Sida**. Está causado por el virus de inmunodeficiencia humana (VIH), un virus que ataca y debilita al sistema inmunitario. Se contrae por el semen, la sangre, el flujo vaginal y la leche materna de personas infectadas

¡*Tenlo* en cuenta!

Algunas ITS, como el herpes y la sífilis, pueden multiplicar el riesgo de contraer el VIH por 3 o más.

- **Sífilis**. Está causada por la bacteria *Treponema pallidum*. Los primeros síntomas son la aparición de úlceras en los genitales que no duelen y desaparecen espontáneamente; a pesar de ello, la enfermedad sigue su curso y vuelve a presentarse posteriormente con erupciones en otras zonas del cuerpo. Si en esta fase no se trata, la infección progresará a una fase latente, que dura años sin presentar manifestaciones y, finalmente, se manifiesta a edad avanzada, con complicaciones graves que pueden causar la muerte.

- **Condiloma acuminado**. También se conoce como verrugas genitales. Es la manifestación de la infección de un tipo de virus del papiloma humano; otros tipos de este virus son capaces de provocar distintas formas de cáncer.

Cada enfermedad tiene su propio tratamiento una vez diagnosticada, pero la opción más eficaz es de tipo preventivo. La más elemental es la utilización de preservativos en las relaciones sexuales u otras barreras de protección, como la banda de látex o protector bucal.

Fig. 11.18. La sensibilización de la población sobre el riesgo de las infecciones de transmisión sexual es esencial para conseguir su control.

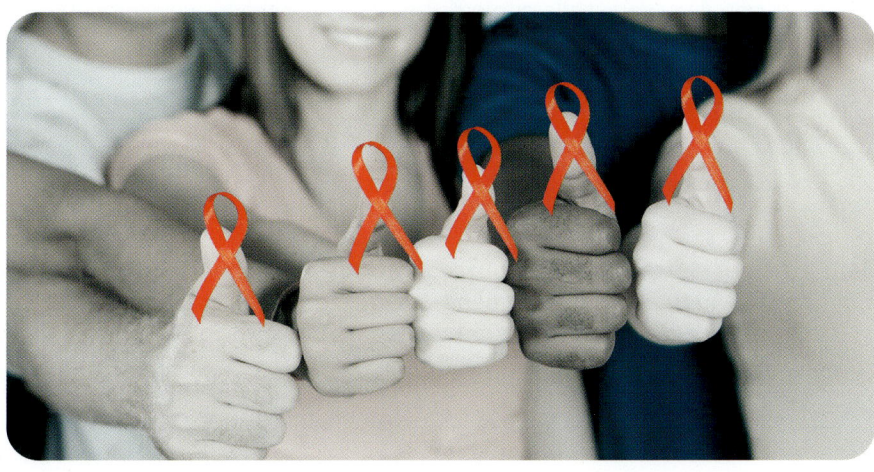

11.3.4. La infertilidad

La **infertilidad** o incapacidad de embarazo de las parejas es la incapacidad para lograr la fecundación mediante coitos después de intentarlo durante un periodo de unos dos años.

Cerca de un 10% de las parejas sufren infertilidad. Tanto en hombres como en mujeres las causas pueden ser muy diversas e incluyen alteraciones genéticas, trastornos hormonales, exposición a radiaciones nocivas, secuelas de enfermedades, consumo de sustancias tóxicas, estilos de vida no saludables, etc.

En los estudios se evalúan los posibles trastornos de cada miembro de la pareja:

- En el caso de las **mujeres**, la primera causa de esterilidad (15-25% de los casos) son los trastornos ovulatorios. Otra causa frecuente es la endometriosis, que a menudo se diagnostica en este momento, ya que suele pasar desapercibida por confundirla con dolores menstruales.

- En el **hombre** podemos destacar las anomalías en la producción de espermatozoides debidas a un daño testicular, y las anomalías de la función de los espermatozoides, por causas muy diversas.

Las posibilidades de resolución dependerán de la causa o las causas que se establezcan.

Actividades

19. Escribe en tu cuaderno las seis parejas que se obtienen relacionando los elementos de estas dos columnas:

Menorragia	No tiene la menstruación
Amenorrea	Sangrado menstrual abundante y doloroso
Leucorrea	Secreción excesiva de flujo vaginal
Polimenorrea	Pérdidas menstruales escasas
Hipermenorrea	Hemorragias extramenstruales
Metrorragia	Pérdida sanguínea muy frecuente

20. Explica qué es la endometriosis y qué manifestaciones clínicas presenta. ¿En qué momento se suele diagnosticar? ¿Por qué?

21. ¿Qué tipo de prueba es la citología vaginal? Explica brevemente en qué consiste y para el diagnóstico de qué enfermedad se aplica.

22. Busca información sobre los factores de riesgo de cáncer de mama y sepáralos entre evitables e inevitables. Haz lo mismo con el cáncer de cérvix.

23. Explica qué es la hiperplasia benigna de próstata, en qué etapa de la vida es más frecuente y qué alteraciones de la salud ocasiona.

24. En grupos de tres personas, buscad información sobre las infecciones de transmisión sexual: cuáles son las más comunes, cuáles pueden ser sus efectos y su gravedad, por qué vías se transmiten, cómo pueden prevenirse y cómo pueden tratarse. Exponed la información en clase.

25. En grupos de tres personas, buscad información sobre causas de infertilidad vinculadas al estilo de vida. Elaborad un breve informe con los resultados.

*Para **saber más***

Aspectos psicológicos sobre el cáncer de mama

El cáncer de mama es una enfermedad con una prevalencia muy alta en los países desarrollados que, además del componente físico, repercute de manera contundente sobre el aspecto psicológico, especialmente en mujeres jóvenes que están construyendo su vida: aún no tienen hijos o estos son pequeños, están consolidando su vida profesional, su vida de pareja o familiar, etc. A analizar estos aspectos dedicaremos esta actividad.

Buscando en internet, en testimonios reales o en programas de televisión, en grupos de dos o tres personas, tratad de ilustrar las dudas y temores que se pueden plantear estas mujeres:

- Dudas sobre el desarrollo de la vida: el trabajo, la maternidad, los hijos, etc.
- Dudas sobre el atractivo con la pareja y la sexualidad.
- Temores sobre el futuro: la incertidumbre sobre el pronóstico de la enfermedad, la muerte, etc.

También podéis consultar páginas de asociaciones de mujeres afectadas por cáncer de mama que disponen de experiencia y de recursos para afrontar estas cuestiones.

Prevención de enfermedades de transmisión sexual

En esta actividad deberéis profundizar en los aspectos relacionados con la prevención de las infecciones de transmisión sexual. El trabajo lo haréis en grupos de tres o cuatro personas.

- En primer lugar deberéis profundizar en los mecanismos y las vías de transmisión de la enfermedad, concretando cuáles son las conductas de riesgo, haciendo una valoración de este riesgo.
- Después concretaréis las conductas que se han de evitar. Elaboraréis un cartel o una guía con estas recomendaciones.
- Presentaréis vuestro trabajo al resto de la clase y lo entregaréis al profesor o profesora.

> Buscad información veraz en páginas web reconocidas. Podéis empezar por las de organismos especiales como la consejería o reguiría de vuestra comunidad autónoma o ayuntamiento. Podéis empezar por la siguiente: *http://www.osakidetza.euskadi.net/*

12 *Unidad didáctica* El sistema inmunitario

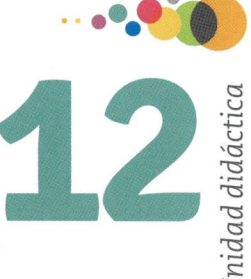

Antes de empezar...

- ¿Qué función tiene el sistema inmunitario?
- ¿Qué significa que «el sistema inmunitario funciona de forma gradual»?

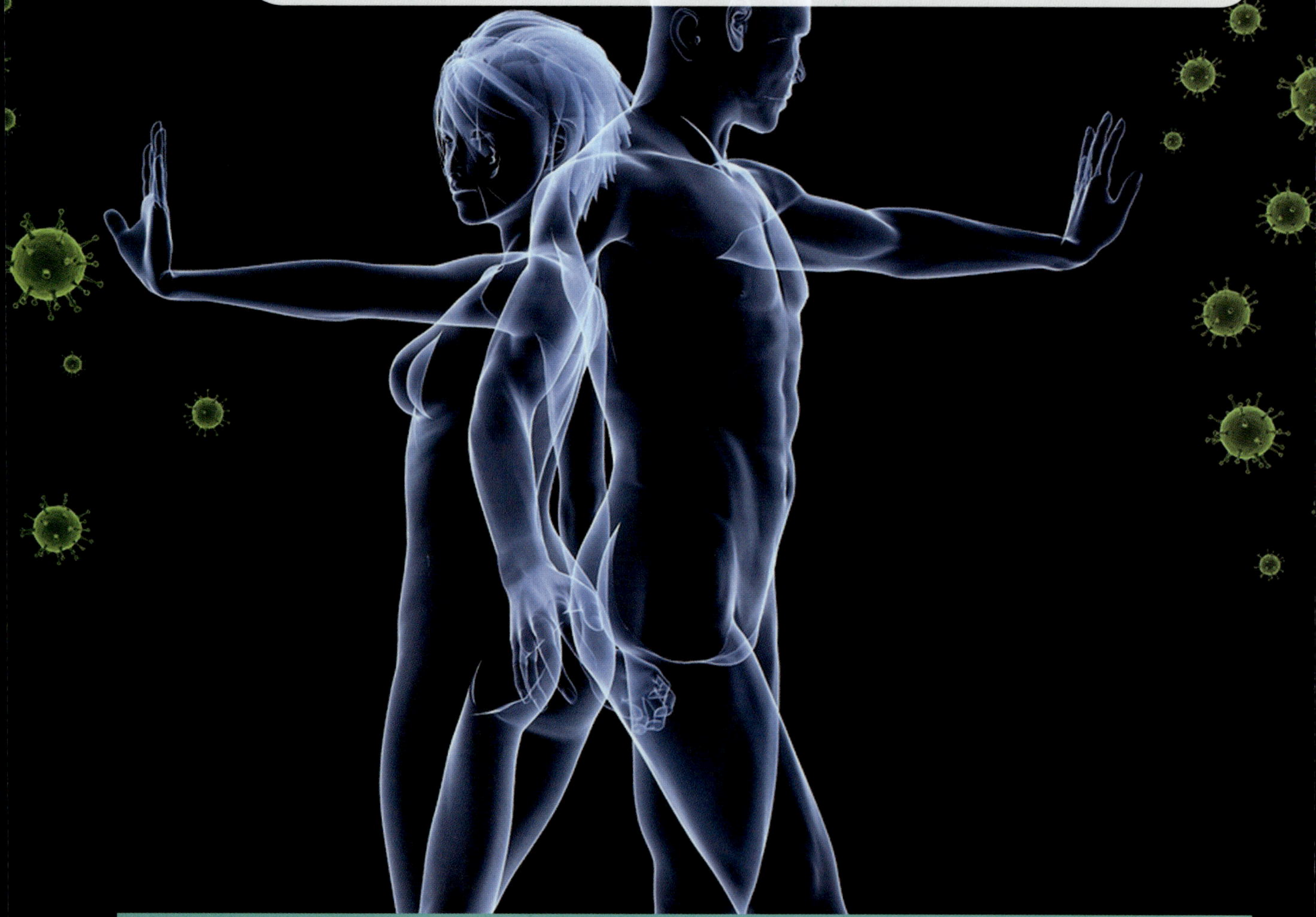

La defensa del organismo

El organismo necesita disponer de mecanismos para protegerse del entorno y para defenderse ante la presencia de microorganismos u otras partículas extrañas que puedan penetrar en él.

Diversos sistemas intervienen en esta defensa y su intervención se realiza de forma gradual. Primero se activan mecanismos sencillos y, si estos no funcionan, se activan otros más complejos y especializados.

> El **sistema inmunitario** es el conjunto de mecanismos que protegen al organismo de agentes externos o de células propias infectadas o alteradas.

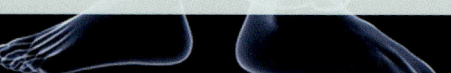

12.1. Anatomía del sistema inmunitario

La respuesta inmunitaria implica la acción de muchos tipos celulares, situados en todo el organismo; entre ellos destaca el papel de los *leucocitos*. Los órganos en los que se forman y maduran los leucocitos se consideran específicos del sistema inmunitario: son los órganos linfoides.

12.1.1. Los leucocitos

> Los **leucocitos** son las células inmunitarias que participan en la defensa del organismo, reconociendo a los agentes extraños y actuando contra ellos.

Existen diferentes tipos de leucocitos, cuyas funciones explicaremos en el próximo apartado:

- **Neutrófilos**. Tienen un núcleo con 3-5 lóbulos y granulaciones en el citoplasma.

- **Eosinófilos**. Tienen un núcleo con dos lóbulos y granulaciones en el citoplasma.

- **Basófilos**. Tienen granulaciones muy grandes en el citoplasma, que llegan a ocultar parcialmente el núcleo.

- **Monocitos**. Tienen un núcleo grande con forma arriñonada y a menudo presentan vacuolas en el citoplasma. Cuando salen de la sangre y pasan a los tejidos, se transforman en **macrófagos**.

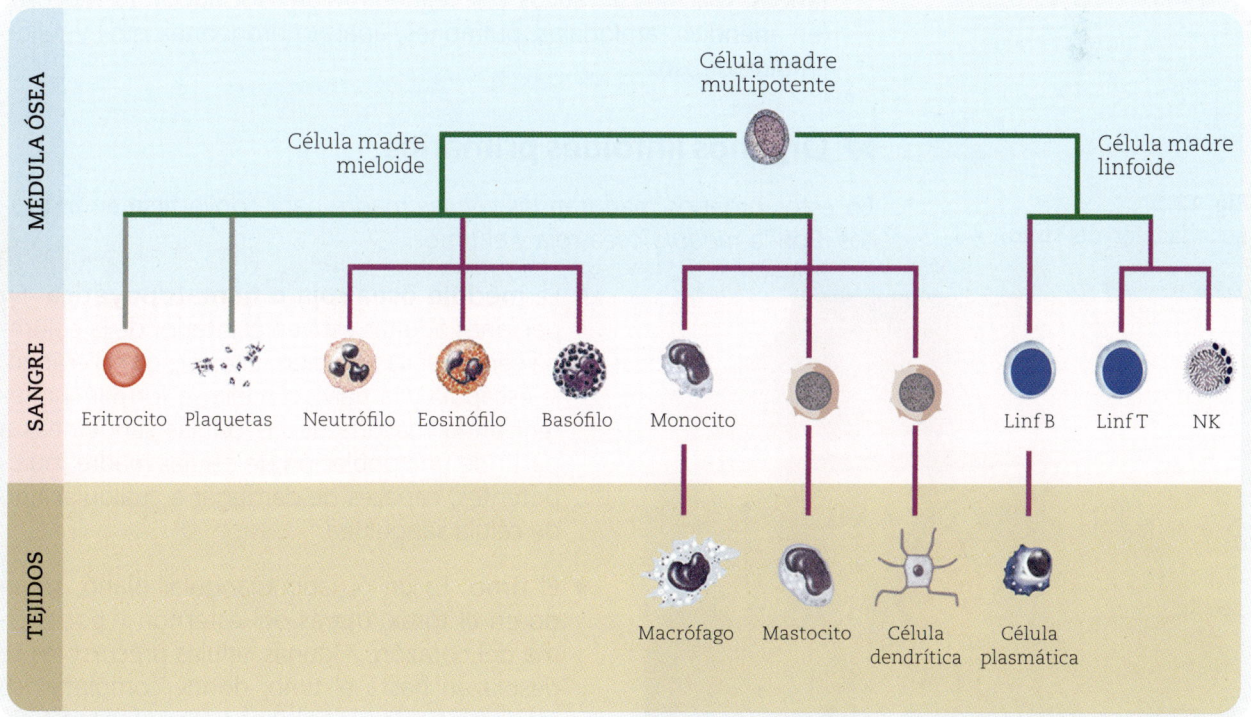

Fig. 12.1.
Principales células implicadas en la respuesta inmunitaria. Estas células se forman a partir de células multipotentes, de las cuales derivan también los eritrocitos y las plaquetas.

En algunos tejidos los macrófagos reciben un nombre específico, por ejemplo osteoclastos en el hueso, microglía en el sistema nervioso central o histiocitos en el tejido conjuntivo.

- **Linfocitos.** Tienen un núcleo grande. Los hay de dos tipos básicos: B y T. Los linfocitos B pueden salir a los tejidos y pasan a denominarse **células plasmáticas**.

Además hay dos tipos celulares con funciones inmunitarias que derivan de las mismas células precursoras, pero que no encontramos en la sangre sino en tejidos. Se forman en la médula ósea y circulan en forma inmadura hasta sus tejidos diana. Son:

- **Mastocitos o células cebadas.** Circulan en forma inmadura hasta el tejido conjuntivo, donde completan su maduración.

- **Células dendríticas**. Son un tipo celular especializado que se localiza en distintos tejidos y órganos linfoides, y reciben distintos nombres según su ubicación.

12.1.2. Los órganos linfoides

Los **órganos linfoides** son varios órganos, intercomunicados por vasos sanguíneos y linfáticos, encargados de producir las células del sistema inmunitario.

Según la función que cumplen distinguimos entre:

- **Órganos linfoides primarios**: médula ósea roja y el timo.

- **Órganos linfoides secundarios o periféricos**: bazo, ganglios linfáticos, folículos linfáticos y el tejido linfoide asociado a las mucosas (en apéndice, amígdalas, pulmones, aparato urogenital, etc.) y tejido linfoide difuso.

>> Órganos linfoides primarios

Fig. 12.2.
Localización del timo.

En estos órganos maduran las *células madre* para convertirse en linfocitos. Son la *médula ósea roja* y el *timo*.

- La **médula ósea roja o hematopoyética**. En personas adultas está en el interior de la columna vertebral, las costillas, el esternón, el cráneo, la escápula y la pelvis. En ella se forman y diferencian la mayoría de las células sanguíneas a partir de una población de células madre multipotentes, capaces de dar lugar a cualquier tipo de célula sanguínea.

- El **timo**. Es un órgano triangular plano, situado en el tórax, detrás del esternón y por encima del corazón. Algunas células precursoras se desplazan hasta el timo, donde completan su maduración para dar lugar a los linfocitos T. En el timo hay células secretoras de hormonas. Sus hormonas regulan la maduración y actividad de los linfocitos T.

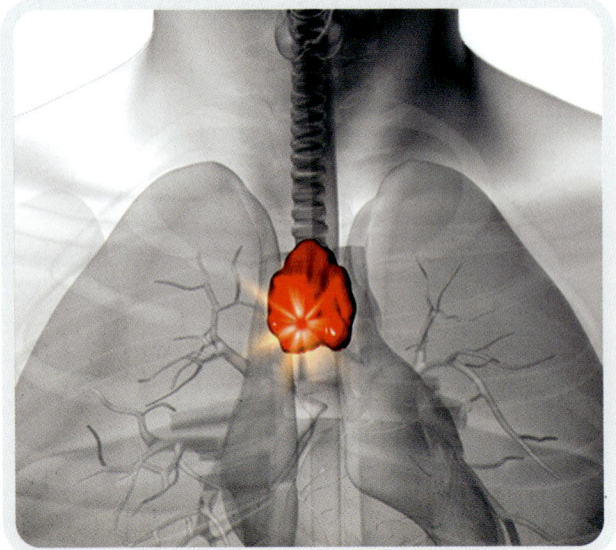

›› Órganos linfoides secundarios

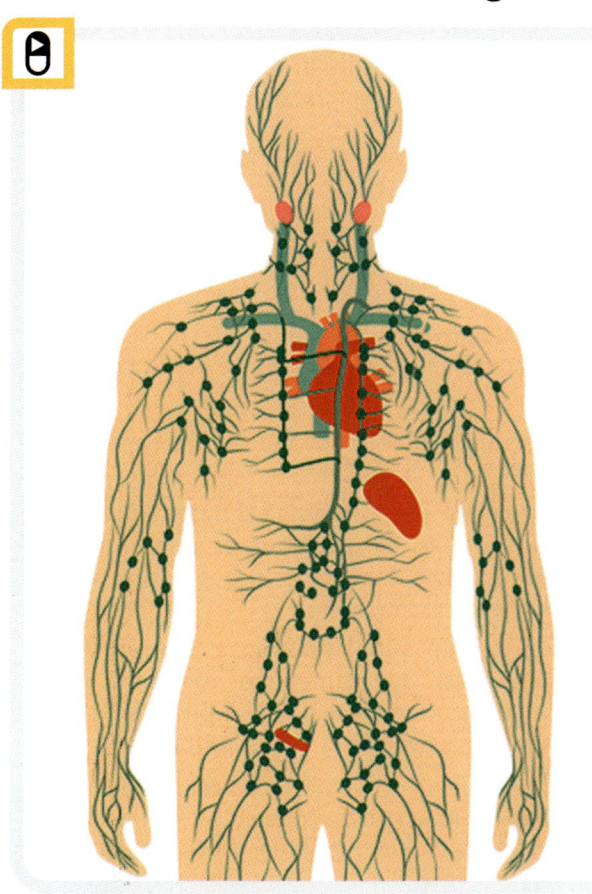

En distintos órganos y tejidos encontramos células o grupos de células que actúan como centros linfoides secundarios. En ellos, los linfocitos entran en contacto con el agente extraño, reaccionan a él y proliferan.

En todos estos órganos hay abundantes linfocitos y células dendríticas que los activan.

Son órganos linfoides secundarios los *ganglios linfáticos,* el *bazo* y los *folículos linfáticos*.

- Los **ganglios linfáticos**. Son acúmulos de tejido linfático que están recubiertos por una cápsula exterior, denominada corteza. Se localizan en muchos puntos del organismo, intercalados en la red de vasos linfáticos.

  En su corteza tienen zonas de almacenamiento y proliferación de linfocitos B, que se activan ante la presencia de agentes extraños para proporcionar una respuesta inmunitaria rápida.

  En la zona interior, denominada médula, se filtra la linfa antes de devolverla a la circulación sanguínea, tal como hemos estudiado en la UNIDAD DIDÁCTICA 6.

Fig. 12.3.
Sistema linfático, con multitud de ganglios linfáticos.

¡*Tenlo* en cuenta!

La hinchazón de los ganglios linfáticos suele indicar que están inflamados porque reaccionan a una infección en esa área. En los ganglios se están multiplicando y acumulando linfocitos. Un ejemplo de esta situación son los ganglios inflamados en el cuello cuando se padecen una faringitis o una amigdalitis.

Fig. 12.4.
Localización del bazo.

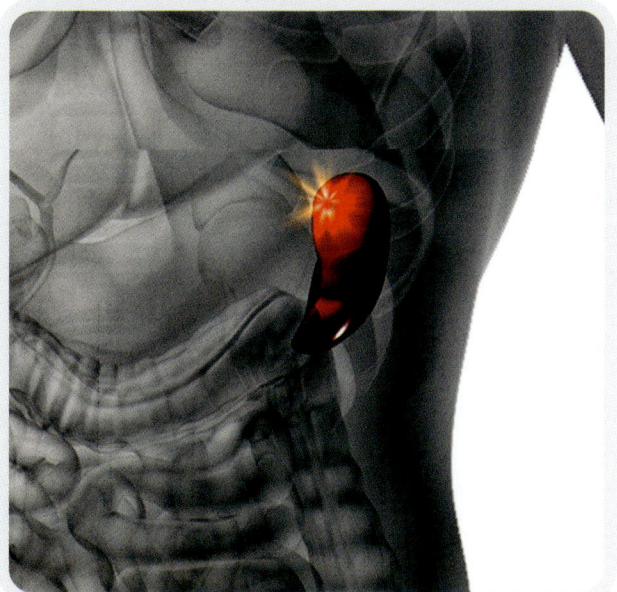

- El **bazo**. Tiene forma y tamaño parecidos a los de un puño. Está situado en el cuadrante superior izquierdo del abdomen, por debajo del diafragma y a la izquierda del estómago.

  El bazo filtra la sangre y forma linfocitos específicos T y B. Además cumple otras funciones, como destruir eritrocitos y plaquetas envejecidos y almacenar plaquetas.

¡*Tenlo* en cuenta!

En la destrucción de eritrocitos en el bazo se obtiene hierro, que se utiliza para la producción de nuevos eritrocitos en la médula ósea, y una sustancia de desecho, la bilirrubina, que circula hasta el hígado y se excreta con la bilis.

- Los **folículos linfáticos**. Son acúmulos de tejido linfático que, al contrario de lo que ocurre con los ganglios, no están encapsulados.

  Se localizan por todo el organismo y se sitúan especialmente bajo las membranas mucosas. Ayudan a detectar precozmente y eliminar los agentes externos.

Documento 12.1

La piel y las mucosas

La piel recubre el organismo y le proporciona protección frente a agresiones mecánicas, térmicas y químicas. También protege de las lesiones solares y de la penetración de los gérmenes, y evita la pérdida de líquidos. Está formada por tres capas:

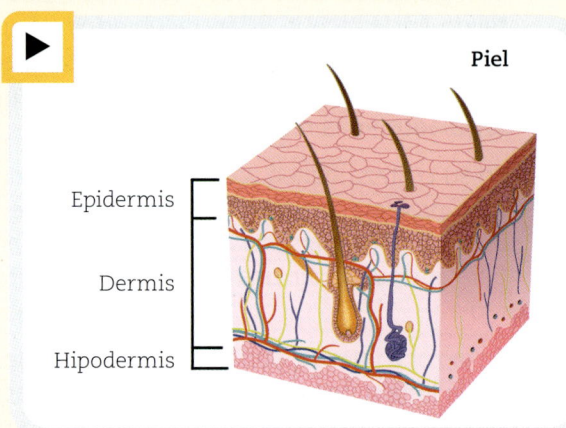

Piel

Epidermis

Dermis

Hipodermis

- **Epidermis**. Está formada por células epiteliales dispuestas en capas.

  — Externamente presenta células planas queratinizadas. La **queratina** es una proteína fibrosa insoluble en agua que actúa como barrera física.

  — En las capas más profundas están los melanocitos, que sintetizan **melanina**, un pigmento fotoprotector que protege de los efectos lesivos de la luz ultravioleta.

  En la epidermis se localizan las **células de Langerhans**, que son un tipo de célula dendrítica que presenta abundantes gránulos en su citoplasma.

- **Dermis**. Es la capa intermedia. Es una capa flexible de tejido conjuntivo que contiene los nervios y vasos sanguíneos y linfáticos, las glándulas sudoríparas y sebáceas, y los anclajes de los anexos cutáneos córneos (pelos y uñas).

- **Hipodermis**, tejido celular subcutáneo o tejido adiposo subcutáneo. Actúa como aislante térmico y mecánico, y también es una reserva de energía.

En las aberturas naturales del organismo y en los conductos que comunican con ellas no hay piel sino un tipo de recubrimiento adaptado: las **mucosas**. La estructura de las mucosas es parecida a la de la piel, pero con dos diferencias significativas:

- No tienen queratina.

- Tienen un tipo distinto de glándulas, que secretan una mucosidad que las recubre e impide que los microorganismos se fijen.

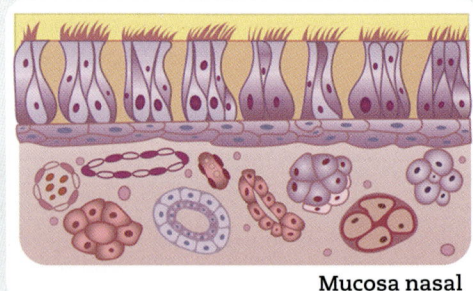

Mucosa nasal

Algunas mucosas disponen además de otros mecanismos de defensa, por ejemplo, cilios para retener y movilizar partículas extrañas, enzimas con acción antibacteriana que se secretan con la saliva o el flujo vaginal, o el pH de los jugos gástricos y la orina, que inactiva a la mayoría de microorganismos.

Actividades

1. Cita cuatro tipos de leucocitos y describe su forma.

2. Cita los órganos linfoides primarios y explica brevemente qué función tienen en la formación y maduración de los leucocitos.

3. Explica qué son los órganos linfoides secundarios y di cuáles son.

12.2. Fisiología del sistema inmunitario

El sistema inmunitario funciona mediante mecanismos de protección inespecífica y mecanismos de protección específica. Cuando un agente extraño atraviesa las barreras externas de protección (piel o mucosas) se activan mecanismos *inespecíficos*, iguales para cualquier agente. En caso de que estos mecanismos no logren su objetivo se activan otros mecanismos, ahora *específicos*. Estos mecanismos elaboran una respuesta adaptada al agente concreto que ha penetrado en el organismo.

12.2.1. La protección inespecífica

La **inmunidad inespecífica, innata o natural** es una respuesta rápida y no específica que se aplica contra cualquier agente extraño que penetre en el organismo.

La piel y las mucosas constituyen una barrera externa; si esta barrera es superada se activan mecanismos inespecíficos de protección.

Las células afectadas por traumatismos o agentes infecciosos secretan moléculas que alertan de la situación. Ante esta llamada de ayuda, varias células responden. Algunas de ellas se encuentran ya en los tejidos (macrófagos y mastocitos), y otras están en la sangre (neutrófilos, eosinófilos, basófilos y monocitos); las que están en la sangre atraviesan la pared de los capilares cercanos a la zona afectada y se desplazan hasta ella siguiendo el «rastro» de las moléculas de alerta.

¡*Tenlo* en cuenta!

El mecanismo por el que los leucocitos atraviesan las paredes de los vasos sanguíneos se denomina **diapédesis**.

El fenómeno por el cual las células se mueven siguiendo la concentración de ciertas sustancias químicas se denomina **quimiotaxis**.

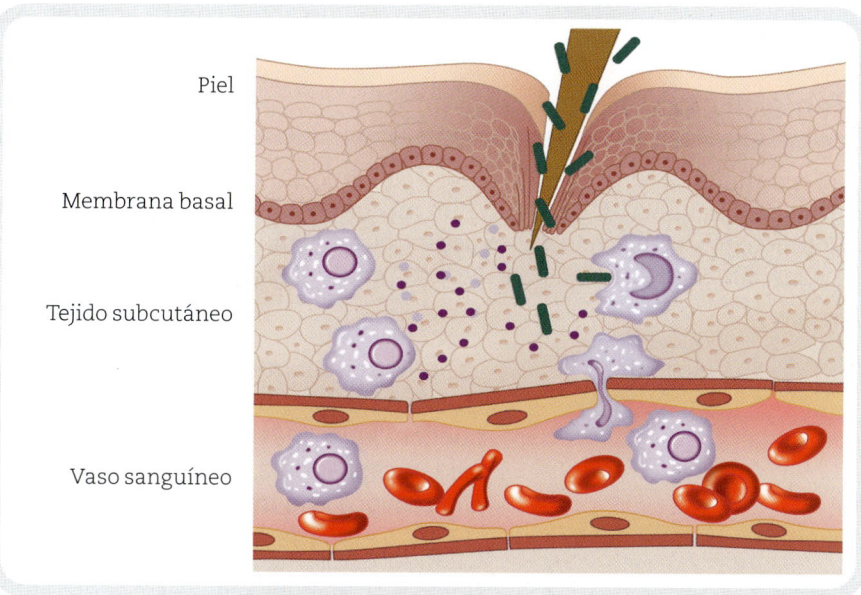

Fig. 12.5.
La presencia de partículas extrañas activa los mecanismos inespecíficos de defensa del organismo. Es lo que ocurre, por ejemplo, si nos clavamos una astilla en un dedo.

Piel

Membrana basal

Tejido subcutáneo

Vaso sanguíneo

Las células que responden a esa llamada son diversas:

- Los **macrófagos**, ya presentes en los tejidos. También responden los **monocitos** sanguíneos, que atraviesan la pared de los vasos cercanos a la zona afectada y se transforman en macrófagos. Los macrófagos tienen capacidad fagocítica y actúan contra cualquier agente extraño que detecten. Es decir, emiten pseudópodos con los que envuelven al agente extraño y lo introducen en su citoplasma, donde lo digieren.

Fig. 12.6.
Fagocitosis.

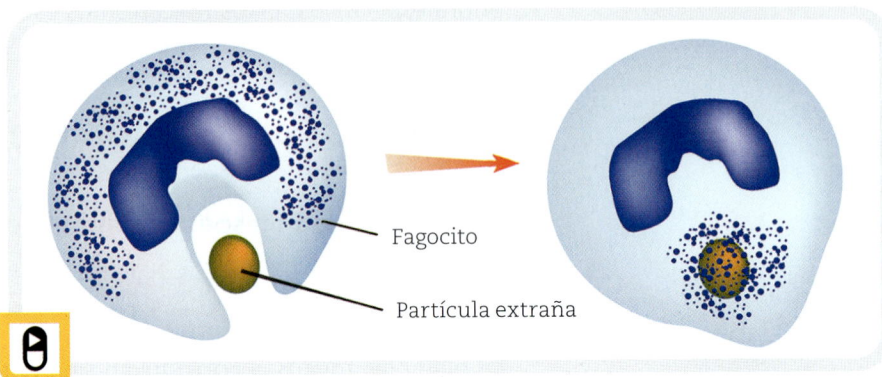

Fagocito

Partícula extraña

- Los **neutrófilos**, que también salen de los vasos sanguíneos y se desplazan hasta la zona desde donde se está emitiendo la alerta. Los neutrófilos también tienen capacidad fagocítica y son especialmente activos en infecciones bacterianas. Los restos de la digestión de las bacterias y los neutrófilos muertos forman el pus.

- **Eosinófilos**. Su principal función es destruir microorganismos que no han podido ser fagocitados mediante la liberación de las sustancias contenidas en los gránulos de su citoplasma. Están relacionados con procesos alérgicos y enfermedades parasitarias.

- **Basófilos y mastocitos o células cebadas**. Ambos tipos celulares liberan el contenido de sus gránulos cuando detectan un agente extraño. Los gránulos contienen básicamente histamina y heparina, que tienen un papel clave en las reacciones alérgicas y que además atraen a otras células del sistema inmunitario.

- **Linfocitos o células NK** (*natural killer*). Es un tipo especial de linfocitos, que no actúa contra agentes externos sino contra células propias infectadas o tumorales.

¡*Tenlo* en cuenta!

El interferón (IFN) es un tipo de proteína que sintetizan algunas células inmunitarias cuando el agente patógeno es un virus. Constituye un mecanismo inespecífico, ya que no diferencia unos virus de otros. El interferón no actúa contra el virus sino que estimula la secreción de enzimas antivíricos en las células cercanas, aún no infectadas, para intentar protegerlas.

Las células que intervienen en los mecanismos inespecíficos, a su vez, secretan moléculas que activan distintos procesos: vasodilatación para que puedan llegar más células sanguíneas a la zona, aumento de la permeabilidad capilar para que puedan salir más fácilmente del capilar, etc. Todo ello provoca una **inflamación** en la zona infectada.

Cuando estos mecanismos inespecíficos no consiguen detener la agresión, se activan los mecanismos específicos.

12.2.2. La protección específica

La **inmunidad específica o adquirida** es una respuesta diseñada para destruir o para bloquear a un agente extraño concreto y determinado.

Es un conjunto de actuaciones más intenso, más rápido y más efectivo que el anterior, pero que necesita un *aprendizaje* previo. Este tipo de inmunidad se va adquiriendo a lo largo de la vida, como consecuencia de la exposición a los distintos agentes que han ido atacando al organismo. La protección específica se realiza por dos vías:

- Una *respuesta humoral*, que se basa en la síntesis de anticuerpos por parte de linfocitos B activados (que se denominan células plasmáticas).

- Una *respuesta celular*, mediada por los linfocitos T.

Antes de explicar estas dos vías, es necesario recordar qué son los *antígenos* y los *anticuerpos*.

➤➤ Antígenos y anticuerpos

Un **antígeno** (Ag) es cualquier partícula que el sistema inmunitario identifica como extraña y ataca de forma específica.

Infinidad de partículas pueden actuar como antígenos: un componente de la membrana de una bacteria, parte de un virus o de un parásito, una toxina, una sal metálica, un compuesto químico complejo, etc. También pueden actuar como antígenos partes de células tumorales o de células infectadas del propio cuerpo. Cuando el sistema inmunitario detecta un antígeno responde elaborando un anticuerpo específico para él.

Un **anticuerpo** (Ac) es una molécula capaz de reconocer específicamente a un antígeno determinado y unirse a él.

Los anticuerpos se denominan también inmunoglobulinas (Ig). Son proteínas sintetizadas por los linfocitos B activados o células plasmáticas. La cualidad más destacada de los anticuerpos es que solo reaccionan a un antígeno, el que ha generado su síntesis, como una llave con su cerradura.

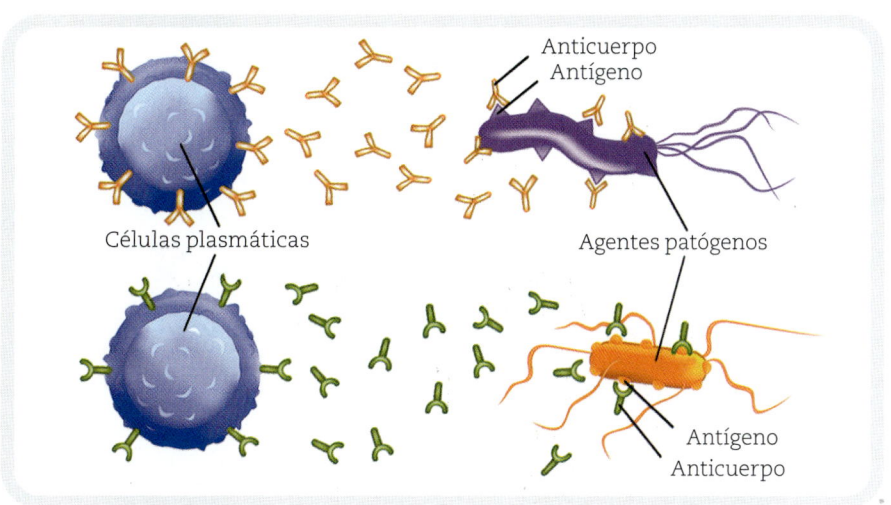

Fig. 12.7.
Cada anticuerpo es específico para un antígeno concreto.

Documento 12.2

Los anticuerpos o inmunoglobulinas

Existen cinco tipos de inmunoglobulinas (Ig), con funciones distintas:

- **IgM**. Suelen aparecer en momentos precoces de la infección y se mantienen durante semanas.

- **IgG**. Proporcionan resistencia a largo plazo.

- **IgA**. Se encuentra en distintas secreciones: lágrimas, moco nasal, saliva y secreciones respiratorias, digestivas, urinarias y genitales, así como en la leche materna. Inhiben la adhesión de parásitos y microorganismos a los tejidos.

- **IgE**. Se encuentra distribuida principalmente en la piel y está implicada en la alergia.

- **IgD**. Se encuentra libre en la sangre y también adosada a la membrana de los linfocitos B inmaduros.

>> La respuesta humoral

Durante la respuesta inespecífica frente a un agente externo, algunas de las células que intervienen secretan unas sustancias denominadas **citocinas**, que estimulan el crecimiento y diferenciación de los **linfocitos B**. Seguidamente un tipo de linfocitos T (los Th2) estimulan su activación.

Los linfocitos B activados se denominan **células plasmáticas o plasmocitos** y son capaces de sintetizar inmunoglobulinas o anticuerpos.

Los plasmocitos tienen receptores de membrana especializados en reconocer antígenos. Cuando un antígeno se une a uno de ellos, el plasmocito activa la síntesis de inmunoglobulinas o anticuerpos (Ac) contra ese antígeno (Ag). Los Ac sintetizados se unen al Ag que ha provocado su síntesis. El complejo Ag-Ac puede activar varios mecanismos, entre los que destacan:

- La neutralización del patógeno o la toxina. La presencia del complejo bloquea el mecanismo de acción del agente y evita que pueda causar efectos nocivos al organismo.

- La fagocitosis del agente extraño. En este caso, el complejo actúa como marcador y atrae a células fagocíticas.

Algunas células plasmáticas se transformarán en **células de memoria**, que guardarán la información relativa a ese antígeno y serán capaces de activar la síntesis de anticuerpos de forma muy rápida si el mismo antígeno vuelve a presentarse en el futuro.

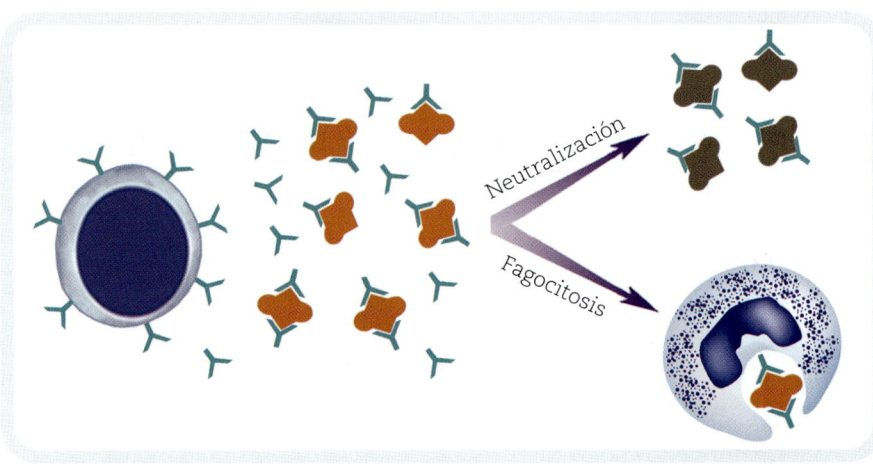

Fig. 12.8.
La unión Ac-Ag puede tener distintas consecuencias, como la neutralización del agente patógeno o la atracción de fagocitos.

> ❯ **Respuesta primaria y respuesta secundaria**

La existencia de células de memoria hace que la respuesta ante una segunda infección (*respuesta secundaria*) sea distinta que la que se produce cuando el organismo no ha tenido un contacto previo con ese antígeno (*respuesta primaria*).

- **Respuesta primaria:**
  - Desde el momento de la infección hasta que hay células plasmáticas liberando anticuerpos transcurren entre dos y cuatro días; este periodo se denomina de **latencia**.
  - Una vez comienza la liberación de anticuerpos, su concentración en sangre aumenta rápidamente, principalmente la de IgM. Esa alta concentración se mantiene durante unas semanas. Al mismo tiempo se van creando las células de memoria.
  - Tras unas semanas, comienza a descender la concentración de IgM. La de IgG se mantiene durante más tiempo, para prolongar la protección.

- **Respuesta secundaria:** la liberación de anticuerpos es casi inmediata, ya que las células de memoria reconocen al antígeno y comienzan a sintetizar y liberar anticuerpos. De esta forma, el antígeno es neutralizado antes, y no dispone de tanto tiempo para actuar o, si es el caso, multiplicarse.

Fig. 12.9.
Diagrama de las respuestas inmunológicas primaria y secundaria.

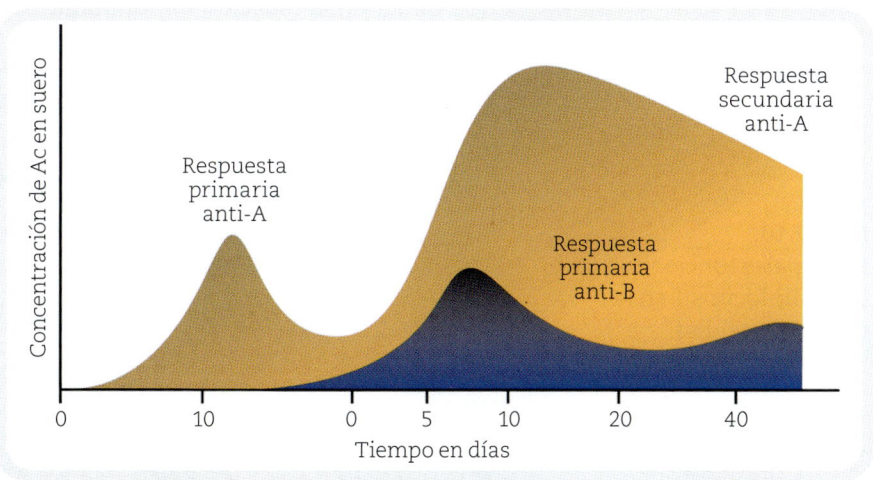

>❯❯ **La respuesta celular**

Las células que han fagocitado complejos Ag-Ac deben ser eliminadas, lo que se consigue mediante la acción de los linfocitos T. Para que los linfocitos T las detecten y actúen contra ellas, estas células «exponen» los antígenos en su propia membrana, unidos a unas moléculas especiales. Estas moléculas especiales forman parte del **complejo mayor de histocompatibilidad** (CMH), que es propio de cada persona. Las moléculas del CMH son el «pasaporte» de la célula, que hace que el sistema inmunitario la identifique como propia.

¡Tenlo *en cuenta!*

El descubrimiento del complejo mayor de histocompatibilidad (CMH) se realizó estudiando los rechazos en los trasplantes, intentando averiguar el mecanismo mediante el cual el sistema inmunitario identificaba como extraño el órgano trasplantado.

Esta exposición en la membrana de un antígeno unido a una molécula del CMH se denomina **presentación del antígeno**, y la célula fagocítica que la hace es una célula **presentadora de antígeno** (CPA). Los linfocitos T tienen un receptor especial en su membrana para el complejo Ag-molécula del CMH, que se denomina **receptor de linfocitos T** (TCR). Mediante este receptor identifican:

- El antígeno o restos de antígeno que la célula fagocitaria les presenta.

- La molécula del CMH a la cual está fijado ese antígeno, que debe identificar como propia.

Si ambas identificaciones son correctas, el linfocito T actuará contra ella. El papel que realice dependerá del tipo de linfocito T de que se trate:

- **Linfocitos T citotóxicos** (CTL). Destruyen a la célula presentadora de antígenos.

- **Linfocitos T colaboradores o auxiliares** (Th). Activan distintas células. Los hay de varios tipos; destacan los Th1, que activan a los macrófagos, y los Th2, que activan a los linfocitos B.

- **Linfocitos T de memoria**. Pueden mantenerse en el organismo durante meses o años, para responder rápidamente si se presenta el mismo antígeno.

Una vez superada la infección, se activan los **linfocitos T reguladores**, que detienen la reacción inmunitaria.

¡*Tenlo* en cuenta!

Las células dendríticas son un tipo especial de célula fagocítica y presentadora de antígenos, que se encuentra en los tejidos. Existen distintos tipos de células dendríticas, entre las que podemos destacar las dendríticas foliculares. Estas células están distribuidas entre los folículos linfáticos de los órganos linfoides secundarios, lo que permite su intervención rápida si se detecta un agente extraño en la linfa circulante.

Fig. 12.10.
Principales funciones de los linfocitos T en la respuesta celular.

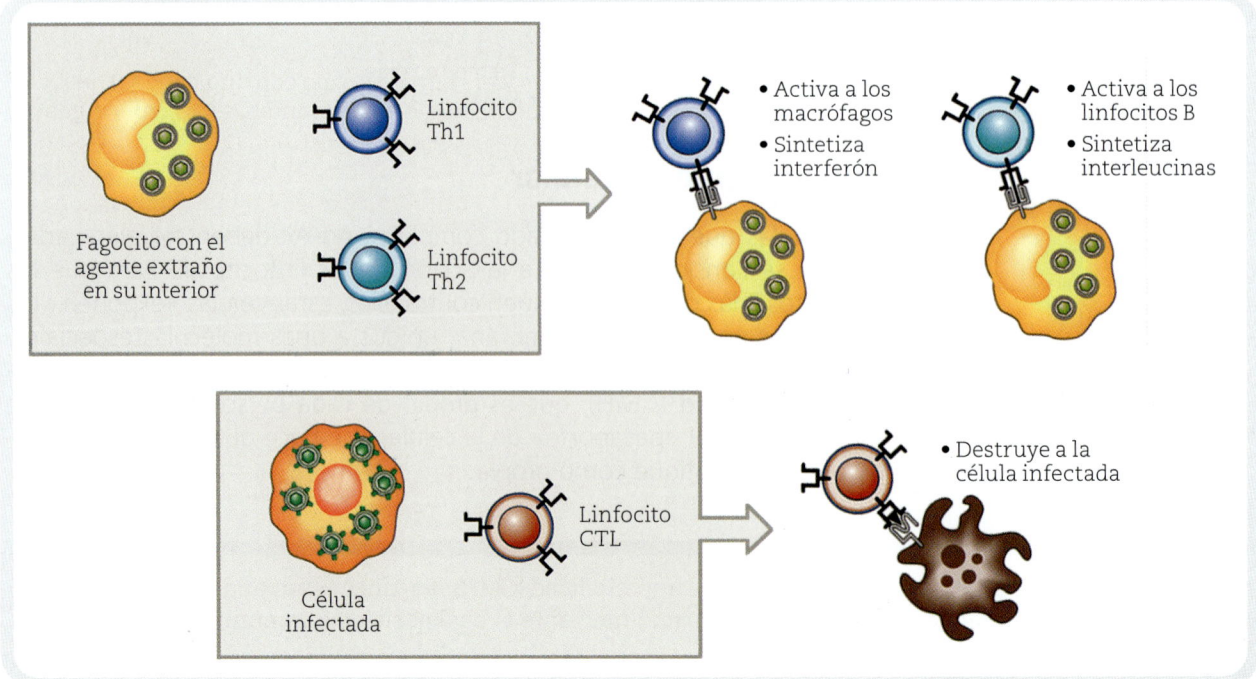

12.2.3. La inmunización

La inmunización ante un patógeno se produce cuando el organismo dispone de mecanismos específicos para responder y resolver un ataque de ese patógeno.

La inmunización se puede conseguir de forma *activa* o *pasiva*.

Fig. 12.11.
La vacunación es una inmunización activa artificial.

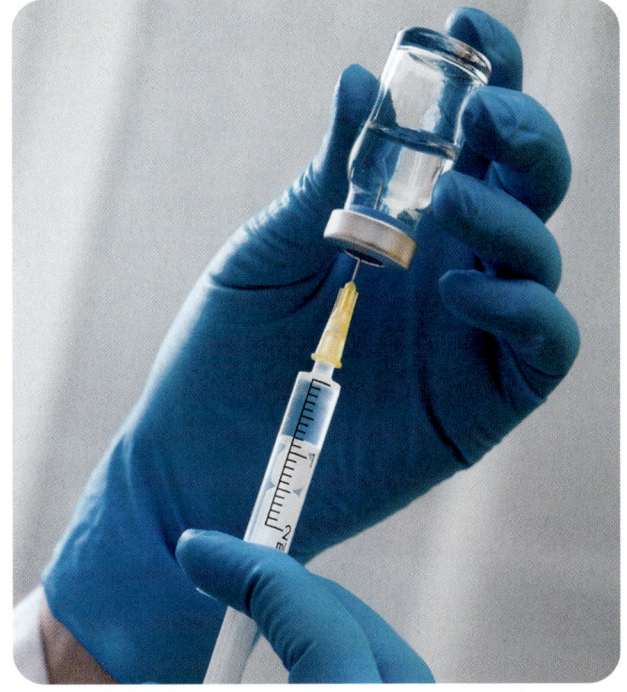

>> Inmunización activa

Se debe a la presencia de células de memoria (B y T), que son capaces de responder de forma específica e inmediata si el patógeno que provocó su creación aparece de nuevo. Este proceso se puede producir de forma *espontánea* o *artificial*.

- **De forma espontánea**. Ocurre cuando una persona entra en contacto con el agente patógeno y sufre la enfermedad. Durante la respuesta del sistema inmunitario se crearán células de memoria.

- **De forma artificial**. Es el proceso que conocemos como **vacunación**. Se trata de exponer la persona al antígeno para que desarrolle células de memoria sin sufrir la enfermedad.

Existen muchos tipos de vacunas: con microorganismos cultivados para suprimir su capacidad patogénica, con microorganismos muertos, con toxinas bacterianas inactivadas, con moléculas de membrana del agente patógeno, etc.

Documento 12.3

La vacunación del personal sanitario

Los trabajadores del ámbito sanitario están más expuestos y tienen mayor riesgo de contraer enfermedades prevenibles por vacunación. La necesidad de evitar la propagación de determinadas enfermedades, bien sea por la posibilidad de afectar a muchas personas (centros de trabajo con alta concentración de individuos), porque pueden afectarse personas especialmente vulnerables frente a estas enfermedades (tanto trabajadores de asistencia sanitaria o social como pacientes con enfermedades o condiciones de riesgo), o porque pueden comprometerse servicios esenciales para la comunidad (alto absentismo laboral en situación de epidemia), hacen que los programas de vacunación dirigidos a los trabajadores sanitarios sean parte esencial de las estrategias de salud laboral en los centros sanitarios.

En la tabla siguiente se muestran las vacunas recomendadas a todos los trabajadores sanitarios, a aquellos cuya ocupación suponga un riesgo específico y otras en función de características personales:

Vacunas recomendadas a todo el personal sanitario	Vacunas indicadas en ciertas situaciones
Sarampión, rubeola y parotiditis (triple vírica)	Poliomielitis
Tétanos y difteria	Enfermedad meningocócica invasora
Varicela	Tos ferina
Gripe	Hepatitis A
	Fiebre tifoidea

Extraído de **Vacunación en trabajadores sanitarios**. Grupo de trabajo de la Ponencia de Programa y Registro de Vacunaciones. Comisión de Salud Pública del Consejo Interterritorial del Sistema Nacional de Salud. Ministerio de Sanidad, Servicios Sociales e Igualdad, 2017.

>> Inmunización pasiva

Consiste en la transferencia de anticuerpos de una persona a otra. La inmunización pasiva proporciona protección inmediata, pero el cuerpo no desarrolla memoria. Puede ser:

- **Espontánea**. La madre transmite anticuerpos al feto durante el embarazo, a través de la placenta, y durante la lactancia.

- **Artificial**. Se aplica mediante sueros inmunes y proporciona una inmunización rápida, aunque de duración limitada. Se usa en el tratamiento de varios tipos de infecciones agudas.

Fig. 12.12.
La lactancia materna proporciona inmunización espontánea al bebé.

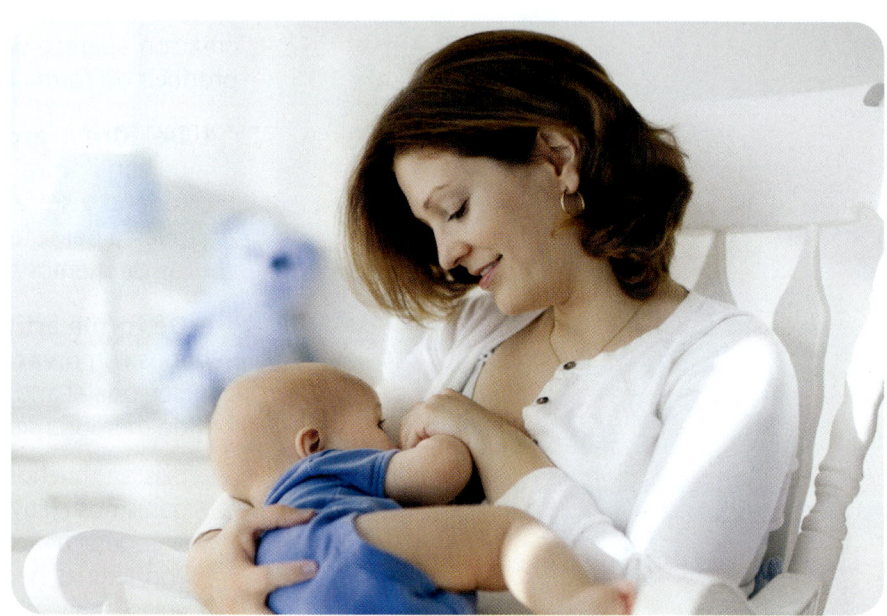

Actividades

4. Explica en qué se diferencian los mecanismos inespecíficos de protección de los específicos.

5. ¿Cómo se activan los mecanismos inespecíficos de protección? ¿Mediante qué mecanismo actúan las primeras células que intervienen en esta respuesta? Describe este mecanismo.

6. Algunas células de la respuesta inespecífica actúan liberando el contenido de los gránulos que tienen en su citoplasma. Cita dos de ellas.

7. Explica qué son las células NK y di contra qué partículas actúan.

8. Escribe en tu cuaderno las frases que sean falsas, corrigiéndolas para que pasen a ser verdaderas:

   a) Los antígenos se denominan también inmunoglobulinas.

   b) Un anticuerpo es específico para un antígeno.

   c) Las células que sintetizan y liberan anticuerpos son los macrófagos.

   d) Un antígeno es siempre un microorganismo patógeno.

9. Explica qué son la respuesta humoral primaria y secundaria, y destaca las diferencias que hay entre ambas.

10. El complejo Ag-Ac puede activar la fagocitosis. Posteriormente la célula que ha fagocitado el complejo debe ser eliminada. Di qué células se ocupan de hacerlo y explica cómo identifican que esa célula debe ser eliminada.

11. Explica en qué consiste la inmunización activa y qué tipos de inmunización activa hay.

12. ¿Qué tipos de inmunización proporciona la madre a su hijo o hija? ¿Cómo se la transmite?

12.3. Patología del sistema inmunitario

Los fallos del sistema inmunitario los podemos agrupar en varias categorías:

- **Enfermedades por defecto o inmunodeficiencias**. El sistema no responde ante agentes externos.

- **Enfermedades por exceso o autorreactivas**, que pueden ser:
  - **Hipersensibilidad**. El sistema responde de forma exagerada ante un agente externo que no es peligroso.
  - **Enfermedades autoinmunes**. El sistema identifica erróneamente células propias como si fueran extrañas y actúa contra ellas.

- **Neoplasias**. Transformación de células del sistema inmunitario en células malignas.

12.3.1. Inmunodeficiencias

> La **inmunodepresión** o **inmunodeficiencia** es la incapacidad del sistema inmunitario para ofrecer una protección adecuada contra los agentes externos.

Existen dos tipos de inmunodeficiencias: *primarias* y *secundarias*.

» Inmunodeficiencias primarias

Se deben a un defecto genético que provoca alteraciones estructurales o funcionales del sistema inmunitario. Suelen ser hereditarias y se manifiestan a edades muy tempranas.

Documento 12.4

La inmunosupresión

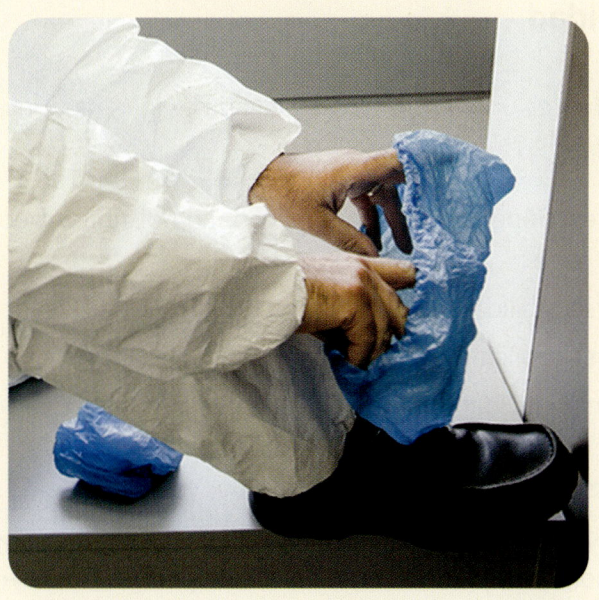

La inmunosupresión es la depresión del sistema inmunitario buscada artificialmente con el objetivo de inhibir la actividad inmunitaria. La causa puede ser que la actividad inmunitaria sea la que provoca el cuadro clínico o pueda provocarlo. Algunas situaciones en las que se aplica la terapia inmunosupresora son:

- Para evitar el rechazo de un órgano que se ha trasplantado.
- Cuando se sufre una enfermedad de tipo autoinmunitario.
- Cuando se sufre una leucemia o un linfoma (un cáncer de leucocitos).

Es una terapia arriesgada porque deprime todo el sistema inmunitario, aumentando el riesgo de infecciones, y además tiene efectos secundarios: la caída del cabello, úlceras digestivas, etc. A largo plazo aumenta el riesgo de tumores y cánceres.

>> Inmunodeficiencias secundarias

La respuesta inmunitaria se puede ver afectada por numerosos factores que provoquen una inmunodeficiencia. Los factores pueden estar relacionados con condiciones fisiológicas, condiciones patológicas, fármacos, traumatismos o agentes ambientales.

Como consecuencia de la inmunodepresión, algunos microorganismos que normalmente no causan enfermedades pueden causarlas (patógenos oportunistas) o infecciones que suelen ser leves pueden causar enfermedades graves o incluso mortales.

Documento 12.5

El sida

El sida (síndrome de inmunodeficiencia adquirida) se debe a una infección por el virus de la inmunodeficiencia humana (VIH), que afecta a los linfocitos T colaboradores. El organismo sintetiza anticuerpos, pero son incapaces de controlar la infección.

Durante los primeros meses o años la persona no nota alteraciones; estas aparecen cuando la concentración de linfocitos T colaboradores desciende por debajo de los 200/mm³ de sangre; en este momento el organismo ya es incapaz de proporcionar una respuesta inmunitaria adecuada. Si no se aplica tratamiento, con el tiempo aparecen distintas manifestaciones clínicas: infecciones por patógenos oportunistas, cánceres (linfomas, sarcoma de Kaposi, cáncer de cérvix), etc.

El VIH está presente en todos los fluidos de las personas infectadas, pero solo se encuentra en concentraciones con capacidad de infectar en la sangre, el semen, el flujo vaginal y la leche materna. La transmisión ocurre si alguno de estos fluidos infecciosos entra en contacto con mucosas o penetra en los vasos sanguíneos de otra persona.

12.3.2. Enfermedades por exceso o autorreactivas

En este caso, la respuesta es excesiva y las manifestaciones clínicas no las ocasiona un agente externo sino el propio sistema inmunitario.

Distinguimos entre *hipersensibilidad* y *enfermedades autoinmunes*.

>> Hipersensibilidad

La **hipersensibilidad** es una respuesta inmunitaria exagerada o inapropiada ante un agente externo.

Hay cuatro tipos de reacciones de hipersensibilidad, con distintos mecanismos de acción:

- Reacción de hipersensibilidad tipo I, mediada por la IgE.
- Reacción de hipersensibilidad tipo II, mediada por anticuerpos.
- Reacción de hipersensibilidad tipo III, mediada por inmunocomplejos (Ac-Ag).
- Reacción de hipersensibilidad tipo IV, mediada por células.

En este módulo nos centraremos en la *reacción de hipersensibilidad tipo I*, que también se denomina hipersensibilidad mediada por IgE, inmediata o anafiláctica, o simplemente alergia.

> Reacción de hipersensibilidad tipo I

El organismo responde de forma exagerada ante un agente externo, que el sistema inmunitario identifica como un antígeno aunque en realidad es inofensivo. Los agentes que desencadenan esta respuesta se denominan **alérgenos**.

El alérgeno puede penetrar en el organismo por distintas vías:

- **Inhalación**: polvo, polen, humo, etc.

- **Ingestión**: medicamentos, alimentos, etc.

- **Contacto**: tejidos, pelos de gato, toxinas vegetales, etc.

- **Inoculación**: medicamentos, toxinas de insectos o reptiles, etc.

La respuesta ante su presencia se produce en dos etapas:

- La **sensibilización**. Hay un primer contacto con el alérgeno, que no provoca ninguna manifestación clínica apreciable. Pero la respuesta del sistema inmunitario ya es inadecuada: se produce una síntesis exagerada de IgE, que se une a receptores de membrana de mastocitos y otras células, que quedan sensibilizadas.

- El **desencadenamiento**. Si se produce un nuevo contacto con el alérgeno, las células que ya están sensibilizadas contra él responden de forma exagerada, liberando las sustancias contenidas en sus gránulos (histamina, entre otras). Estas sustancias provocan las manifestaciones clínicas típicas de la alergia.

Fig. 12.13.
La reacción de hipersensibilidad tipo I se produce tras una sensibilización previa.

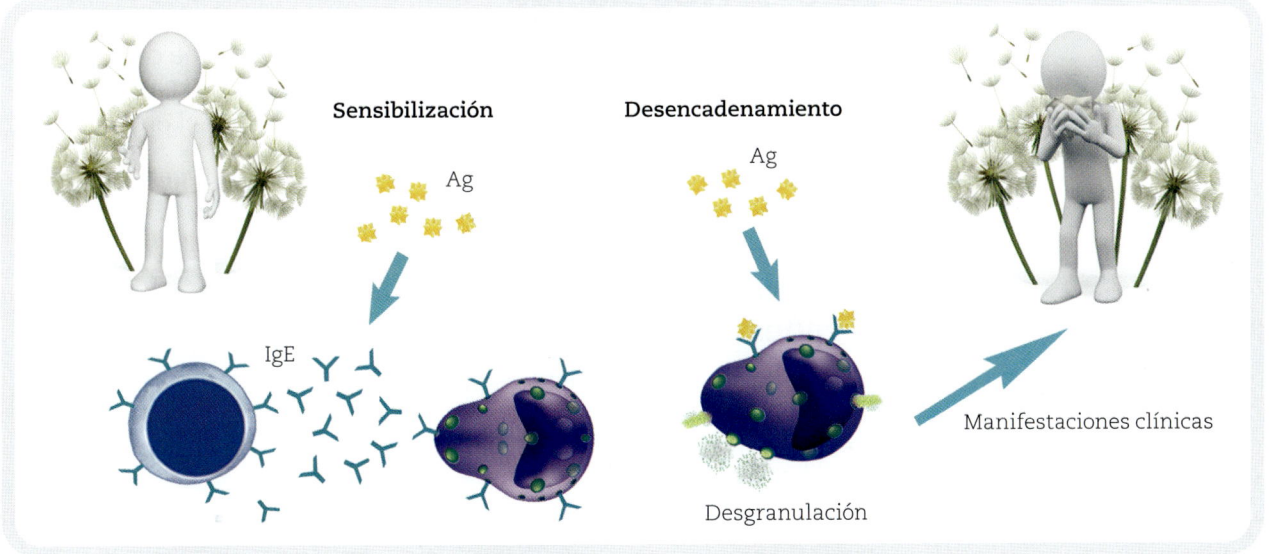

Dependiendo de la vía de entrada del alérgeno y de otros factores, las manifestaciones clínicas serán:

- Localizadas (**alergia atópica**): rinitis alérgica, asma bronquial, dermatitis atópica, etc. Son las manifestaciones más habituales.

- Generalizadas (**anafilaxia sistémica**). Es una reacción inmunitaria generalizada. Suele comenzar con manifestaciones cutáneas, seguidas por manifestaciones respiratorias y finalmente cardiovasculares. Es un proceso potencialmente letal, por lo que es fundamental intervenir rápidamente para bloquear la respuesta inmunitaria.

›› Enfermedades autoinmunes

> Las **enfermedades autoinmunes** son las que están causadas por un ataque del sistema inmunitario a células propias.

Las enfermedades autoinmunes pueden clasificarse en:

- **Órgano-específicas**. Son enfermedades en las que la respuesta autoinmunitaria va dirigida contra un solo órgano, tejido o tipo celular.

  Por ejemplo, la diabetes tipo 1 (el sistema inmunitario ataca a las células beta del páncreas) o la esclerosis múltiple (el sistema inmunitario ataca a la sustancia blanca del sistema nervioso central).

- **No órgano-específicas o sistémicas**. Son enfermedades que afectan a todo el organismo.

  Por ejemplo, la celiaquía, la artritis reumatoide, la fibromialgia o la esclerosis lateral amiotrófica (ELA).

Las manifestaciones clínicas dependen de las estructuras afectadas. De forma general, se puede producir:

- La destrucción de uno o más tipos de tejido del cuerpo.

- El crecimiento anormal de un órgano.

- Cambios en el funcionamiento de los órganos.

12.3.3. Neoplasias

Las neoplasias que afectan a células inmunitarias tienen una característica destacada respecto de otras neoplasias que hemos estudiado: en este caso las células afectadas pueden circular fácilmente por el organismo.

Distinguimos tres tipos de neoplasias de células inmunitarias: las *leucemias*, los *linfomas* y el *mieloma múltiple*.

›› Leucemias

> Las **leucemias** son un tipo de cáncer que afecta a las células sanguíneas, generalmente a los glóbulos blancos o a células precursoras de estos.

La enfermedad se produce por una alteración en el proceso de formación de leucocitos, que genera células cancerosas. Hay varios tipos de leucemias, según la célula precursora que sufra la mutación. Las células cancerosas se multiplican rápidamente y se diseminan por la sangre. Pueden invadir órganos, como el hígado, los riñones, los ganglios linfáticos, el bazo o el cerebro. A medida que la enfermedad progresa, las células cancerosas también interfieren en la producción de otros tipos de células sanguíneas.

¡Tenlo en cuenta!

El tratamiento de enfermedades autoinmunes debería ser específico, pero debido a que la mayor parte de ellas causan reacciones de inflamación, los tratamientos antiinflamatorios son muy utilizados.

¡Tenlo en cuenta!

El tratamiento de las leucemias sigue dos líneas de acción: la terapia dirigida, para bloquear el crecimiento de las células leucémicas procurando dañar mínimamente las células sanas, y la terapia biológica, para mejorar las defensas naturales del cuerpo contra la enfermedad.

Hay cuatro tipos comunes de leucemia, que podemos ver en la tabla siguiente:

Tipo de leucemia	Células neoplásicas	Zona donde se produce la mutación	Epidemiología
Leucemia linfocítica crónica (LLC)	Linfocitos	Ganglios linfáticos. Luego invaden la médula ósea, desde donde pasan a distintos órganos.	Afecta especialmente a personas mayores de 55 años, y más a los hombres que a las mujeres.
Leucemia mieloide aguda (LMA)	Mielocitos (precursores de los granulocitos)	Médula ósea. Luego invaden otros órganos.	Afecta especialmente a personas mayores de 55 años, y más a los hombres que a las mujeres.
Leucemia linfocítica o linfoblástica aguda (LLA)	Fibroblastos (precursores de los linfocitos)	Médula ósea. Luego invaden otros órganos.	Afecta a personas de cualquier edad, y se relaciona con la exposición a grandes dosis de radiación y con el empleo de quimioterapia para tratar otras afecciones.
Leucemia mieloide crónica (LMC)	Células mieloides	Sobre médula ósea, pero también bazo e hígado.	Afecta a personas de todas las edades y sexos.

» Linfomas

> El **linfoma** o **tumor sólido hematológico** es un cáncer del sistema inmunitario que se inicia en el sistema linfático.

Se forman nódulos, que se pueden presentar en distintos órganos, aunque lo más común es que (al menos inicialmente) se localicen en algún ganglio linfático. Al igual que ocurre con las leucemias, hay distintos tipos de linfomas según el tipo celular que haya sufrido la mutación. Las células afectadas pueden ser linfocitos B, linfocitos T o células NK.

» Mieloma múltiple

> El **mieloma múltiple** es un cáncer que se forma debido a la presencia de células plasmáticas malignas.

Estos tumores generalmente se originan en un hueso, aunque en ocasiones también se pueden detectar en otros tejidos. Si solo hay un solo tumor se denomina **plasmacitoma aislado**; cuando hay más de uno hablamos de **mieloma múltiple**.

Actividades

13. Explica qué tipos de fallos pueden producirse en el sistema inmunitario y di cómo se denominan las enfermedades que derivan de ellos.

14. ¿En qué se diferencia una inmunodeficiencia primaria de una secundaria?

15. En grupos de tres, ampliad vuestra información sobre el sida:

    a) ¿Cómo se transmite? ¿Cómo no se transmite?

    b) ¿Cómo se previene?

    c) ¿Que es la prueba del VIH? ¿Quién tiene que hacérsela y cuándo?

16. Explica las dos etapas de la reacción de hipersensibilidad tipo I.

17. Explica brevemente qué son las leucemias, los linfomas y el mieloma múltiple.

*Para **saber más***

Preguntas y respuestas sobre inmunización y seguridad de las vacunas

Leed el texto siguiente, buscad información adicional sobre el tema y realizad un debate en clase sobre la opción de no vacunar a sus hijos e hijas que algunas personas defienden.

Abril de 2018. Organización Mundial de la Salud (OMS)

1. Habiendo buena higiene, saneamiento y agua salubre ¿sigue siendo necesaria la vacunación?

La buena higiene, el saneamiento y el agua salubre son insuficientes para detener las enfermedades infecciosas, y la vacunación sigue siendo necesaria. Si no mantenemos tasas de inmunización óptimas (la llamada inmunidad colectiva), las enfermedades prevenibles mediante vacunación volverán. Aunque las mejoras de la higiene, el saneamiento y la salubridad del agua ayudan a protegernos de las enfermedades infecciosas, muchas de ellas pueden propagarse independientemente de lo aseados que seamos. Sin vacunación, enfermedades que se han vuelto raras, como la tos ferina, la poliomielitis o el sarampión, pueden reaparecer rápidamente.

2. ¿Son seguras las vacunas?

Las vacunas son seguras. Todas las vacunas aprobadas son sometidas a pruebas rigurosas a lo largo de las diferentes fases de los ensayos clínicos y siguen siendo evaluadas regularmente una vez comercializadas. Los científicos también siguen constantemente la información procedente de diferentes fuentes en busca de indicios de que una vacuna pueda tener efectos adversos. La mayoría de las reacciones a las vacunas son leves y temporales, tales como el dolor en el lugar de inyección o la febrícula. Los raros efectos colaterales graves notificados son investigados inmediatamente.

Es mucho más fácil padecer lesiones graves por una enfermedad prevenible mediante vacunación que por una vacuna. Por ejemplo, la poliomielitis puede causar parálisis; el sarampión, encefalitis y ceguera, y algunas enfermedades prevenibles mediante vacunación incluso pueden ser mortales. Aunque una sola lesión grave o muerte causada por las vacunas ya son demasiadas, los beneficios de la vacunación superan largamente los riesgos, y sin vacunas habría muchos más casos de enfermedad y muerte.

3. ¿Es mejor la inmunidad proporcionada por las vacunas que por las infecciones naturales?

Las vacunas interaccionan con el sistema inmunitario y producen una respuesta inmunitaria similar a la generada por las infecciones naturales, pero sin causar enfermedad ni poner a la persona inmunizada en riesgo de sufrir las posibles complicaciones de esta. En cambio, el precio a pagar por la inmunización a través de la infección natural puede consistir en disfunción cognitiva en la infección por *Haemophilus influenzae* de tipo b, defectos congénitos en la rubéola, cáncer hepático en la hepatitis B o muerte por complicaciones en el sarampión.

4. ¿Necesito vacunarme contra enfermedades que no se ven en mi comunidad o en mi país?

Aunque las enfermedades prevenibles mediante vacunación se han vuelto raras en muchos países, los agentes infecciosos que las causan siguen circulando en otros. En un mundo tan interconectado como el actual, pueden cruzar fácilmente las fronteras geográficas e infectar a cualquiera que no esté protegido. Así, por ejemplo, se han producido brotes de sarampión en poblaciones no vacunadas de Alemania, Austria, Bélgica, Bulgaria, Dinamarca, España, Estados Unidos de América, Federación de Rusia, Francia, Grecia, Italia, Reino Unido, Serbia, Suiza y Tayikistán.

Los dos motivos principales para vacunarse son protegernos a nosotros mismos y proteger a quienes nos rodean. El éxito de los programas de vacunación depende de que todos garanticemos el bienestar de todos. No debemos depender de quienes nos rodean para detener la propagación de enfermedades; nosotros también debemos hacer lo que esté en nuestra mano.

5. ¿Puede un niño recibir más de una vacuna a la vez?

Las pruebas científicas revelan que la administración de varias vacunas al mismo tiempo no tiene efectos negativos en el sistema inmunitario del niño. Los niños están expuestos diariamente a varios cientos de sustancias ajenas que desencadenan respuestas inmunitarias. El simple acto de comer introduce nuevos antígenos en el organismo, y son numerosas las bacterias que viven en la boca y la nariz. Los niños se ven expuestos a muchos más antígenos en un resfriado común o una faringitis que cuando son vacunados.

La principal ventaja de administrar varias vacunas al mismo tiempo es la necesidad de menos consultas, que ahorra tiempo y dinero. Además, cuando es posible una vacunación combinada (por ejemplo, contra la difteria, el tétanos y la tos ferina) también se reduce el número de inyecciones y las molestias para el niño. Se pueden tomar diferentes medidas para reducir el dolor en el momento de la vacunación.

6. ¿Necesito vacunarme contra la gripe?

La gripe es una enfermedad grave que mata entre 300.000 y 500.000 personas al año. Las embarazadas, los niños pequeños, los mayores con problemas de salud y cualquiera con enfermedades crónicas, como cardiopatías o asma, corren mayor riesgo de padecer enfermedad grave y morir. La vacunación de las embarazadas aporta el beneficio añadido de proteger a los recién nacidos, hecho aún más importante si se tiene en cuenta que no hay vacuna para los menores de 6 meses.

Las vacunas contra la gripe estacional se vienen utilizando desde hace más de 60 años e inmunizan contra las tres cepas circulantes más prevalentes cada año. La vacunación es la mejor forma de reducir la probabilidad de padecer gripe grave y de contagiarla a los demás. Evitar la gripe significa evitar costos añadidos en atención médica y pérdidas de ingresos por no ir a trabajar o a la escuela.

7. ¿Qué conservantes se usan en las vacunas?

El tiomersal es un compuesto orgánico que contiene mercurio y se añade a algunas vacunas como conservante. No resulta peligroso y es el conservante más utilizado en las vacunas que se suministran en viales multidosis. No hay datos que indiquen que las cantidades de tiomersal utilizadas en las vacunas supongan un riesgo para la salud.

8. ¿Qué hay sobre las vacunas y el autismo?

Un estudio de 1998 planteó la posible relación entre la vacuna triple vírica (sarampión, paperas y rubéola) y el autismo, pero posteriormente se demostró que era fraudulento y tenía graves sesgos, por lo que fue retirado por la revista que lo publicó. Lamentablemente, esa publicación creó un estado de pánico que produjo una disminución de las tasas de inmunización y posteriores brotes de esas enfermedades. No hay ninguna prueba de la existencia de una relación entre la vacuna triple vírica y el autismo o los trastornos del espectro autista.